湛庐 CHEERS

与最聪明的人共同进化

HERE COMES EVERYBODY

U0242246

抑郁、焦虑和药物的那些事

[加]劳伦·斯莱特

Lauren Slater

著

童玥 译

BLUE
DREAMS

中国纺织出版社有限公司

药物与我们的故事

　　我决定写本书，是因为 35 年来我一直在服用精神药物，而且每过十几年，就要更换或者搭配服用不同的药物。有些药在一段时期内有奇效；还有些药不仅无效，甚至会产生不少副作用，如多汗、心跳加快、口干舌燥、龋齿等。对每一位给我开过精神药物的医生，我都问过同样的问题："这种药是如何起作用的？你怎么知道我需要吃这种药？"

　　我为什么要问第二个问题呢？那是因为尽管我有诸多精神症状，但我并没有任何生理层面的相应证据。相对而言，比如，成年之后，我曾多次因患严重的链球菌性咽喉炎而去看急诊。医生每次都会让我张开嘴，伸出舌头，然后举着手电筒仔细观察我的喉咙，并用棉签在红肿处取样。之后，医生会把采集的分泌物涂抹在载玻片上拿去化验，并基于化验结果来确诊。最后，医生会为我开些抗生素之类的药物。再比如，我清楚地记得 1998 年 9 月

26 日那个清晨，我在黎明时分醒来，将口腔温度计含在口中。过了一会儿，温度计发出哔哔声，显示我的体温仍如昨日居高不下——这可能是怀孕的征兆。前一天晚上，我已提前将验孕工具摆放在浴室里，整整三套一字排开，每套都包含同样小凹槽的验孕棒和一个用来收集尿液的塑料杯。我小心翼翼地下床，生怕吵醒我先生。浴室光线昏暗，太阳刚探出地平线，天空中只有一缕微光。我用集液杯收集尿液，然后用滴管将尿液滴入验孕棒的凹槽里。我目不转睛地看着，验孕棒窗口上的颜色由白变蓝，再变为红色，渐渐地，出现了一条线。然后呢？我没看错吧？第二条线也出现了，虽然模糊，但千真万确。这给我带来了有生以来最重大的消息——我怀孕了，我马上就要当妈妈了！我百感交集，欣喜若狂又恐惧不已。我天生有强迫倾向，所以整整一周，我每天都要验一遍，确认验孕棒上的第二条线，也就是代表怀孕的那条线变得越来越粗，这说明我体内人绒毛膜促性腺激素的水平在上升，这是女性在怀孕初期分泌的一种激素。

　　然而对于抑郁症的诊断，目前还没有万无一失的测验方法。尽管市面上能买到的精神药物多达数十种，且保守估计，美国每 5 人之中就有 1 人在服用精神药物，但我们仍未开发出能够确诊个体罹患某种精神疾病的血检、尿检或活体组织检查。重度抑郁症患者的身体和大脑很可能与健康人的身体和大脑极为不同。如果精神疾病在物理层面上的表现确实存在，迄今为止，精神病学界还未能找到它们。所以，当你服用精神药物时，你的这一行为可以说完全是基于某种信任。但如果在医生无法准确判定你身体有恙时，你就贸然用药，那未免信任过头了。没错，你可能有失眠或嗜睡的迹象，也可能饭量大增或骤减，但你的尿液、血液或皮肤中的化学物质却未因这些症状而产生任何异常。

于我而言，在 19 岁第一次服用抗抑郁药丙咪嗪时，我唯一能够确定的是，尽管我表面上看起来非常健康，但我的内心万分痛苦。35 年过去，我已经服用过 12 种精神药物，如今我患有肾衰竭、糖尿病、肥胖症，记忆力也变得千疮百孔。岁月流逝，我的生命也日渐凋零，不是因为精神疾病，而是因为我所服用的精神药物。强效的抗抑郁、抗精神病药再普乐（Zyprexa）①会诱发糖尿病和肾病。再普乐就如同支撑我行走的拐杖，陪我在岁月中蹒跚前行，帮助我尽可能地全速前进，完成毕生所愿。毫不夸张地说，精神药物一方面治愈了我的心灵，另一方面又剥夺了我的生命、摧毁了我的健康，将死亡之期不断提前。因为罹患糖尿病，我的脚上出现溃疡，它们不断地溃烂、化脓。我今年 54 岁，身体却已如耄耋老人般百病缠身。

精神病治疗限制了我的生活，逐渐衰败的身体也把我吓得不轻，但我并未因此生气。虽然我服用的第一种精神药物毫无作用，第二种药百优解（Prozac）②却让我感觉生活闪闪发光、充实美好。那时的我知道百优解的药效终会渐渐消退，所以马不停蹄地投入创作，尽快地生儿育女。最终，这种药的效力果然消失了。后来，我又服用了抗抑郁药怡诺思（Effexor）③，它的作用最后也消失了。我慢慢养成了多药混服的习惯，这种做法很危险，甚至可能危及生命。我混用的药物包括风险颇高的再普乐、抗抑郁药安立复（Abilify）④、怡诺思、抗焦虑药克诺平（Klonopin）⑤，以及兴奋剂维凡斯

---

① 通用名为奥氮平片。——编者注
② 通用名为盐酸氟西汀散片或胶囊。——编者注
③ 通用名为盐酸文拉法辛胶囊。——编者注
④ 通用名为阿立哌唑片。——编者注
⑤ 通用名为氯硝西泮片。——编者注

（Vyvanse）①，还有一两种我记不住名字的药，毕竟我服用的药实在太多了。虽然我有失语的症状，但有了这些药，我得以正常思考和创作，过上丰富多彩的生活。比起强大的生活动力，记忆力的些许丧失算得了什么？

最近，我长达 20 年的婚姻破裂了，但每天早上醒来，我仍能找到生活的乐趣。这就是我所说的强大的生活动力。我认为这是药物起效的确凿证据。我难道不应该以泪洗面吗？有时也会，但我不会被卷入绝望的泥淖无法自拔。我喂鸡、骑马、侍弄花草，看着花朵在早春的暖阳中盛开，鼠尾草长出紫色的花梗，鲁冰花挺起艳丽多彩的花序，紫穗槐绽放出一片浓烈的蓝。

唯有借助精神药物，我才能用心欣赏身边的美好。但同时，也正是因为精神药物，我的寿命恐怕要比常人短。药物的副作用逐步瓦解了我的身体健康，扰乱了我的新陈代谢，搞坏了我的血糖，还污染了我的尿液。所以，我不得不遵照笛卡尔的核心原则生活：我的精神在右边，十分健康；我的身体在左边，孱弱不堪。笛卡尔的基本观点是，身体和精神是割裂的，而我的状况很好地印证了这一说法。

我写本书的部分原因是，我想要重新检视我之前服用过的一些药物，也想要调查一些我从未用过的药物。还有一部分原因是，我希望能通过自己的研究得出精神疾病确有其生理基础的结论。尽管现在精神药物的研发还基本处于摸着石头过河的阶段，研究人员只能在偶然和巧合之中发现新药，但如果精神病学家能够找到精神疾病的生理基础，那么就有可能系统地对症下药。无论如何，我们现有的药物在某种意义上讲都是劣质的。它们产生的作

---

① 通用名为二甲磺酸利右苯丙胺胶囊。——编者注

用会遍及整个大脑，无处能够幸免，而服药者则会受到可怕副作用的折磨。这样说来，找到精神疾病的生理基础就意味着，能够确诊真实存在的疾病，得知明确的病因和病程。

我写本书，还抱着另一个目的。我希望能够找到一些针对药物长期效应的研究，比如，5-羟色胺再摄取抑制剂（简称 SSRI）类药物问世已近 30 年，足以进行不少可靠的纵向研究。可我发现，这方面的研究非常少，我所面对的是一片怪诞的沉寂。长久以来，医疗界对这类广泛使用的药物几乎没有进行任何科学的后续研究。现存的资料都来自早先礼来制药公司（Eli Lilly and Company）为了让百优解获得批准而进行的为期 6～12 周的研究。但很多患者和我一样，几十年来一直在服用提高血清素①水平的药物。为什么没有人深入研究调查？究竟是什么让人们畏缩不前？我一直在思考这个问题，并试图在本书中进行解答。

我承认，我是带着偏见来写本书的。我是心理学博士，我既是医生也是患者。因而在着手研究之前，我并不是白纸一张。我的个人经历影响了我的关注点，因此也影响了我的结论。幸好，我的偏见还不算太严重，不至于让我无视一些可喜的发现。刚开始写本书时，我有个假设——精神药物的研发已然停滞。由于大型制药公司一手遮天，新的药物已经简化为一系列跟风的产物。制药公司制造已经批准上市的药物的变体，并从中获利，完全不存在什么创新研发了。然而，我发现，一些研究人员正在回顾过往，为这个亟待创新的领域寻找新的出路。有些药物年代久远，甚至自古就为人们所用，但当它们被以创新的方式运用在治疗中时，很多精神病患者的症状得到了缓

---

① 血清素即 5-羟色胺。——译者注

解，而在此之前，这些患者的病情几乎没有任何对症的药物。

就本书里介绍的药物来说，不是我选择了它们，而是它们选择了我。我的写作目标不是对这些药物进行全面而广泛的介绍，而是讲述引人入胜的故事。我以时间为线索，但也遵循着一条主线：我像摄像机一样，通过药物来记录几个世纪以来精神病学的发展轨迹。通过这些药物，我们可以一览精神病学的全貌，看到这个以生物学为基础的领域如何逐步被精神分析所把控，也能看到这个学科怎样再次把握住科学的脉络，蜕变得更加博大精深。毫无疑问，生物学对精神病学至关重要，因为即使是一个小小的细胞，也包含着复杂的机理。但在这个时代，以生物学为基础的精神病学却忽略了一点，那就是神话的创造必须以人们的真实生活为基础。如今的患者很少接受谈话疗法，这很大程度上是因为医疗保险公司不愿承保。一度为弗洛伊德学派和其他理论家推崇的谈话疗法，早已今时不同往日了。我也不赞成精神病学再次被精神分析主导，不过亟待解决的问题是：在如今这个越发推崇科学语言及结构的学科中，谁还会倾听患者的想法？患者该去哪里描绘、厘清、修正他们纷乱如麻的生活？在充满试管清脆碰撞声的世界里，谁能听到患者的心声？

我写本书的又一个原因是我喜欢故事，尤其是那些并不广为人知的故事。比如，就最早的抗精神病药物是如何被开发出来的这一问题而言，相关资料唾手可得，但我还从未读到过讲述其确切起源的故事——关于迷人的、能够带来璀璨梦境的染料亚甲蓝的故事。本书同我之前写的书一样，力求以严谨叙事的形式展开。我想把 20 世纪和 21 世纪初诞生的开创性药物写进故事中，将其传诵下去。书中涉及的科学是精确的，只是在每个故事中，我都将其嵌入了传统的叙事结构。这些故事有开端、高潮和结局，也有英雄和败者，还有许许多多在其中不断挣扎、砥砺前行的普通人。

书中的很多故事是我亲身经历的。我的身体承载着精神药理学的历史。我服用过的药物无论是否起效，都在我的身体和大脑中留下了印记。因此，在写本书时，我最初的想法是：我要探索自己的身体，探索它的开端、高潮和结局。

编者注：为便于读者理解，编者对书中出现的所有药品商品名都进行了通用名的标注。其中部分药品尚未引进国内，请有用药需求的消费者通过正规渠道购买合法产品，并在专业医疗人员的指导下使用处方药。

测一测

关于精神药物的知识，你了解哪些？

扫码鉴别正版图书
获取您的专属福利

- 常规的抗抑郁药对重度抑郁症效果一般，不如以下哪种疗法？

  A. 胰岛素休克疗法

  B. 电休克疗法

  C. 前额叶切除术

  D. 惊厥疗法

扫码获取全部测试题及
答案，一起了解药物对
精神疾病的作用

- 以下哪种药物是历史上第一种抗精神病药物？

  A. 锂

  B. 氯丙嗪

  C. 巴比妥

  D. 阿立哌唑

- 以下哪位科学家曾因其发明的外科手术而获得诺尔贝奖？

  A. 保罗·埃尔利希

  B. 奥托·洛伊

  C. 阿尔维德·卡尔森

  D. 埃加斯·莫尼兹

扫描左侧二维码查看本书更多测试题

第 1 章

氯丙嗪：第一种抗精神病药的意外诞生

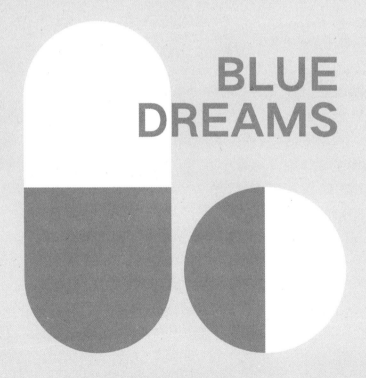

三楼 332 号房间的窗玻璃上布满了裂缝，最后一缕日光正要退去，太阳只剩夏日天边的一条橙色的缝。街道上，来往的行人穿着短裙和凉鞋，显然已经忘却了这所精神病院厚重的历史。我掀开一个枕头，发现下面有一块碎纸片，又薄又软，几乎一碰就会碎成粉渣。纸上只写着一个词——"救命"。

闯入"疯人院"

这完全是小菜一碟。我爬上摇摇欲坠的低矮石墙，把手伸进灌木丛，在扭曲的金属栅栏之间摸索到一扇窗。栅栏已经生锈腐坏，我拉扯着残余的部分，已经发白起泡的油漆片片剥落。我努力保持着平衡，把腿伸进栅栏之间的空隙。这里原本戒备森严，栅栏之间的窗也被堵上，但如今，它甚至经不住轻轻一推。这座承载着厚重历史的古老建筑，充满了梦魇、尖叫和狂暴的记忆，似乎想要向我诉说其中的恐怖。它似乎因为我可以成为逝去岁月的某种见证者而愿意屈服于我。那时的人用近乎"精神病"的方式治疗精神病患者：或把患者丢进冰水里洗浴，或在他们消瘦凹陷的皮肤下注射超高剂量的胰岛素，使他们猛然陷入无法预知的昏迷状态，躺在折叠床或铁床上，思维被禁锢，只能等待某天灵光乍现，自动苏醒。如果胰岛素也不能制服他们头脑中的妖魔鬼怪，医生有时还会切断连接着他们活跃大脑的纤维，让他们变得像洋娃娃一般温顺。

这家古老的精神病院内部一片漆黑,外面却是一幅美丽的夏夜景象。玫瑰在低矮的石墙边盛放,漫过爬满粉色三叶草和白色杂草的草地,芬芳扑鼻而来。很多年前,这里的草地被修剪得整整齐齐,好像想要人们相信,能够掌控草皮的工作人员也一定能以某种方式牢牢控制居住在这个机构里的男女患者的精神。那时,这里的院子非常宜人,定期修剪的绿地、繁茂的玫瑰和齐整的石墙都给人田园牧歌般的感觉,与这所医院内部的景象形成鲜明对比。正值6月,天色渐晚,变得犹如长春花一般绯红。外面满是夏天潮湿的气息,而我站在建筑里,被樟脑丸和一股难以形容的霉味淹没。

自爬进窗户的那一刻起,我就已经侵犯了国家财产,但我仍觉得有必要亲自来看看这栋阴森森的建筑。眼睛适应了这个死寂又昏暗的地方后,我看到了排列在走廊两侧的数十扇门,以及走廊里随处可见的医用推车。这里给我一种忙忙碌碌、嗡嗡作响却又戛然而止的感觉,仿佛远航过程中突然有人一声令下要求所有人跳船,于是人们纷纷放下手头的工作,转瞬消失得无影无踪。推车被随意地扔在一旁,褪色的处方七零八落地在地上打着卷儿。我弯下腰,拾起一个翻倒的烧瓶,就着日落的余晖,看到瓶中曾经盛放的液体残留下的微弱金光。我将烧瓶放在一边,走在阴暗中,无意中撞倒了一摞书,惊起了一片鸟儿的尖叫声和翅膀扇动声。那些胸脯鹅黄的鸟儿已在这些逐渐腐烂的书本中筑了巢。

长长的走廊两侧是带轮子的金属床,老旧的油毡地板已经扭曲变形,鼓胀碎裂。墙壁原本涂着令人作呕的绿色油漆,如今已片片剥落。壁橱里塞满了毛巾卷,药柜生了锈。不一会儿,我登上楼梯,来到五楼大厅,经过一张帆布床,进入一个小房间。房间里摆着一张大床,上面悬挂着电线和吸盘,用来连接那些剃光头发的脑袋,以便进行电休克治疗。出于某种不明的原因,这种通过大脑的电流似乎有一些治疗效果。

再上一层就是这栋建筑的顶层。在角落里，有一个很小的方形房间，变形的天花板上拧着一个罩在铁笼里的灯泡。不知有多少双手曾在灯下的潮湿水泥地上爬行过。这里很有可能是一间"禁闭式病房"，当患者行为不受控制时，就会被送来这里。在楼下，环绕着这栋建筑的草坪之外，城市的街道上熙熙攘攘。透过一扇满是泥斑的窗户，我能隐约看见两个推着婴儿车的女人和一个腋下夹着法式面包的男人走过，商贩在色彩艳丽、花纹各异的阳伞下叫卖着……这完美的画面反而让眼前这栋建筑显得更加阴暗。这栋建筑不久后就会被夷为平地，吊车的落锤会将它砸成片片瓦砾。

曾经繁忙嘈杂的伍斯特州立医院（Worcester State Hospital）成立于 1833年，位于波士顿以西约 65 千米处，多年来一直以精神病院的形象为人们所熟知。在 20 世纪 20 年代至 40 年代，如同散布在美国国内外的许多其他精神病院（那时被称作"疯人院"），伍斯特州立医院是一个收容"疯子"和"白痴"的地方。医院配备了许多今天看来极度原始的工具，以对付深受幻觉困扰的男男女女那抓狂的尖叫和汗流浃背的身体。那时，距医疗行为规范和药品管理制度的诞生还有很长的时间。100 年前，甚至直到 80 年前，都鲜有人相信化学药品能够修复精神，而直到 19 世纪，人们都还认为精神不存在于大脑之中，而是存在于对化学干预免疫的心灵或灵魂之中。那些患有严重精神疾病，如精神分裂症、双相障碍、重度抑郁症和孤独症的患者，通常会在伍斯特州立医院一样的精神病院里度过一生。其间，他们会持续地接受颇有争议的治疗，虽然这些治疗方式无意伤害患者，却很少奏效。

在经营了 150 余年后，伍斯特州立医院于 1991 年关闭。在去机构化运动兴起后的几十年里，其他许多类似的精神病院也遭遇了同样的命运。20世纪60年代，肯尼迪总统向社区精神卫生中心拨款，发起去机构化运动，他的妹妹罗斯玛丽深受失败的早期前额叶切除术所害；之后，约翰逊总统通过医疗补助和医疗保险制度进一步推动了肯尼迪的举措。1955年是美国精神病院的鼎盛时期，全美的精神病院共收容了56万名精神病患者，是20世纪初的2倍。而1988年，这一项数据降至了12万。

引发这种巨变的是20世纪50年代初一种名为氯丙嗪的药物的发现。氯丙嗪的问世轰动一时，因为它可以让患者在最不受限的环境中接受治疗，既可以在社区的卫生服务中心，也可以在家里。氯丙嗪在欧美上市后，成千上万精神分裂症患者和其他精神病患者的病情都得到了控制，导致全美乃至世界范围内的大批精神病患者离开医院。

喜忧参半的疗法

要想明白氯丙嗪的历史意义，就要对这种药物诞生之前的治疗方法有所了解。曾任教于密歇根大学（University of Michigan）的心理及神经学家埃利奥特·瓦伦斯坦（Elliot Valenstein）将之前的方法称为"喜忧参半的疗法"，比如由奥地利精神病学家曼弗雷德·萨克尔（Manfred Sakel）发明并于1927年首次使用的胰岛素休克疗法。该疗法通过使用小剂量的胰岛素来帮助阿片成瘾患者戒毒。其中一些患者因低血糖陷入了昏迷，在立即施用葡萄糖后，患者会醒过来，但性情似乎也发生了变化，曾经戒备心强、愤怒又执拗的瘾君子在治疗后变得"平和又热情"。这勾起了萨克尔的探知欲，他开始研究如果对精神分裂症患者进行有意的诱导昏迷，是否也能产生类似的效果。萨克尔在 2 个月内对精神分裂症患者施行了多达 60 次的诱导昏迷，最终声称该疗法能带来奇迹般的疗效。患者从昏迷中苏醒过来之后确实变得更温顺了，但是这种疗法的风险很高，可能导致患者死亡或陷入永久昏迷。

20 世纪上半叶，惊厥疗法也曾风靡一时。在电休克疗法出现之前，医生通过给患者注射樟脑或戊四氮来引发惊厥。匈牙利的精神病学家拉迪斯劳斯·梅杜纳（Ladislaus Meduna）发现，患有精神分裂症的癫痫患者似乎癫痫发作次数较少，而有癫痫症状的精神分裂症患者在癫痫发作后，其精神病症状都会自行缓解。在针对精神分裂症患者的治疗中，梅杜纳首先使用樟脑，而后又选用戊四氮来引发惊厥。戊四氮是一种白色晶型药物，可作为针对呼吸系统或血液循环系统的兴奋剂使用。梅杜纳首批接受惊厥疗法的患者在治疗结束、刚刚起身时，便思路清晰地询问自己何时可以回家。对此，梅杜纳表示："我发现了一种新的疗法，这让我兴奋不已。我的喜悦简直难以言表。"

戊四氮疗法的原理是怎样的呢？一些人认为，这种疗法会让精神病患者产生一种濒死的体验，惊厥一结束，他们就会重获新生般地恢复正常。这些人的看法是，这些精神病患者没有被吓死，反而被吓得活了过来。刚刚结束戊四氮疗法的患者常常会呼唤母亲，或者恳求护士抱着他们。在医生看来，这些孩童般的行为便是惊厥疗法改善了患者性情的证据。接受过戊四氮疗法的患者不再吵闹，也不再为幻觉所困扰，他们变得既听话又友善。医生因此相信，只要患者接受治疗的次数足够多，这种积极的行为就会成为习惯。

然而，戊四氮疗法也会带来很多棘手的问题。除梅杜纳以外，其他精神病院的医生采用该疗法时都发现，这种药物引发的惊厥十分可怕。患者对治疗过程恐惧万分，他们恳求医生不要再给他们注射这种药，因为它会导致他们全身剧烈抽搐，甚至由此常常引发骨折，比如肩膀脱臼、股骨骨折、锁骨骨折和肩胛骨骨折。有患者将这种感受比作"在白热的熔炉里被活活烤熟"。然而在当时，注射过 40 次戊四氮的患者并不在少数。

当时的疗法还包括注射动物血液、蓖麻油或大剂量的咖啡因，由于记载当时患者经历的资料少之又少，我们很难想象这些疗法给患者带来的痛苦。在很长一段时间里，睡眠疗法也非常流行，一度成为治疗精神分裂症的常用干预手段。这种疗法相对温和，但也非常危险。患者通过服用数种镇静剂的混合物而进入睡眠状态，有时甚至会持续昏睡两到三周。这种疗法的原理是：人在熟睡时，其神经系统有可能重新回归脆弱的平衡状态。睡眠疗法确实让有些精神分裂症患者的病情有所改善，但也有很多患者因该疗法丧命。在睡眠疗法中，一些患者因肺部积水或吸入自己的呕吐物而出现肺炎，而在当时，抗菌药青霉素还未问世。

1938 年，意大利精神病学家卢西奥·比尼（Lucio Bini）发现了用电流而非药物引发惊厥的方法。比尼对紧张症患者使用了这种新疗法，其中一些患者摆脱了病症的困扰，开始与身边的人正常交流。然而也有一些患者在接受治疗后毫无改善，他们忍受着高电压的折磨，在病床上像鱼一样扑腾，一次又一次地被电击摧残。用现代医学的观念来看，这种疗法可谓野蛮。（事实上，对于常规抗抑郁药无法改善的重度抑郁症患者，电休克疗法非常有效，故而直到今天仍被广泛使用。这种疗法的原理是让电流"重置"大脑。但是，如今治疗时采用的电压比以前低得多，而且通常只针对一个大脑半球，在治疗前会使用肌肉松弛剂，避免患者出现剧烈的惊厥。）当时医院常采用的疗法还包括冰敷、冰水浴，或通过普普通通的约束带将发病的患者绑在椅子上。

为了使疯狂的头脑平静下来，当时的精神科医生做出了不懈的努力，但这些努力是英勇的，还是残忍的呢？比如加拿大医生海因茨·莱曼（Heinz Lehmann）提出，精神分裂症患者似乎在高烧时精神状态更好，因此他想方设法让患者患上严重的高烧，甚至不惜在一名女患者腹壁内注入松节油，使其腹部脓肿感染，高烧不退，以此消除这名患者的幻觉。一些人批评莱曼过于残忍，但考虑到他后来成为北美地区首批使用氯丙嗪的医生之一，我更愿意相信他的出发点是好的，他只是迫切地想要找到抑制精神疾病的方法。

1936 年，葡萄牙医生埃加斯·莫尼兹（Egas Moniz）开创了精神外科，将医学界为治疗或至少是"制服"精神病患者而投入的热忱与努力推向了巅峰——从另一个角度来看，也可以说是推进了深渊。从好的方面来讲，精神外科不失为一种前沿技术，尽管我们不愿承认，但它的确治愈了一些患者，让他们重归正常生活。比如，一位深受抑郁症折磨的内科医生在接受了精神外科手术后，回归岗位，与其他 9 名同事一起重建了医疗机构，甚至还成了一名飞行员。又比如，有位著名的小提琴演奏家身患精神分裂症，一发作便无法正常演奏，不得不放弃演奏长达十几年。后来，她接受了额叶切除术。术后，她惊喜地发现自己又可以正常演奏了，得以在之后近 20 年间靠音乐演奏为生。然而，从坏的方面来讲，当时的精神外科意味着医生要在患者因电击而失去意识的时候，将碎冰锥粗鲁地刺入患者的眼眶。臭名昭著的沃尔特·弗里曼（Walter Freeman）对一位来自华盛顿的家庭主妇实施了美国首例经眼眶前额叶切除术，而他使用的工具竟是自家厨房抽屉里的碎冰锥。

这一系列试验性治疗揭示的是，虽然现代人常常认为 20 世纪及其之前的时代几乎没有治疗精神疾病的有效生物疗法，但这种观点并不准确。诚然，曾几何时，精神分析及其心理动力学分支一度在美国占据主流地位，甚至在20世纪50~70年代都被认为是比药物更好的治疗方式。但实际上，无论是在美国还是在欧洲，对于深受精神疾病折磨的患者，医学界一直都未放弃生物疗法。更重要的是，有些生物疗法尽管功效不稳定且原理不明，但的确有效。对于症状较重的精神病患者，有胰岛素、樟脑、电击、灌肠剂、冰块以及冰锥等工具可用；对于症状较轻的患者，则自古就有使用各类补药和药酒的传统。那时，无论什么样的药物都很容易获取，因为药店还不受药品流通监管的法规约束。

20世纪早期，阿片制剂被广泛用于治疗各种疾病，甚至被做成糖浆出售，用以安抚患腹绞痛的婴儿。锂浴也很受欢迎，据说这种清凉的泡泡浴能够纾解躁郁的灵魂。毒参或者马钱子植物的提取物，无论是单独使用还是与铁、奎宁或福勒氏液结合使用，都可用于治疗抑郁症。从天仙子中提取的莨菪碱被用于缓解失眠或极度兴奋的症状。此外，还有由藜芦碱和颠茄制成的酊剂，由氨和绿芜菁制成的兴奋剂，以及由薰衣草、迷迭香或肉桂制成的芳香剂，装在小琥珀瓶中，供人闻嗅。生物疗法的运用是如此普遍，且历史悠久。与之相比，精神分析和其他谈话疗法等非物理疗法，反而显得非常另类。在对各种人类疾病都以肉体治疗为主导的体系中，非物理疗法更像是偶然的小转折。

尽管在精神病治疗方面，人们从很早前就开始依赖药酒、补药、淋洗、电击、冰水浴和锂浴，依赖芳香剂和其他的植物提取物，或者依赖惊厥、昏迷和高烧，但在氯丙嗪出现之前，没有人真正想过通过服用药物治疗严重的精神疾病。对于严重的症状，补药和药酒在很大程度上只能起到缓解作用。虽然早在1903年，人们就已成功合成出巴比妥类药物，并在1904年投放市场，而阿片则出现得更早，但这些药物基本都被用作镇静剂，以诱导患者进入睡眠状态，方便医生进行深度睡眠疗法。没有人试图研发一种可以使大脑平静下来的药物，因为这个概念已经超出想象，过于不可思议。

当时，心智是如神话一般的存在。那是一片广袤而未知的疆域，是人体中的南极洲，无法触及、深不可测。人们不认为心智源自神经传递和化学信号，而认为它是无法破译的电脉冲，或者被更抽象地认为是每个人独有的、神或上帝赋予的精神。那时的人们对神经递质所知甚少，更不了解神经递质是突触间传递神经冲动的化学信使。尽管早在 1921 年神经递质乙酰胆碱的存在就已被证实，但它是当时唯一已知的神经递质，且研究者用了几十年的时间才逐渐弄清神经递质的工作原理。无论是血清素、去甲肾上腺素、内啡肽，还是复杂的化学级联反应，这些概念都还在等待着日后的科学实验揭开它们的面纱。

因此，在氯丙嗪和第二种抗精神病药物利血平问世以前，虽然人们已经习惯生物疗法，但对他们来说，用可测量的物质治愈无法度量的灵魂这种想法本身就非常矛盾，甚至是荒谬的。在 19 世纪甚至 20 世纪初，如果有人声称精神分裂症是由大脑中化学物质的失衡导致的，人们一定会觉得那是无稽之谈，因为当时大部分的人认为，精神分裂症是灵魂扭曲的体现。而当时的医学界则认为，精神分裂症要么是一种倒霉的遗传病，源自不良的家族血统，无法改变；要么是由于血液、胆汁、黏液等体液的极度紊乱导致的。20 世纪 50 年代，当人们终于研发出抗精神病药物时，人们发现的除了小胶囊里细碎而又强大的粉末——药物，还有两耳之间不到两千克重的大脑——承载人类人性的基石。对很多人来说，这是一种全新的认知。

能治病的绚烂染料

氯丙嗪的诞生颇为曲折。事实上，这种化学物质经过近一个世纪的发展，才最终变成我们现在所说的氯丙嗪。如今的氯丙嗪诞生于法国制药公司罗纳－普朗克（Rhône-Poulenc）的实验室。20 世纪 30～50 年代，罗纳－普朗克公司致力于抗组胺药的研发，而氯丙嗪是其将抗组胺药丙嗪氯化后得到的产物。尽管氯丙嗪的诞生可以归功于罗纳－普朗克公司及其全体科研人员在 1950 年的共同努力，但它的存在实际始于 19 世纪中期，当时的有机化学家发现，通过蒸馏煤焦油，可以制出各种绚烂的颜色制剂，作为染料出售。

其中一种名为亚甲蓝的染料，被证实有一定的药用价值。事实上，亚甲蓝至今仍是一种经济实惠的抗疟药，位列世界卫生组织的基本药物清单，同时在治疗阿尔茨海默病方面也有一定前景。1886 年，在研究疟疾治疗的过程中，亚甲蓝被证实有效。德国科学家、诺贝尔奖获得者保罗·埃尔利希（Paul Ehrlich）在实验中发现，这种奇异又强大的蓝色液体能够对青蛙的神经细胞进行选择性的染色，似乎与引导我们感知外界与自身的神经细胞存在着千丝万缕的联系。埃尔利希观察到，这种蓝色染料仅仅浸润青蛙的神经细胞而未触及其余部分，因此想要用亚甲蓝来治疗神经痛，却没能成功。1899 年，一位名叫彼得罗·波多尼（Pietro Bodoni）的意大利医生在了解了埃尔利希的研究后，改用亚甲蓝来治疗精神病患者的躁狂性兴奋，取得了良好的效果，在平息精神病患者的极度恐惧感和激越方面，甚至可以说是取得了巨大的成功。如今回看这段历史，这种成功显然是有迹可循的。因为，在波多尼对热那亚饱受精神病疾苦的患者尝试使用这种染料的 51 年后，在有机化学研究鼎盛时期发现的所有染料之中，只有亚甲蓝通过蒸馏、合成转变为了氯丙嗪。

尽管亚甲蓝在缓解精神病患者的躁狂性兴奋方面取得了成功，但它从未被广泛地使用，因为在波多尼首次使用亚甲蓝进行治疗的 5 年后，也就是 1904 年，巴比妥类药物诞生了。巴比妥类药物见效快，使用范围广，其强镇静作用几乎可以使所有类型的精神病患者平静下来，比非镇静剂亚甲蓝更有效。此外，巴比妥类药物可以被用于深度睡眠疗法，而亚甲蓝却不能。

人们通常想当然地认为，在氯丙嗪及其后的药物出现之前，精神科医生都处于黑暗的时代，只能使用那些"喜忧参半"、近乎野蛮的疗法。然而，真实情况要微妙得多。不可否认，过去的大型精神病院可能令人毛骨悚然，但医生及其治疗方式，与其所处的环境并不能混为一谈。就像之前提到过的医生兼飞行家和小提琴手这样的患者，他们所接受的精神外科手术确实成功了，类似的情形也曾发生在接受胰岛素昏迷疗法、电休克疗法和睡眠疗法的患者身上。

可见，我们的先辈并不是在黑暗时代行医，而今天的医生也并非身处启蒙时期。过去的医生常怀着无尽的困惑，采用一系列有争议的治疗方式，有时候也能歪打正着。如今的情况和以前并无不同。亚甲蓝就是"歪打正着"的药物。它之所以逐步从精神病治疗中淡出，并不是因为它没有效果或太过凶险，而是因为英国精神药理学家戴维·希利（David Healy）所说，"一旦新药物获得专利，即使旧的药物仍然有效，制药公司也不会继续销售旧的药物了"。在亚甲蓝的例子中，"对其他类似的疗法或者利益集团来说，总有比亚甲蓝更赚钱的疗法"。20 世纪 70 年代，作为治疗躁郁症的手段之一，亚甲蓝又重回市场。亚甲蓝对躁郁症非常有效，但真正起作用的是企业的利益驱动，而不是药物的疗效。

　　这个故事中真正重要的意义是，我们如何看待过去。在讲述精神病学的发展历程时，我们往往更愿意把它描述成一个不断进步的故事，顽症不断被攻克，治疗手段越来越高明……氯丙嗪的诞生标志着黑暗时代的终结、胜利的来临。然而事实并不是这样，亚甲蓝就很好地证明了这一点。亚甲蓝的问世比氯丙嗪早 50 年，可谓完美的精神药物，却随着时代发展而被束之高阁。那时的人们转而使用风靡一时的巴比妥类药物，但这类药物却极易成瘾。对过去的仔细审视让我们看到了一些合理的甚至可以称得上优秀的治疗手段，而对当下的审视也让我们有同样的收获。人类在精神病治疗方面的确取得了一些进展，但如今的很多治疗方法并不比从前的更有效。所以，所谓的黑暗时代并不存在，突然而来的光明更无从谈起。其实，随着科学的进步，人们仍在对已经普及的治疗方法进行着研究。即使有了技术实力，精神药理学家在开诚布公的情况下也会承认，他们其实仍是在摸着石头过河，他们看不到所治疗疾病的病因，只能将治疗建立在假设之上，所以比起之前的时代，现在的情况算不上多么乐观。

　　至于亚甲蓝，谢天谢地，这种染料从未被完全抛弃。这种染料的成分之中包含一种三环分子吩噻嗪。大约在 20 世纪，尤其是对法国而言，吩噻嗪成为新药开发的基石。吩噻嗪的三环分子核具有抗组胺作用，这是罗纳－普朗克公司研究的重点。它能使人昏昏欲睡，还能消除季节性过敏，缓解春夏两季因花粉刺激而导致的流涕和眼部不适。罗纳－普朗克公司利用吩噻嗪核研制出了很多我们至今仍在使用的药物，比如苯那君（Benadryl）[①]；也用它研制出了一些如今已经不再常用的药物，比如化合物 RP-3277，也被称为异丙嗪。异丙嗪诞生于 1947 年，是一种强大的抗组胺药，是氯丙嗪的前身。

---

① 通用名为盐酸苯海拉明。——编者注

军医拉博利与"人工冬眠"

法国军医亨利·拉博利（Henri Laborit）于 1914 年在越南河内出生，最早在中南半岛从医，不久就成了氯丙嗪的忠实拥趸。拉博利在各个方面都非同常人，他对科学充满热情，也是一名跨学科的全才，一生不仅发表了为数众多的科学论文，还创作了不少小说、戏剧和诗歌。比起政府资助的科研项目，他更喜欢自己的私人研究，并且一直渴望能够随心所欲地研究自己感兴趣的课题。他性格孤僻，在事业上不对任何人或机构效忠。他自由不羁、乐于尝试，在氯丙嗪诞生后不久就很快意识到了这种药的潜力。他相信，氯丙嗪将来能在许多医学学科发挥作用。

第二次世界大战期间，拉博利曾在驱逐舰"热风号"上服役。在敦刻尔克战役中，"热风号"被德国 S 系列鱼雷艇击中，经历数次爆炸后迅速下沉。"热风号"先是船身倾斜，一侧没入水中，随即整艘战舰沉入了波涛汹涌的冰冷大海，数百名船员因此丧生。拉博利很少谈及此事，鲜有人知道他当时也在船上，事发后他在冰冷的海水里挣扎了数小时，勉强抬起头，让下巴浮出寒冷的白浪，直到游回岸边。几年后，他在巴黎圣宠谷军事医院（Val-de-Grâce Military Hospital）任职时，开始研究他所谓的"人工冬眠疗法"，即对手术患者进行低温诱导，以减缓患者身体对手术创口的反应、组织胺的分泌以及心跳。他将患者置于冰块中，冷却患者的身体，这样当他切割或缝合时，患者对手术产生的所有生理反应都会呈现出一种停滞状态。人们猜测，或许拉博利经历过的低温状态激发了他的灵感，于是他试着把患者放进冰里，将患者体温降至所有身体系统运动都减缓的程度，从而避免对开刀产生的应激反应。

拉博利在尝试使用人工冬眠疗法之前，曾一度对抗组胺药异丙嗪青睐有加。第二次世界大战结束后，他被派往突尼斯，在西迪阿卜杜拉的海军医院任职。该地区遍布着战争遗留下来的地雷，年轻士兵在排雷的时候常有伤亡，被送往医院时往往呈现休克状态。拉博利需要为肢体残缺甚至胸腔被炸开的患者实施手术。在这样的手术中，拉博利会使用异丙嗪，因为他发现异丙嗪仿佛能为患者带来"欣然的宁静"，这是一种不同寻常的平静，甚至可以称之为冷漠。如此一来，当拉博利用手术刀划过患者的皮肤和四肢时，患者就不会哭号喊疼。抗组胺药在此处起到了"增效剂"的作用，使拉博利可以采用更小剂量的其他麻醉剂，如吗啡和巴比妥类药物，后两种药物虽然能够帮助患者减轻疼痛，但若大量使用就会损害身体的代谢系统。拉博利热衷于使用异丙嗪作为麻醉增效剂，他在前往圣宠谷军事医院任职之后，就迫不及待地向同事展示他是如何对"紧张焦虑的地中海型患者"进行手术的。这些患者无一例外都屈服于异丙嗪的威力，只是目光呆滞、萎靡不振地躺着，任由拉博利在他们身上动刀。

现代人很难想象，不到 100 年前，我们的先辈曾面临诸多障碍。如今，大部分的手术有腹腔镜辅助，只需局部麻醉，手术完成后患者就能够自主坐起来，甚至走下手术台。尽管患者都会签署一份术前同意书，上面写着："即便全力抢救，身亡的可能性仍存在。"但总体来说，如今接受外科门诊手术几乎和驾车去街角的商店一样安全。但在 20 世纪 30～50 年代，在拉博利对患者实施手术的年代，由于只能在吗啡和巴比妥类药物之间做选择，很多病患并非死于其自身所患的疾病，而是死于手术引起的应激、休克，人们称这种情况为外科休克。1942 年，外科医生 V.H. 穆恩（V.H. Moon）进行过如下的描述：

患者疲软虚弱，极度消沉。代谢活动较少。皮肤苍白湿润，冷汗不止。眼窝深陷，容貌憔悴，表情焦虑……肌肤苍白毫无生气，浅静脉塌陷，毫无血色。患者常觉口干，但由于持续呕吐，口渴无法得到缓解。患者呼吸微弱，偶有沉重的叹息。脉搏急促但微弱……焦躁不安……有的甚至出现谵妄的症状。死前常呈现木僵或昏迷状态。

这一系列症状让拉博利忧心忡忡，也促使他积极寻找新的方法来避免外科休克和由此导致的死亡。人工冬眠疗法是方法之一，另一种方法便是用异丙嗪作为增效剂。尽管这两种方法都有一定的作用，但拉博利想要找到一种更好、更快、更洁净的疗法，一种能杜绝穆恩所描述的那种致命状况的疗法。

制药公司的新发现

罗纳－普朗克公司对于拉博利使用他们研发的异丙嗪有所耳闻，拉博利也知道罗纳－普朗克公司一直致力于研发能够作用于中枢神经系统的全新抗组胺药。罗纳－普朗克公司对拉博利的研究很感兴趣，因为拉博利发现，无论是否对患者使用低温冷却技术，异丙嗪似乎都能使患者感受不到疼痛。掌握了这些信息后，罗纳－普朗克公司开始着手研制一种基于异丙嗪，但比异丙嗪更强的抗组胺药。这种抗组胺药能够稳定患者的身体状况，限制手术导致的应激反应，让外科休克永远成为过去。

因此，1950 年，化学家保罗·沙尔庞捷（Paul Charpentier）开始进一步研究异丙嗪及其吩噻嗪核。罗纳－普朗克公司的目标是研发出一种能增强其他麻醉剂效力的药物。他们无意研制精神药物，但这并不是因为他们觉得精神药物在市场上无利可图，而是如我们前文所述，他们认为研发对付"疯魔"的药物，充其量只是边缘领域的课题。罗纳－普朗克公司和拉博利想要的是比异丙嗪更强的药物，它不仅能让大脑无法感知疼痛，还能让患者保持一定的意识，帮助外科医生避免使用吗啡和巴比妥类药物所带来的风险。

1950 年的秋冬，沙尔庞捷和他的同事西蒙娜·库瓦西耶（Simone Courvoisier）开始对亚甲蓝的吩噻嗪核展开试验。这两位化学家将丙嗪氯化（丙嗪是一种和异丙嗪相关的抗组胺药），结果产生了一种"完全不同的分子"，由此另一种更强效的药物——氯丙嗪诞生了。这种药物在美国被命名为冬眠灵（Thorazine）。

沙尔庞捷和库瓦西耶熟知巴甫洛夫在狗身上做的实验。巴甫洛夫的狗通过训练意识到，在铃声响起后，它们就能得到食物；一段时间之后，它们哪怕听到轻轻的拍手声，都会流下口水。巴甫洛夫的实验证明，包括人在内的所有动物可以通过训练形成强大的联想力，而在很多情况下，联想是学习和记忆的基石。考虑到这一点，库瓦西耶开始在大鼠身上展开氯丙嗪试验。这些大鼠之前受过训练，能够在蜂鸣器发出警报时为了避开接踵而来的电击而爬上绳索。训练方式是，给大鼠笼子的底部通电，然后自笼顶垂下一根绳索，中途经过一个不导电的平台，供大鼠安全停留。借此，库瓦西耶开始训练大鼠爬上绳索以避开电击。大鼠们很快就掌握了这项技能：只要蜂鸣器一响，它们脚底板还未感受到电击，就已飞速爬上绳索。

这些作为受试对象的大鼠一学会这项本领，库瓦西耶就给它们服用了新研制的氯丙嗪。这个新药在当时的代号是 RP-4560，其中 RP 指代罗纳 – 普朗克。当蜂鸣器响起时，怪事发生了。在 RP-4560 的影响下，大鼠没有为了避开电击而爬上绳索，相反，它们只是蹲在笼子里，嗞嗞作响的电流从它们脚下流过。它们眼睛瞪得圆圆的，目光警觉，但奇怪的是，它们对电流完全无动于衷。这种新的合成药与之前的抗组胺药的不同之处在于，它能够撤销联想学习的作用，而联想学习是经典条件反射的基石。这种机制就那么轻而易举地消失了。如果这种合成药只是让大鼠陷入昏睡，那么大鼠的这种反应也许更合理，因为给动物注射大量镇静剂后，它们就无法感知电流从体内流过。但事实并非如此，每只大鼠都是清醒警觉的，只是对电击无动于衷，对作为逃生手段的绳索也是如此。化学家们由此得出了结论：由亚甲蓝演变而来的 RP-4560 比异丙嗪更强效，足以改变一些根深蒂固的习惯、反应和反射。

1950 年的整个冬天，库瓦西耶和沙尔庞捷在大鼠、兔子和狗身上测试了氯丙嗪。他们发现，这种新药在许多方面的表现优于异丙嗪。它有很强的镇吐效果，能够根除因长期用药而导致的恶心呕吐；它还具有抗胆碱性能，能够抑制肌肉痉挛；而这种药中明显的催眠和镇静作用要比异丙嗪更好，能使患者在用药后更加冷静。

在这两位化学家对氯丙嗪的所有研究中，罗纳 – 普朗克公司最感兴趣的部分是该药物消除条件反射的能力。试验中大鼠的肌肉力量和灵活性显然没有受到任何损伤，但在氯丙嗪的作用下，它们还是对爬上绳索、避开电击失去了兴趣。对制药公司来说，这种新药不仅是简单的镇静剂，还对中枢神经系统有着深层的作用。

于是，1951 年春天，罗纳 – 普朗克公司分发了 18 安瓿的新合成药用于临床试验，这在当时是意义非凡的。那时医生"试验"新药的方法有两种：一种是用在自己身上，然后将自己的反应记录在笔记本上；另一种是用在少数患者身上，然后观察药效。直到最近，研究人员才开始进行随机双盲安慰剂对照试验，这已经成为当今药物检测的黄金准则。（双盲试验是指患者和研究人员都不知道谁在服用真正的药物，谁在服用安慰剂，这一安排旨在避免双方可能产生的偏见。）来自罗纳 – 普朗克公司的皮埃尔·科切特（Pierre Koetschet）承认："我们不清楚氯丙嗪对人体有什么作用，只是强烈地感觉，这种有趣的药无毒，而且日后能够派上大用场。"罗纳 – 普朗克公司发行这种药物是将它作为麻醉增强剂，而不是精神药物。戴维·希利说："在当时，抗精神病药物从概念上讲就是不可想象的。"

出于对异丙嗪的热忱，拉博利与罗纳 – 普朗克公司建立了密切的工作关系，拉博利成为最早收到氯丙嗪的医生之一。他得到了 5 份样本后，将其用在了患者身上，作为他所谓的"冬眠合剂"的一部分。这种冬眠合剂是由 3 种不同药物混合而成的麻醉剂，其中抗组胺药充当增强剂。拿到氯丙嗪样本后，拉博利用这 5 份样本取代了异丙嗪。后来，他甚至建议战士在战场装备包里配备氯丙嗪，作为受伤时自行使用的急救药物，以缓解应激反应、抑制组胺涌入体内。美国军方采纳了这一建议，朝鲜战争期间，美国士兵的医疗包中都加入了氯丙嗪。服用了氯丙嗪的士兵变得异常冷漠。他们无精打采地躺在战场上，对自己的伤势漠不关心，也毫不担心自己的处境，甚至有时会主动放弃救援机会，有些人最终因此而死。氯丙嗪作为战场上的常备药很快就被停用了。

很明显，这种新药改变了患者的精神状态和身体状态。拉博利的临床记录显示，他很早就意识到氯丙嗪可能与精神病学存在联系。他相信："这种药有可能在精神病学领域中使用，其增强剂作用除普遍的用法以外，还能在使用巴比妥类药物进行睡眠疗法时，大大提高安全性。"

拉博利不仅在论文中建议，在精神病学领域使用氯丙嗪，还在非正式场合对该建议进行过热烈的讨论，比如他在圣宠谷军事医院餐厅里吃午餐时，曾敦促他的精神科同事尝试这种新的合成药，并说这样他们可能就不再需要约束衣、冰锥或是将患者隔离了。但是这些已经熟练运用催眠药和巴比妥类药物的医生，并无意在自己的患者身上做试验。同事的冷淡并没有让拉博利灰心。虽然并没有史料证明他曾在自己身上试验过氯丙嗪，但他的下一个受试对象不再是患者，而是他的一位精神科医生朋友、28 岁的科妮莉亚·夸尔蒂（Cornelia Quarti）。1951 年 11 月 9 日上午 11 点，在犹太城精神病院（Villejuif Psychiatric Hospital），在拉博利和夸尔蒂本人的 3 个助手的监控下，夸尔蒂自愿地接受了氯丙嗪注射，之后她跟跟跄跄地去了卫生间，回来时几乎昏厥。

拉博利和同事莱昂·切尔托克（Léon Chertok）让作为受试者的夸尔蒂躺在床上，用枕头支起她的身体，密切观察着。夸尔蒂虽然状态不佳，但仍然将自己在氯丙嗪影响下所经历的主观感觉都告诉了拉博利。约一周后，夸尔蒂根据拉博利的录音资料，写出了这种药对她的影响：

　　刚开始没有感觉，直到 12 点我才有了一些主观感觉的变化。我感觉自己越来越虚弱，快要死了。我感觉疼痛难忍……
　　13 点，强烈的情感变化出现了……濒死的痛苦感消失了，逐渐变为欣然的放松感。我仍然感觉自己快要死了，但这种新的状态让我对此无动于衷。我开始喋喋不休地讲话，尽管声音虚弱无力。

我试着讲笑话；我觉得没有什么东西能让我生气；这种乐观的情绪是不可抗拒的，我感觉对整个世界都充满了爱。尽管我和周围环境仍有密切的联系，但我越来越被一种与自身和他人都抽离开来的极端感觉所征服。我的感知力是正常的，但身边人说话的音调变了，所有事物都像是被过滤了、静音了……

虚弱和失语的感觉持续了数日才逐渐消失，情感上的变化则持续了约一周，但这种感觉比试验期间和试验刚刚结束时简单的功能紊乱更复杂。我感到快活，会讲俏皮话，这与平时的我完全不同……我感到超脱、漠然，自控能力也在一定程度上减弱了。我的心情一直是欢愉的，完全不受日常生活中的小创伤影响。

此时的拉博利比以往任何时候都更加确信这种新药与精神病学具有相关性，他依旧在医院食堂里陈述自己的观点，直到 1952 年 1 月 19 日，医院里一个名叫雅克·Lh.（Jacques Lh.）的 24 岁重度躁狂症患者使用了氯丙嗪。雅克是那种有频繁入院、出院经历的患者，之前曾多次被送进圣宠谷军事医院。1949 年 9 月 9 日至 10 月 10 日间，他总计接受过 15 次电休克疗法、4 次镇静剂硫喷妥纳以治疗躁狂症；之后，在 1951 年 2 月 6 日至 4 月 6 日间，接受过 9 次电休克疗法和 15 次胰岛素休克疗法。医院的神经精神病学主任约瑟夫·哈蒙（Joseph Hamon）上校及其两位同事考虑到雅克恐怕已经恢复无望了，觉得给他试试那种神秘的合成药也无伤大雅。于是，雅克俯卧在枕头上，由医生为他肌肉注射了氯丙嗪和大剂量的镇静剂哌替啶。针扎进他的皮肤时，他静静地躺着，一动不动。医生们好奇地看着他，跟他讲话。他对答如常，然后伸了伸舌头，直挺挺地睡着了。

在接下来的 12 天里，雅克每天都在睡前接受相同的混合药物，即氯丙嗪和哌替啶注射。几小时后，镇静作用消失，他会从睡梦中醒来，下床走走。他会变得异常平静，起初平静期不超过几分钟，紧接着他的精神症状再次出现，但随着用药时日增加，他神志正常的时间越来越长。最后，他不再会撕破床单、烧掉被子，或是把花盆戴在头上了；他不想再发表那些关于"冥王星上没有自由"的混乱激情演说了；他的暴力倾向也不再出现了。20 天后，这个本应毫无希望的病例在接受了 855 毫克的氯丙嗪治疗后，被圣宠谷军事医院的医护人员判定为"可以正常生活"。他出院了，自此再没有音信。没有人知道雅克后来的命运，不知道他是不是回家了，连他是否有家可回也是个谜。也没有人知道他的梦魇是否还在，但在终止用药后，病情似乎不太可能不再复发。我们能确定的是，他再也没在圣宠谷军事医院出现过。

　　20 世纪 50 年代初，氯丙嗪刚刚开始使用时，相关的医生、科学家、精神病学家或研究人员都不了解精神药理学。事实上，普通的词典里也没有收录这个词。雅克的医生看到他身上的病状消失了，自然认为这种药医好了他。就像青霉素治愈了链球菌感染者一样，一旦治愈了，患者就可以停止用药。雅克可能会觉得自己痊愈了，虽然他用药后的反应并没有明确的记录，但我们也能想象出，他肯定体会到了真正的解脱。因为精神错乱是一种很可怕的状态，患者会饱受幻觉折磨，脑中满是尖叫和哀鸣，身体则被白日梦所折磨，梦中陡峭的阶梯、燃烧的火堆、无情的鬼怪不停地索取着奇异的供奉，但这一切，别人都无法看到。雅克步履艰难地走向外面的世界，脑中精神病带来的嘈杂终于幸运地消失了。他有幸在短暂的时光里感受到"正常"的平静状态，而当他的病无可避免地复发时，症状一定会更加剧烈、尖锐、炙热、艰难，他乐观的自我意识也会逐步沦为模糊的记忆。

传遍法国医院的好消息

在距离圣宠谷军事医院不到 2 千米的巴黎中心地带，还有一所气派的大医院，拉博利曾在这里研究寻找最安全的麻醉剂。这所医院被城市街道环绕，有集市的时候，小贩们涌上街道，售卖各式各样的商品。一桶桶的鲜花美丽动人，放在冰上的鲜鱼的银色鳞片在阳光下闪闪发光，橙子堆成漂亮的金字塔，圆滚滚的西瓜那厚厚的瓜皮上有浅绿色的条纹。这所医院叫圣安妮医院（Hôpital Sainte-Anne），是巴黎唯一的精神病院。20 世纪 50 年代早期，该院收容了超过 5 000 名精神病患者。他们挤在昏暗的大厅里，或蜷缩在角落里，或在走廊里踱来踱去，与幻想中的人交谈。这 5 000 名患者被划分到不同的病房：需要禁闭的和不需要禁闭的，男患者和女患者。1 000 名护士和工作人员管理着这里的一切。初级精神科医生监督护士，高级精神科医生则负责监督初级医生。医院的总负责人是一位智慧过人也非常注重等级制度的贵族让·迪莱（Jean Delay），他被公认为同时代最杰出的内科医生之一。

迪莱的父亲是法国南部一位备受尊敬的外科医生，他想让儿子追随自己的脚步，迪莱做到了。他以近乎满分的成绩通过了所有的考试，但也意识到，他对外科手术的兴趣不及对研究人脑的一半。迪莱偏离了父亲为他安排的道路，转投神经病学，并在索邦大学学习了精神病学，发表过一篇有关记忆及其病理学的论文。他与拉博利不同。拉博利厌恶等级制度，他在 1957 年因发现氯丙嗪而获得拉斯克医学奖（Lasker Prize）后，建立了自己的私人实验室，为的就是可以按自己的兴趣做研究，而不需要面对大型医疗机构中的诸多身不由己。而迪莱享受激烈的竞争，渴望证明自己出色的能力，并在竞争中斩获顶尖的地位。因此，当迪莱被任命为教授，并成为驻圣安妮医院的巴黎大学精神病学系主任时，他欣然接受了这个他梦寐以求的职位，居高临下地远远观察着那些拥挤不堪的病房，而他的两位助手——皮埃尔·丹尼克（Pierre Deniker）和皮埃尔·皮肖特（Pierre Pichot），一直在身边协助他。

也许迪莱的博学多才发挥了一些作用（他深入学习过各学科，并且热爱文学）。尽管圣安妮医院里的患者境遇悲惨，医院资源也很一般，但它总能吸引许多富有才华的精神病学家和研究人员。有一段时间，雅克·拉康（Jacques Lacan）每周都来这里举办研讨会，这些研讨会吸引的听众比迪莱本人研讨会的听众还要多得多，这让迪莱非常苦恼，最后迪莱决定让拉康去别的地方发表他的高见。迪莱浮夸又亲切，自视甚高，被等级制度所约束，容易嫉妒，但他确实很聪明，受过良好的教育，因此不会对自己的地位吹毛求疵。

不过，即使地位尊崇、思想深远且博学多才如迪莱，在 20 世纪 50 年代早期，他所在的圣安妮医院和当时的其他精神病院也没有什么两样。医生用典型的方式治疗患者：给患者灌肠，希望排除他们结肠内的毒素、排空内脏的病灶；给患者使用不含肌肉松弛剂的电休克疗法，使得患者的全身都因电击而痛苦不堪；用冰锥刺穿眼窝或在头盖骨上钻两个洞进行前额叶切除术，然后将手术刀或抹刀从洞中旋进脑中，嗖嗖两下，手术就完成了。他们也用沐浴的方式缓解患者的狂躁，水汩汩地流入古老的四爪浴缸里，铺满瓷砖的房间里弥漫着蒸汽，潮湿的镜子如在达利的绘画中一般，古怪地滴着水。圣安妮医院的一位女患者在接受沐浴治疗时，由于被绑在浴缸里，而冷水管坏了，结果造成了二级烫伤。护士们对她的尖叫声充耳不闻，因为他们早已习惯了患者的尖叫。

在圣安妮医院附近街道来来往往的行人，常能听到砖墙后男男女女恸哭、猛击和尖笑的声音。即使像迪莱这样富有学识的人，也给不了患者多大帮助，这也解释了为什么他总是小心翼翼地同患者保持距离，只偶尔去诊断一些最复杂的病例。他的贵族风度与他所经营的医院的实际情况完全不符。他把权力下放，自己则闭门在设施完善的办公室里研习精神病学、科学和艺术领域的精华。他和安德烈·纪德（Andre Gide）是好友，还接待过诗人亨利·米修（Henri Michaux）。

　　迪莱的助手皮埃尔·丹尼克负责监管禁闭式男病房，他和迪莱一样，即便是在罗纳－普朗克公司向医学界分发了氯丙嗪样本之后，依旧对这种药一无所知。他们不知道患者雅克；没有读过拉博利提出氯丙嗪或许能在精神病学领域占有一席之地的论文；不认识科妮莉亚·夸尔蒂；也不知道精神病学家让·西格瓦尔德（Jean Sigwald）和丹尼尔·布提尔（Daniel Bouttier）——1951 年 12 月，在巴黎的保罗·布鲁斯医院（Hôpital Paul Brousse），这两位成功地在 57 岁的精神病患者戈布夫人身上单独使用了氯丙嗪，而不是将其作为混合药剂的一部分。与拉博利将氯丙嗪用于外科麻醉的做法不同，西格瓦尔德和布提尔最先将氯丙嗪用于精神病治疗，但他们直到 1953 年才公布试验结果，而哈蒙上校和他的同事则是在 1952 年 3 月公布了他们对雅克用药的研究成果，这使得他们成为首支发表关于氯丙嗪和巴比妥类药物共同作用于精神病患者的精神病学家团队。

　　迪莱和丹尼克在 1951 年底得知了氯丙嗪的存在。丹尼克的姐夫是一位麻醉师，他听说拉博利在人工冬眠疗法中使用了氯丙嗪，于是也在自己的患者身上尝试了该药。他觉得丹尼克应该会对这种药感兴趣，因为它具有镇静作用。1952 年 2 月 2 日，应丹尼克的要求，罗纳－普朗克公司给圣安妮医院派发了一些氯丙嗪样本。丹尼克曾在自己的患者身上尝试过各种疗法，但作用都不大，所以这一次他可能也没抱太大希望。他选了 6 名男性患者，在他们身上进行人工冬眠疗法，同时施用氯丙嗪，做法和拉博利的试验类似。那时候氯丙嗪已经在业界流通了好几个月，很多精神病学家已经试用过，并取得了很好的效果。但除了西格瓦尔德和布提尔，还没有精神病医生单独使用过氯丙嗪，他们都把氯丙嗪同其他药物结合使用。丹尼克打算单独使用氯丙嗪，同时也要求医院的药房准备了冰块和冰桶。患者被包裹在这些冰块之中，然后在手臂或是臀部被注射了氯丙嗪。丹尼克坐在一旁观察，护士们则跑前跑后，替换不断融化的冰块，直到最后药房都没有冰块供应试验了，只能单独注射氯丙嗪。

科学和魔法是完全相悖的概念，魔法通过无法理解的神秘主义和奇迹来实现，而科学通过可以重复的结果来论证其在现实世界中的相关性和有效性。氯丙嗪对大脑的影响，显然是根植于药理学的，但看起来却如魔法一般。1952 年时，人们对脑生物化学所知甚少，没有人知道血清素、多巴胺、去甲肾上腺素和突触间隙是什么。所以当氯丙嗪发挥显著效果时，不太像是药物作用，更像是有人挥了挥魔杖，清空了精神病患者大脑中所有的废物、轰鸣、静默、尖叫，只剩思路连贯、话语正常、记忆完整、充满爱与渴望的柔软而美丽的部分。无名患者突然有了名字，有了自己的故事，而曾一度被病症压抑却没有彻底消亡的希望又回来了。他们有了幽默感和医生所不曾知的能力。

菲利普·伯格（Phillippe Burg）就是如此。多年来，伯格的精神病一直很严重，完全无法与人接触。他已经多年不走路，甚至不讲话了。他尝试过各种疗法，却都没有改善。然而，在使用了氯丙嗪几周后，他开始从疯狂中恢复过来。困住他的麻木感减弱，然后消失了。他开始活动和伸展身体，小心翼翼地挪动脚步向前走，仿佛想要确认脚下的地板是不是真的存在。他能走路了——这么多年来，这是他第一次走路。然后，他开始讲话了。他说出了自己的名字——菲利普·伯格，然后开始询问医生的名字，真正的人际关系就此建立起来，而在这之前，他们之间有的只是医护人员的单方面治疗。伯格在使用氯丙嗪后迅速好转，最终医院的工作人员甚至允许他和他母亲一同外出。两人还去了海明威最爱去的咖啡馆吃晚餐。

随着氯丙嗪的推广，法国其他医院的患者也开始从黑暗中苏醒。紧张症患者在用药后会立即见效，其他患者则需要几天或几周才能稳定下来。不管怎样，患者的反应都令人难以置信。里昂附近的一家精神病院里，一位多年饱受重症困扰的患者，在使用氯丙嗪后清醒过来。他告诉医生让·佩林（Jean Perrin），他知道自己是谁，也知道自己在哪里。他说自己之前是里昂的一名理发师，现在希望能回去工作。医生向他提出了一个大胆的要求："那为我刮刮胡子吧。"可想而知，由于多年受疾病的困扰，加之疏于练习，这位患者的技术肯定大不如前了。护士拿来一碗温水、一叠干净的毛巾、一些肥皂和一把明晃晃的剃刀，交给这位理发师。医生坐在椅子上，刚刚恢复神志的理发师为他围上毛巾，在下巴和脸颊上涂好肥皂。然后，理发师用娴熟而稳健的双手，斜握着剃刀刮去医生的胡茬，直到医生的皮肤变得光洁顺滑。

在罗讷-阿尔卑斯（Rhone-Alpes）的巴森医院（Bassens Hospital），有一位身世不明的患者。他和上述那位理发师一样，长久受困于呆滞的状态中，之前尝试过的所有疗法也都未能见效。这位患者也是在一天之内就对氯丙嗪有了反应。在接受第一次肌肉注射后，他突然开始向护士打招呼，并正确叫出了每个人的名字，就好像这些年来，所有的真实信息都只是被掩藏在了精神病制造的雪堆下面，即便他无法将理解的内容表述出来，但真实世界已经潜移默化地渗透进了他纷乱的大脑。在和护士打过招呼之后，他提出了一个奇怪的要求——想要一些台球。台球？是的，台球。带着些许疑虑，医护人员给了这位已经能说会走的患者三个色彩鲜艳的台球。患者开始熟练地摆弄起球来。他匀速抛接着，手法专业。原来在精神出现问题之前，他曾是一名杂耍演员，而现在，就和理发师患者一样，他也想要重新开始自己的职业生涯。

在全法国的病房里，这样的场景频频上演。随着更多相关论文的发表，精神病学领域的小道消息也逐渐传播开来。有药了！终于有药了！这种药真的有效！多年来饱受紧张症所苦的患者纷纷摆脱疾病，轻松地回到外面的世界。许多法国精神病学家带着根深蒂固甚至颇为厌倦的怀疑论态度观望着这种变化，因为多年来他们不停地尝试这个、尝试那个，甚至不惜在患者头骨两侧钻孔来切断与疯狂的连接。然而还有一些精神病学家，尤其是年轻的精神病学家，很快就认定这种新药值得一试。在圣安妮医院和很多其他精神病院里，许多年轻的精神病医生开始出入入院中心，主动提出把最棘手的患者送往他们的科室——毕竟，现在有药了！

护士将氯丙嗪胶囊压碎放入患者的食物中，医生将其注射到患者的肌肉中。法国各地的患者醒来时环顾四周，往往既困惑又宽慰。世界并不像他们记忆中的那样。他们中有的患者已深陷精神错乱状态达数十年之久。现在，他们从病房中上了铁条的窗外望去，看到街上到处都是汽车，却没有马车。马车都去哪儿了？五颜六色、光鲜亮丽的汽车呼啸而过，喇叭响个不停。有的患者获得允许，可以出门看看，却惊讶地发现物价比自己记忆中高了许多。世界前进的节奏在不断加快。夜晚路灯照亮街道，也在病房地板上投下奇怪的影子。在很多方面，这个世界就像他们错乱的精神一般奇怪，就好像他们突然被王子或公主亲吻了一般，或者像毫无防备地被某种化学咒语击中了一样。

　　许许多多的患者从精神病院的高墙内清醒过来，连贯的对话取代了尖叫，疯狂的笑声消停了，精神病院周围的街道也仿佛突然安静了。比如，圣安妮医院外的繁忙集市上，常有卖鱼、奶油和鲜鸡蛋等农产品的商贩。曾经治疗过菲利普·伯格的精神病医生让·苏利耶（Jean Thullier）有时会离开办公室，去集市上买东西带回家。他说："春天和夏天时，医院面向街道的窗户通常都会开着，外面的人常能听到患者的哭喊和尖叫。但我记得，在神经安定药推广的第一年，一个认识的鱼贩把我拉到一边，好奇地问我，'医生，你们对住在那儿的患者做了什么？我们听不到他们的声音了。''我可没有杀了他们。'我对他说。"注意到病房突然鸦雀无声的不止鱼贩。以前，玻璃工常常会被叫来更换打碎的玻璃，但现在他们发现这样的工作少了许多。

　　罗纳－普朗克公司留意到了精神病学方面的成功案例，并开始对每批新药发布他们所谓的"暂定注意事项"。这些注意事项表明，该药除了用作麻醉增强剂和止吐剂外，还可用于精神病学领域。拉博利建议罗纳－普朗克公司将这种药命名为 Largactil，意为"大作用"，它能在不同的情况下满足许多不同需求。因此，在法国，人们把氯丙嗪称为 Largactil，用于表达"这种药物在精神动力学方面的极端多样性"。罗纳－普朗克公司决定将这种药物的销售对象从精神病学家和外科医生，拓展到麻醉师、产科医生和妇科医生。

在北美被抵制的氯丙嗪

困在精神症状里的患者逐一醒来，先是法国，然后是整个欧洲。曾经备感边缘化的精神病学家也品尝到了胜利的滋味，如今他们拥有了一种良药，让他们在医学界的边缘地位变成历史——至少他们是这样觉得的。这让罗纳－普朗克公司开始思考如何才能让新药在欧洲以至全世界范围内实现收益最大化。1952 年，这家法国制药公司同美国史克制药公司（Smith，Kline & French，SK&F）取得联系，想要在美国获得氯丙嗪的上市许可。SK&F 的董事长在给罗纳－普朗克公司的回复中写道："这种合成药看起来很有意思，贵公司是否能尽快寄给我们 500 克，以供我们在美国进行测试。"

罗纳－普朗克公司最终寄出了 200 克氯丙嗪，SK&F 随即开始进行测试。在治疗精神病方面，美国的医疗气氛与欧洲非常不同。法国非常重视身体上的疗法，而 1952 年的美国则由精神分析主导。许多精神疾病，甚至是一些异常严重的精神病，都被认为是由压抑的性欲或压抑的愤怒情绪扭曲了心灵而导致的。SK&F 很清楚这一点，所以决定主要开发这种新合成药的止吐特性。氯丙嗪的止吐特性有更多可靠的临床数据支持，因此 SK&F 相信，一种控制恶心呕吐的药物比抗精神病药物更容易获批，而在抗精神病药物前所未有的背景下，这种想法也许是正确的。不过，他们也尽可能地宣传氯丙嗪在药品说明书之外更多的可能用法，精神病学领域中的应用自然是首选。氯丙嗪的广告表明，该公司将这种"止吐剂"宣传成一种包治百病的灵丹妙药，能够治疗包括酗酒、严重烧伤引发的疼痛、痴呆引发的错乱和谵妄等各种病症。

尽管 SK&F 的代表们努力将他们的产品推荐给北美的精神病学家，但其中一位精神分析学家的回答阐述了他们所面对的困难："你现在告诉我，这样一个小药片就能调节力比多和其他复杂行为，可是，一个化学制品怎么可能做到我 6 个月的精神分析才能做到的事？"这种新药的引进几乎从一开始就遭遇了阻力和争议。"尤其是，这里的人已经对心理治疗手段投入了很多精力。"纽约朝圣者州立医院（Pilgrim State Hospital）的精神科主任亨利·布里尔（Henry Brill）这样说。当时朝圣者州立医院是世界上最大的精神病院，该院在鼎盛时期 1954 年曾同时收容过 14 000 名住院患者。布里尔还说："精神分析、心理疗法和精神动力学的从业人员都在极力维护各自的疗法，归根到底，他们维护的是谈话型治疗方式。他们非常不满，不愿意接受正在发生的改变。"

对新药的抵制表明，即使是所谓的"文明人"，在面对新事物时也会产生一种条件反射式的保守情绪。尽管公平地说，这种新药确实威胁到了精神分析实践的根基，遭到抵触也是情有可原。如果药物可以治愈精神分裂症，那么一些根深蒂固的理论，比如糟糕的母亲或压抑的性冲突是疾病根源的论调，就无法立足了。

就连北美使用生物疗法而非精神分析疗法的医生也不愿使用药物。海因茨·莱曼是加拿大蒙特利尔的一位精神病学家，他曾将松节油注射到患者的腹壁以引起高烧，也是大洋彼岸首批愿意尝试新药的医生之一。他承认："神志清醒的人都不愿意用药物，人们更愿意用电击疗法或各种心理疗法。"莱曼之所以在他的患者身上试验氯丙嗪，不是因为 SK&F 的推广，而是因为某个周日下午他在泡澡时读到了来自欧洲的相关报告。当时他在蒙特利尔的凡尔登新教医院（Verdun Protestant Hospital）任职，与家人同住。1937 年时，身为犹太人的莱曼还住在德国，面临纳粹迫害的他幸运地收到了一封朋友的来信，邀请他前往魁北克度假。他趁机带着滑雪板和足够维持两周生活所需的行李离开德国，打算再也不回去了。一到加拿大，莱曼就获得了难民身份和临时医疗执照。

莱曼是一位非常敬业的临床医生，能同时处理 600 多名患者，他尝试了所有办法，想让自己的患者清醒过来，但鲜有成效。在读了来自法国的报告后，他从 SK&F 拿到了氯丙嗪的样品，并在 70 名患者身上进行了试验，并在许多患者身上取得了成效。莱曼说："当然，这种试验在如今可能需要费时数年，但在那个年代，并不需要。我们选了 70 名受试者，然后在一两个月里几乎同时做完了所有试验。而且，我不需要征得医院院长的同意，也不用征得政府的许可。当时没有道德委员会，没有指导方针、法律法规……我甚至不记得当时是不是征求过患者的意见，毕竟那是在 1953 年。"

就像里昂和巴黎的精神病学家一样，莱曼也对该药的效果感到震惊。短短四五周，很多精神分裂症患者的症状都消失了。他说："我以为这是侥幸，这种好事以后都不会再发生了。在 1953 年，没有任何东西能产生这种效果。"事实上，患者的转变是如此真实却又富有戏剧性，以至于莱曼后来称："一片药根除了幻觉和妄想，简直不可思议。我想，如果有患者被告知'吃了这个药你只能再活两年'，他们也会觉得是值得的。这种药是如此不可思议、如此新奇、如此美妙……那些因为受到慢性精神分裂症折磨而离异的患者，服药后病症突然消失了，而且很快与自己的另一半破镜重圆。那真是一段非常古怪的日子。"

莱曼和其他在患者身上试用了氯丙嗪并获得良好效果的美国医生，通过发表其研究结果让北美的医疗机构认识到，氯丙嗪绝不是一种只能短暂掩盖精神分裂症症状的镇静剂。基于沙尔庞捷和库瓦西耶在大鼠身上进行的条件性回避试验，这些医生相信，氯丙嗪具有特定的抗精神病特性，能以某种特定且独特的方式让失去方向的大脑回归平衡。

公立医疗机构的助力

尽管氯丙嗪最初在北美是作为止吐剂销售的，但它很快就进入了精神病学领域，这部分是因为法国和美国相继发表了相关研究成果。最初，氯丙嗪受到了精神科医生和私人执业医生的抵制。它之所以能作为抗精神病药物开始在全美范围内流通，很大程度上是依赖于国家精神病院系统，尤其是像纽约朝圣者州立医院这样的大型机构，这些大医院证明了这种药物对精神分裂症患者非常有益。在引进氯丙嗪之前，朝圣者州立医院的临床主任亨利·布里尔把病房描述为黑暗又绝望的地方，每个精神科医生都要照顾 165 名患者，几乎不可能进行任何形式的精神动力学治疗。该院的医生玛丽·霍尔特（Mary Holt）写到，在使用氯丙嗪前的几年里，她负责的两栋女病房"患者非常野蛮，我甚至没法让她们保持体面。她们把自己弄得脏乱不堪，撕烂自己的衣服，打碎窗玻璃，还会把墙上的泥灰抠下来。有个女人甚至把暖气从墙上扯了下来"。布里尔和他的同事想要的是一种快速、干净的身体疗法，一种彻底且易于大规模实施的疗法，它并不一定能完全治愈患者，但至少能让他们挽回一点儿人性和尊严。

在最恶劣的条件下，与最病态的对象打交道，在胡言乱语甚至无法说出一个完整句子的数千名精神病患者身上进行精神分析疗法几乎是不可能的任务。因此对朝圣者州立医院的医生等精神科从业者而言，尝试氯丙嗪不仅没什么损失，反而获益颇多。于是在 20 世纪 50 年代中期，他们都开始使用该药。布里尔读过有关这种新化合物的早期文献，受其鼓舞，对新化合物抱着试探心理，却也满怀希望。他写道："当我看到少数几个病例证实了药效时，我就不再有任何怀疑了。我最难忘的经历是，走进休息室，看到那一小群患者衣衫整齐，安静又配合，彼此之间的交流互动也很友好，精神症状消失了。这大概是我们最想看到的场景了。"

朝圣者州立医院不一样了。医院周边宜人的环境变成了患者休闲和交谈的地方，他们现在可以进行正常社交了。布里尔构想着可以在患者的床头悬挂一个小柜子，让他们保存私人物品。这在之前是不被允许的，以前患者在入院之前，所有的私人物品都会被没收。或许眼镜、小刀、钱币这类东西都可以还给患者了，人们相信，他们现在能够照顾好自己了。一位心理学家描述了他在 20 世纪 50 年代晚期参观朝圣者州立医院时的所见所闻：他看到一队患者在步道上来来回回地走着，用手鼓和长号奏乐，其他人则在一旁笑着为队伍鼓掌。简而言之，整个医院的面貌被彻底改变了，类似职业疗法等活动如今给患者使用工具的机会。在以前，工具对患者来说过于危险，这类活动毫无用处。如今患者可以使用锯子和电钻，多年来头一次感受到获得技能和使用手艺制造物件的快乐。

加利福尼亚州的精神病学家马丁·弗莱施曼（Martin Fleischman）也见证了他所在的医院被氯丙嗪改变了面貌：

> 患者变得安静了，病房也是，连精神科助理都安静了。如果不用分贝来作为衡量依据的话，我们还可以发现，患者的错觉和幻觉减少了，其可理解性和可预测性增加了。简而言之，患者现

在是"人"了，更重要的是，那些照顾他们的人把他们当"人"对待了。

鉴于这些显著的效果，人们不禁要问：在一个一直以生物医学的突破、精湛的技术和实力为豪的国家，为什么会有那么多私人执业医生反对这种新药呢？为什么这些私人执业医生花了这么长时间才愿意接受药物能治疗病入膏肓的患者这一事实呢？比利时科学家保罗·詹森（Paul Janssen）说："在当时，人们觉得治疗精神病的想法是荒谬的，因为精神病从定义上讲就是不治之症。用一片药就能治愈精神病的想法是幼稚的，会招来嘲笑。"

另一种可能性是：在美国的精神病学，尤其是精神分析学领域，有着大量的犹太裔从业者。他们大多是来自纳粹德国的移民，是逃离集中营、漂洋过海来寻求庇护的。他们目睹了纳粹对生物医学技术的痴迷以及在精神病患者和犹太人身上进行的可怕实验，所有这些都是打着科技进步的旗号。对他们来说，任何一种化学治疗都有 1935～1945 年的德国的味道，而谈话疗法则确保了对待患者时的温柔和人性，这是这些犹太精神科从业者最在意的。不管是出于怎样的原因，氯丙嗪一开始遭到了弗洛伊德追随者的激烈反对。它是通过走后门和地下途径，或者说，是通过那些设立在高山上远离公众视线的地方才进入精神病学领域的。在那些举步维艰、大门紧锁的精神病院里，医生即使仍有疑虑，也愿意尝试新的疗法。

然而，随着精神病学领域成功案例的传播，不再只是精神病院，全美各地的医疗机构都开始向 SK&F 索要氯丙嗪样品，并在很多患者身上使用。这些患者在药物的影响下思路清晰起来。病房被彻底改变了，患者走路说话的样子都变得很得体。在亚拉巴马州、马里兰州、加利福尼亚州、阿肯色州、亚利桑那州、科罗拉多州等地，精神病院氛围的转变频频被报道出来，这还只是全景的一小部分。1955 年，也就是氯丙嗪被美国食品药品监督管理局（Food and Drug Administration，FDA）批准的第二年，SK&F 获得了 7 500 万美元的收入。至少有一位精神药理学家对这种药的利润和药效十分看好，于是把自己的房子做了双重抵押，以购买这家公司的股票。氯丙嗪上市不到一年，已经有 200 万张含有氯丙嗪的处方被开出，这证明这种药物得到了迅速广泛的应用。10 年内，全世界有 5 000 万人服用了这种药物。而在引进氯丙嗪的 15 年里，SK&F 的利润翻了 3 倍。

可以肯定地说，那时每个国家的精神病院都被氯丙嗪彻底改变了。其他类型的身体疗法越来越少使用。约束衣被锁进柜子里，落满了灰。禁闭室被改造成休息室，患者可以在其中正常交际。而以前被用于成千上万患者、使得很多人心智受损或直接失去语言能力的精神外科手术，也逐渐减少了，这是氯丙嗪取得的另一个伟大胜利。

然后很多事自然而然地发生了。患者不再被各种症状折磨，大部分时间思路清晰连贯，有了正常处事能力，为独立生活做好了准备。1955 年，密歇根州特拉弗斯市州立医院（Traverse City State Hospital）中需要用汤匙喂食的患者从 27 人减至 2 人，能够独立在食堂用餐的患者则增加了 150%，大小便失禁的患者也从 25 人减至 5 人。这一切都发生在同一家医院里，而全美各地的精神病院都报告了类似的数据。患者为重新回归社区做好了准备，他们可以在自己住地的社区精神卫生中心接受精神科医生的治疗。于是，社区精神卫生中心四处涌现，以满足如潮水般涌出精神病院的患者的需求。20 年内，精神病院的收容人数降到了氯丙嗪出现之前的 1/4 以下。

虽然陆续出院的患者代表了临床医学的成功，但这种状况也存在问题。就如法国的状况一样，被精神疾病禁锢多年的患者清醒之后，发现自己处于一个完全不同的世界，有些甚至无依无靠。患者的家人并不总是欢迎刚出院的亲人重返家庭，而患者本人也已经荒废了工作技能或者根本没有一技之长。

无法忽视的不良反应

也许同样不可避免的是，关于氯丙嗪的看似势不可挡的好消息并非毫无矫饰。巴尔的摩精神病学家弗兰克·艾德（Frank Ayd）是首个获得 FDA 批准使用氯丙嗪治疗精神分裂症的医生，他发现氯丙嗪有些很麻烦的副作用。在使用氯丙嗪的前 6 周，他的两个患者得了黄疸。第一名患者患有病毒性肝炎，所以艾德无法确定黄疸是不是由氯丙嗪引起的。第二名患者被艾德描述为"长期躁动不安"，尽管出现了明显的黄疸症状，但她并不想停用氯丙嗪。"我确实感觉好多了，"她坚持说，"尽管我的皮肤看起来黄黄的。"艾德还报告称，一些服用了氯丙嗪的妇女开始泌乳。他对这些母乳进行了化验分析，发现它们和正常的母乳完全一样。艾德因此成为首个发现并报告患者因使用氯丙嗪而出现假妊娠现象的医生，这表明这种药物以人们不了解的方式干扰了女性激素的正常分泌。

对艾德来说，最麻烦的发现也许是，当患者大量服用该药时，会产生所谓的肌张力障碍反应。患者的肌肉运动会变得非常僵硬，步态笨拙，好像在拖着脚走路，有时甚至会出现更严重的症状。1955 年，艾德拍摄了一段影片，记录了一名服用高剂量氯丙嗪的患者四肢像卷饼一样扭曲地缠在一起。艾德既担忧又困惑。他把影片拿给 SK&F 的药理学家看，后者又向神经病学家征求意见。当时一些神经病学家仍然支持精神分析的主导地位，他们认定这种反应是"歇斯底里"。当时就连帕金森病这种由多巴胺缺乏引起的会导致患者失去运动控制、产生抽搐和僵硬现象的疾病，也常常被认为是由于被压抑的愤怒无法疏解而导致的。

但艾德观察到的这种肌张力障碍症状无法被轻易忽略。当时有医生开始用不同剂量的氯丙嗪进行试验，期待提高剂量可以产生更好的效果，但随着时间的推移，一些患者表现出了奇怪的行为——吐舌习惯、咂嘴、烦躁不安、躯干和四肢不自主的运动，这一系列的症状被称为迟发性运动障碍。这种状况有时可以使用抗胆碱药获得逆转，因为抗胆碱药可以抵消神经肌肉连接处神经递质乙酰胆碱的作用，从而防止肌肉收缩，但它并不是在所有状况下都能见效。在服用神经安定药 5 年后，32% 的患者会出现迟发性运动障碍；用药超过 15 年，比例为 57%；用药超过 25 年，比例为 68%。考虑到副作用的严重性，你可能觉得人们对氯丙嗪的热情会渐渐减弱，但事实并非如此。SK&F 的利润持续增长，而刚刚出院的患者慢慢体会到了生活的宁静安逸，这种感觉就和一度困扰他们的幻觉一样奇怪。

治愈的魔力从何而来

不管利弊如何，氯丙嗪的发明和广泛应用都非同小可，对于它做到和没做到的部分都是如此。这种药物彻底改变了困扰患者多年的严重精神疾病，促进了去机构化运动和社区精神卫生中心的崛起。这种药物最终削弱了美国人对精神分析根深蒂固的偏好，就连最致力于谈话疗法的临床医生也不得不承认，这种胶囊比任何皮沙发和谈话更能快速有效地帮助患者恢复头脑。但在一开始，这种药并没有激发人们去探究以下问题：它为什么有效？它是怎么起效的？没人知道答案，反正有效就行。这种胶囊清楚地表明，至少在某些方面，精神疾病是一种基于大脑的现象。但除此之外，当时的人们再无其他相关的认识。

任何可行的理论都要经过多年才能出现。那时，DNA 的双螺旋结构刚刚被发现，但直到今天，人们对它在精神分裂症中所扮演的角色也只是一知半解。20 世纪 50 年代中期，英国人类学家、社会学家、心理学家格雷戈里·贝特森（Gregory Bateson）提出了精神分裂症的双重束缚理论。该理论认为，当父母给孩子传递相互矛盾的信息时，精神分裂症就可能出现。例如，如果一个孩子在受到口头表扬的同时经常受罚，就可能患上精神分裂症。[随着研究人员发现其他更有说服力的可能病因，这一理论在很大程度上已被抛弃。后发现的可能病因多与脑组织形态学、遗传倾向性，以及神经递质多巴胺（可能是最重要的因素）有关，这些内容我们将在后面进行讨论。]

医生在没有任何研究假设，也不知道药物如何以及为什么起效的状况下，就贸然给患者开药，这难道不是一种不负责任的行为吗？看起来是这样，但反过来想，如果医生有了可以恢复患者生命质量的药物，却因为不明白其中的奥秘而不愿开药，这难道就是负责任的表现吗？氯丙嗪向我们揭示了经验主义的绝对力量。它在许多方面为后来更有针对性的精神药物奠定了基础。事实上，我们对药物的了解远比想象的少得多，精神药理学的很大一部分知识产生于黑暗。有人可能会说，这是它最大的弱点，但也有人会说，如果你能够理解那种在黑暗中坚持、秉持的信念以及一路上可以发现的事实，那么这将会是它决定性的力量。

早在 20 世纪 20 年代，奥地利格拉茨大学（University of Graz）的德国裔药理学教授奥托·洛伊（Otto Loewi）就证明了人类发现的第一种神经递质有何功能。这种神经递质恰好也是大脑"原始汤"的一部分，存在于神经组织内。今天的科学家知道，人的大脑中有 40 余种不同的神经递质，但洛伊只知道一种——他发现大脑中的化学物质乙酰胆碱介导了神经信号在细胞间的传递，这个发现让他最终获得了诺贝尔奖。作为对这一新知识的回应，精神病学家在 30 年代曾多次尝试给精神分裂症患者服用乙酰胆碱，希望缓解他们的病情，但都没有成功。从 20 年代发现乙酰胆碱到 50 年代"精神病学界的青霉素"氯丙嗪诞生，其间几乎没有新的大脑化学物质被发现。事实上，那时并非所有的科学家都承认大脑是通过神经细胞的化学信号来运作的；许多科学家怀疑，任何此类信号在本质上都是电的，而不是化学的。

就这样，在对其作用原理一无所知，也没有确切方法来研究这些原理的情况下，氯丙嗪被投放到了全世界。尽管有过前额叶切除术的先例，但直接切开患者的头骨，然后在里面戳来戳去以追踪药物的痕迹和影响，是行不通的。或许可以给动物喂药，然后牺牲它们来研究它们的大脑，但在 20 世纪上半叶，氯丙嗪发现之前，并没有这样的抗精神病药物可供科学家研究。除此之外，直到今天我们也没有办法建立患上精神分裂症的动物模型。这种状况最终得以改善，要归功于第二种抗精神病药物的发现和引入，那就是利血平。

在印度，萝芙木属植物中的生物碱被用于治疗发热、呕吐、蛇咬伤、失眠和精神错乱，至今已有上千年的应用历史。来自此种生物碱的利血平是和氯丙嗪在大约同一时间被引入美国的，只是氯丙嗪被应用于临床，利血平更多还是在实验中使用。1955 年，美国国家卫生研究院的研究员罗伯特·鲍曼（Robert Bowman）发明了荧光分光光度计（spectrophotofluorometer），这台机器让科学家首次能够检测出动物大脑中的其他神经递质。鲍曼的同事伯纳德·布罗迪（Bernard Brodie）在研究血清素——百优解最终作用的神经递质时，使用这种新机器来判断给兔子服用利血平这种生物碱镇静剂，是否会对它们大脑中的血清素水平产生影响。布罗迪发现，利血平会降低兔子神经组织中的血清素含量。这会使兔子变得无精打采、漠不关心，就像抑郁症患者表现出的一样。

这项新技术在刚刚起步的神经科学领域里非常重要，也是向着更加科学的精神病学领域迈出的坚实一步。荧光分光光度计的发明，以及随之而来的利血平能够降低兔子脑中血清素、使其变得迟缓沮丧的发现，让研究人员终于能够打开那颗神奇的胶囊，发现氯丙嗪中的化学秘密和特征，通过了解它是如何起效的，从而使发现精神疾病的生理基础成为可能。

精神分裂症的生理基础研究

在使用氯丙嗪的早期，没有人知道它是如何起效的，但这种药不仅修复了慢性精神分裂症患者的大脑，也最终促使科学家去探索它隐藏的作用机制，并试图在这个过程中，揭示出一个他们开始相信的事实——精神分裂症实际上是神经系统的故障。氯丙嗪引发了精神病学的生物学革命。它带来了新的语言和思维结构，让这门学科变得医学化。这是一门起源于希波克拉底体液理论的学科，如今却被神经传递、化学信号以及它们背后的逻辑所支配。

1957年，在伦敦郊外的伦维尔医院（Runwell Hospital），研究员凯瑟琳·蒙塔古（Kathleen Montagu）证实了人脑中存在多巴胺，这场由荧光分光光度计引发的革命自此升级。瑞典神经药理学家、后来的诺贝尔奖获得者阿尔维德·卡尔森（Arvid Carlsson）对蒙塔古的研究进行了拓展，他指出，虽然多巴胺之前被认为只是去甲肾上腺素的前体，但其本身就是一种神经递质。科学家们想知道，服用了氯丙嗪后人体内的多巴胺会有怎样的变化，于是在老鼠身上进行试验。他们发现，在氯丙嗪的影响下，老鼠的多巴胺水平下降了。这就引出了一系列的多巴胺试验，并产生了精神分裂症的多巴胺假说。该假说最基本的假设是：精神分裂症患者的大脑充满多巴胺；过量的多巴胺会影响听觉和视觉；能够阻断或占领大脑中多巴胺受体的药物将会是成功的抗精神病药。苯丙胺会增加大脑中多巴胺的分泌，使精神分裂症恶化，这一事实进一步支持了多巴胺假说。根据这一假说，氯丙嗪在精神分裂症患者身上起效的原因是它降低了患者大脑中的多巴胺水平。

受到氯丙嗪临床试验成功的鼓舞，精神药理学领域也在同一时期发现了大脑中的内源性化学物质和受点。精神病学也是医学的一部分，神经病理学家受到这一观念的启发，想要探索精神疾病的解剖学解释。早在 20 世纪 40 年代，关于精神分裂症病因的一种非常流行的假说便是，精神分裂症患者出生时，往往比其他人承受了更多的分娩创伤，在头部被吸盘或产钳过力挤压后，才从子宫内出来。但是，研究精神分裂症的神经病理学家发现，问题可能出现得更早——当胎儿还在子宫里的时候，"胎儿大脑脑路故障"可能就已经存在了。这里有两方面的困境，与未患精神分裂症的人的大脑相比，精神分裂症患者的大脑中有一些区域的神经元是混乱的，即使排列得当，神经元的大小也不均匀。科学家认为，除了在胚胎时期，这种状况不可能发生。正电子发射型计算机断层显像（简称 PET）和功能性磁共振成像（简称 fMRI）技术，是自荧光分光光度计发明后出现的神经成像技术，能够通过检测血液变化来测量大脑活动。借助这两种技术，研究者首次看到了未患病者大脑和精神分裂症患者大脑的区别。因此，他们能够证明，精神分裂症患者有脑室增大的症状（脑室负责储存大脑中的脑脊液），更值得注意的是，增大的程度往往与病情的严重程度成正比。

精神分裂症的多巴胺假说与科学家在很多患者大脑中观察到的神经元紊乱及脑室增大之间的关系，尚不可知。过量的多巴胺会扰乱神经元或导致脑室增大吗？或者这些现象仅仅是一种综合征的两个显著症状？例如，一些精神分裂症患者会出现紧张的症状，另外一些则会出现妄想的症状。我们只知道精神分裂症的几种类型，但这种病可能还存在更微妙的变种，变种的类型可能很多，就如同健康的大脑各不相同，生病的大脑也各有不同，所以为精神分裂症寻找一种统一的理论这种做法虽然听起来不错，但可能会使人误入歧途。

新型抗精神病药物

在过去的 60 年里，所有这些神经学方面的研究一直是我们努力改进抗精神病药物的指导力量。目前，我们可以使用的药物种类很多，其中一些在药理作用上类似于氯丙嗪，然而还有许多，比如新一代抗精神病药物安立复、哲思（Geodon）[①]、再普乐、思瑞康（Seroquel）[②]，则作用于大脑中完全不同的化学物质，如血清素和去甲肾上腺素。新型抗精神病药物在美国形成了高达数十亿美元的产业，截至 2011 年，抗精神病药物已经超过了降低胆固醇的

[①] 通用名为齐拉西酮片。——编者注
[②] 通用名为富马酸喹硫平片。——编者注

他汀类药物，如立普妥（Lipitor）①、舒降之（Zocor）②等，成为美国最畅销的药物类别。考虑到精神疾病患者在总人口中占比较少，这真是一个令人难以置信的事实。在美国，受精神分裂症和其他精神疾病困扰的人群不超过总人口的 1%，约为 300 万人，但是正在使用抗精神病药物的人群则超过了 1%。例如，全美每年开出的安立复、思瑞康等新型抗精神病药物处方，从 2001 年的 2 800 万份上升至 2011 年的 5 400 万份，10 年间几乎翻了一番。这意味着，精神病学家和精神药理学家都将这些新型抗精神病药物，用于了未经 FDA 认可的"适应证外"用途。新型抗精神病药物处方数量的惊人增长，可能是源于精神药理学家的一个观点，即当把抗精神病药物添加到抑郁症患者的药方中时，它会增强抗抑郁药的作用，并且比单独使用抗抑郁药更能有效地穿透绝望的铁幕。

氯丙嗪这种被大肆吹捧的"精神病学界的青霉素"，尽管开启了人们对大脑药理学和神经病理学的探索，却也渐渐被时代淘汰，因为在它之后出现的新衍生药物更引人注目，副作用更小，在抗精神病方面也更有效——虽然这些信息可能不是真的。氯丙嗪名声的终结多半是由于它与迟发性运动障碍的联系，以及 20 世纪 60 年代发起的反精神病学运动。这场运动部分是由托马斯·萨斯（Thomas Szasz）所著的《精神疾病的神话》（*The Myth of Mental Illness*）一书引发，部分则是由于民权运动和女权运动的兴起，这两者都使用了后来被反精神病学运动所推崇的措辞，坚称精神病患者是另一种受压迫的少数群体，"他们的精神被治疗师操纵了"。基于以上原因，曾经被誉为"拯救了万千患者的灵丹妙药"的氯丙嗪很快就过时了，不再出现在处方里。当

---

① 通用名为阿托伐他汀钙片。——编者注

② 通用名为辛伐他汀胶囊。——编者注

然，也有一些例外。除此之外，这种药被归入兽医学领域，成为乙酰丙嗪，用于马戏团里表演前紧张不安的大象和躁动敏感的马匹，以确保它们做出一流的表演。

一种能够彻底而有效，哪怕是暂时有效地清除根深蒂固的精神疾病病症的药物，却很快被弃如敝屣，这似乎是件怪事。但这足以揭示，精神病学界想要一以贯之地坚持科学追求是很难的，它很容易受到时尚喜好的影响，常常会成为新鲜事物的牺牲品。当然，精神病学家不会承认他们更偏爱时下流行的新药，并且会坚持说自己的做法都是为了研究目的或是患者的安全。事实上，市场上流行的新型抗精神病药物也有很大的风险，其中一些风险比过量服用氯丙嗪可能引起的运动障碍还要严重得多。有充分的证据表明，一些新型抗精神病药物会导致体重大幅增加、代谢紊乱，进而发展为 2 型糖尿病。哈佛大学教授、麦克莱恩医院（McLean Hospital）精神科医学主任、精神药理学家亚历山大·武科维奇（Alexander Vuckovic）说："说到抗精神病药物，其实是在毒药中做选择——你想在两年后变成马戏团里的怪物还是糖尿病患者？"

当然，如果你没有患精神分裂症或其他精神病，也可以做出第三种选择，那就是对武科维奇的两种选择说"都不要"。但是，如果你被古怪声音折磨或者能看到有模糊的影像在眼前飞舞，甚至很难说出完整句子，需要抗精神病药物才能看清东西，那么"都不要"就不太适合你，你只能直面不幸的选择。这些选择的严峻性表明，尽管精神病学已经取得了长足的进步，但仍有很长的路要走。这些赤裸裸的现实表明，这个行业的从业者仍然走得磕磕绊绊，对他们所用药片和药剂背后的科学知识也只是一知半解。他们在某方面帮助了你，却在另一方面伤害了你。许多人对这种内在风险的担忧和疑虑，也是反精神病学运动兴起的部分原因。

反精神病学运动

1961 年，斯坦福大学一个名叫肯·凯西（Ken Kesey）的学生在一家精神病院做了一年的护理员后，把自己的经历写成了《飞越疯人院》（*One Flew Over the Cuckoo's Nest*）一书。这本书最终将数百万读者带入了假想世界中的病房。凯西书中的疯人院以创伤性休克疗法、强制用药为特色，那个名叫拉契特的护士会按自己的喜好随意鞭打患者，不管合不合法。《飞越疯人院》将精神病院描绘成一个黑暗且毫无人性的地方，里面的患者备受压迫，常常被绑在冰冷的铁床上接受电击，直到变得眼神空洞、步履蹒跚，而漠不关心的护理员则控制着这些被困病房、形同枯槁、年复一年看不到尽头的肉体。

凯西的虚构小说，与托马斯·萨斯、米歇尔·福柯（Michel Foucault）和欧文·戈夫曼（Erving Goffman）等知识分子的作品一道，点燃了 20 世纪 60 年代诞生的反精神病学运动的火焰，并开始在美国内外飞速蔓延。突然之间，曾经被视为残酷惩罚的精神疾病变成了某种变异的创造力。病房实际上是监狱，目的是压制那些生活在社会边缘的天才的举动，他们的声音和愿景应该受到赞扬，而不是被治疗或以任何方式被抑制。曾被用来消灭、救赎看似绝望的精神疾病的药物，现在变成了化学约束衣，而曾经的杂要演员、理发师，以及所有其他被氯丙嗪带回现实的患者，从严格的医学角度来看根本没有也从来没有得过病，因为"发疯"只是用于镇压和抑制的社会工具。病房突然变安静的壮举也成了受到压迫的证据。

1969 年，萨斯和 R.D. 莱恩（R. D. Laing）等著名的反精神病运动人士访问了东京大学，鼓励那里的学生反抗。于是学生们占领了精神病学系，把曾在 20 世纪 50 年代从事过生物学研究的精神病学教授台弘（Utena Hiroshi）

赶了出来。之后的 10 年，这个系一直被学生占据，所有的医疗问诊都停止了。欧洲也发生了类似的事件。在法国，受反精神病学运动的影响，学生们攻占了圣安妮医院。让·迪莱教授惊恐无助地看着学生们掀翻他漂亮的办公桌，把他镀金的钢笔扔出窗外，清空抽屉，把文件撕成碎片。他经营的这艘精神病学巨舰、这所庞大的医疗机构好像一夜之间被洗劫了，现在另一种形式的疯狂围绕着迪莱。而对于这种新的疯狂，他毫无头绪，也不知道该如何治疗。

由亚甲蓝开始的故事

但是，氯丙嗪的故事不该在这里结束。毫无疑问，精神分裂症是一种可怕的疾病，甚至可能是最可怕的精神疾病。所以即使我们无法解答所有的问题，也应该对氯丙嗪的故事和真相心怀感激，它们推动了知识的雪球，使之越滚越大，永不停止。也许，这个由亚甲蓝开始的故事也应该由亚甲蓝来结束。亚甲蓝这种鲜亮透明的染料有着加勒比海的色彩，它催生了异丙嗪，后来又被氯丙嗪取代，改变了精神病学界。

精神病学界的第一种药物来自蓝色。这是一种创造神话，让人联想到天空和海洋、盐和雾。原始的元素变成小小的胶囊，终止了精神病患者脑中疯狂的幻想曲，还他们头脑一片宁静的纯然和广阔的空间，让他们为新的故事做好准备，而这些故事将如同嫩芽般在理智的土壤中生长。当我在那所废弃的旧精神病院徘徊时，曾试着想象这些新鲜的、理智的故事会是什么样子，也试着想象这些故事开始之前发生过什么——在一个群魔乱舞、永无休止的马戏团里，充斥着疯狂舞动的恶魔和不停嘲弄的小丑，喷火器不停地喷火，强迫你把火焰吞进喉咙里，却没有人能看到这一切，也没有人来救你。我试着想象精神分裂症的可怕，那是一种持续遭到迫害的感觉，是一种思维极度清晰的偏执。这种清晰如此难以抗拒，几乎能粉碎心灵，让人一直处于恐惧之中。

我也曾有过精神上的困扰。有时，在深深的抑郁中，我看到我的世界失去了色彩，树木单调而荒凉，一顶奇怪的黑色帽子滚过午夜的马路。那是我最接近疯狂的时候，虽让我不舒服，但还没有近到能真正理解疯狂。于是，我在这所因去机构化运动而荒废的老旧疯人院周围徘徊，想要找寻一些线索。我触摸了曾经连接在头皮上的吸盘，它能一遍又一遍地让电流直接穿过颅骨，使患者的大脑重获意识。我在图书室里翻动满是灰尘的巨著，它们如今已被甲虫和其他昆虫侵占。我看到一只蜘蛛在一间早已被遗弃的病房里织网，想起过去的一个实验：实验中人们给蜘蛛使用了致幻剂，在药物影响下蜘蛛织出了更加复杂狂野的网，每一张网都像是艺术品，短暂且不可复制。我把手放在床上那些平坦的枕头上，试着想象曾经每晚睡在这些枕头上的、受伤的头颅，他们的床单被汗水浸湿，哭号声此起彼伏，但未来等待他们的蓝色之梦，还无人知晓。

三楼 332 号房间的窗玻璃上布满了裂缝，最后一缕日光正要退去，太阳只剩夏日天边的一条橙色的缝。街道上，来往的行人穿着短裙和凉鞋，显然已经忘却了这所精神病院厚重的历史。我掀开一个枕头，发现下面有一块碎纸片，又薄又软，几乎一碰就会碎成粉渣。纸上只写着一个词——"救命"。这是出于某个患者的错觉吗？他或许觉得外星人正把他带往某个残忍而扑朔迷离的星球？又或者这只是一个简单的声明，来自某个已经被氯丙嗪清除了头脑中的阴霾、不再尖叫和意识模糊的患者？我无从知晓。"救命"代表了生病还是康复？"救命"，每个人都想获得帮助，无论是何种方式的帮助。我想把这块碎纸片带回家，但把它从原本该在的地方拿出来，似乎也不太对，所以我又把它放了回去，把枕头盖在上面，就和原来一样。它会永远这样，直到落锤把整栋建筑推倒。到那时，这栋建筑现在矗立的地方将会有什么呢？我想象着一片鲜花盛开的田野、一座美丽的公园、一个深深的池塘，清澈的水面下鱼儿像灯笼一样漂浮着，还有一个许愿池，里面满是人们许愿时扔下的硬币。

　　如果能许愿的话，我希望这个愿望是，能有一种精确满足患者需求的终极药物，它能根除抑郁症，将躁狂症转化为快乐，将精神分裂症转化为纯粹的创造力。我希望它是一种蓝色的混合物，能给每个人带去他们想要的宁静。我希望它对精神健康大有好处，能给你强健的大脑，让脑中的神经元均匀适量，彼此都能顺畅地交流，除此之外，没有任何副作用。在这个终极配方的影响下，世界充满了美好的、伟大的愿景和永远幸福的结局。但我们现在还没有这种药，有的只是一个简简单单的词——"救命"，它最多只是传达出某种含糊不清的信号。那个杂耍演员的一生得到拯救了吗？药物副作用有没有让他停止接受治疗？来自里昂的理发师后来又怎样了呢？在奇怪又可怖的轰鸣声再次占据他的大脑之前，他得到了多长时间的平静呢？我们是否有可能创造出一种既能消除症状又不会产生严重副作用的抗精神病药物呢？氯丙嗪给精神病学带来了深远的影响，但是还不够，远远不够。

第 2 章

锂盐：藏在古老石头里的无价之药

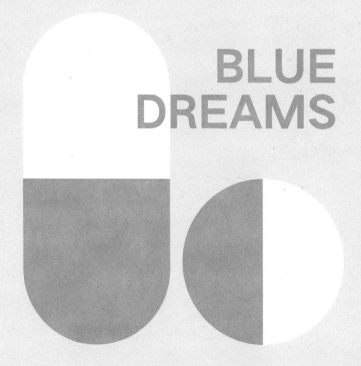

BLUE
DREAMS

我每天晚上都吃药，把圆滚滚的锂药丸丢进一大杯冰凉的水中，看着它咕嘟咕嘟地泛起泡沫，像魔法药剂一样。喝下它后，如糖浆般浓稠的睡意就会席卷我，这种嗜睡和凯德在豚鼠身上观察到的没什么区别，还能带来温泉和水疗一般有着溴化物味道的梦、有着人们一度深信的含锂水的梦、有着阳光闪耀下的广阔盐田的梦。

宇宙最初的元素

　　锂存在的历史比我们人类还要长，它源于那场缔造了宇宙的大爆炸。锂是来自流星、恒星和太空的元素，它在宇宙大爆炸之后的 20 分钟内就出现了。这种元素非常轻，一接触到空气就会雾化，然后喷出深红色的火焰。1800 年，巴西地质学家若泽·博尼法西奥·德·安德拉达·席尔瓦（Jozé Bonifácio de Andralda e Silva）首次发现了锂。当时他在于特岛的一座铁矿工作。该岛是瑞典海岸线上的一座岩石小岛，岛上矿产丰富，其中有一种新发现的矿产，安德拉达将它称为透锂长石。直到今天，如果你去于特岛旅行，还有可能亲眼看到透锂长石。这种矿石多为锯齿状，摸起来有些扎手。19 世纪的科学家在研究透锂长石后发现，这种矿石中不仅含有二氧化硅、氧化铝、锰和水等其他岩石中常见的元素，而且还含有少量从未见过的奇怪矿盐。好奇的研究人员让电流通过这种矿盐，矿盐在红色的火光和噼噼啪啪的声响中瞬间溶化了。这种矿盐后来被人们叫作 lithium（锂盐）[①]，词根来自希腊语中的 lithos（石头）一词。

[①] Lithium 也用于单指锂元素。——编者注

"万病之源"的尿酸和"包治百病"的锂盐

锂是最轻的金属元素，是恒星、行星、流星和彗星的组成成分。尽管它本身是一种极不稳定的元素，但有趣的是，它能给人带来平和与安宁。早在19 世纪，在作为药物被广泛应用于精神疾病治疗之前，锂盐就因能够碱化过高的尿酸而受到人们重视。过去的医生认为，尿酸会导致各种各样严重的疾病：痛风就是其中之一，它是由于关节中的尿酸过高引起的；还有膀胱结石、肾结石、眩晕、偏头痛、情绪不稳、声音低沉无力、食欲缺乏、忧思过度、欣喜若狂、过度激动、癫痫发作、肿瘤、抽搐、流感和发热等各种病症。许多医生甚至认为，锂盐这种奇怪的白色矿盐既然能够清除尿酸，就一定能够治疗所有疾病。

但是，由于绝大多数的疾病和紊乱其实并不是由高尿酸或痛风引起的，甚至与这二者半点关系都没有，所以 19 世纪后采用锂盐来治疗的患者大都没能康复。锂盐确实会使尿液碱性增高，但并不能改善某些病症，比如由胰岛素抵抗引起的糖尿病，就不受尿液代谢变化的影响。然而，用锂盐治疗各种身体和精神疾病的做法一直持续到 20 世纪，直到 1940 年才从《默克索引》（ *The Merck Index* ）和《药典》（ *The Pharmacopoeia* ）一类文本中消失。换句话说，这是一种现在我们知道对几乎所有患者的病痛都没有效果的疗法，是一种屡屡失败的疗法，但它仍然盛行了很长时间。这让我们不禁要问为什么。接受了锂疗法后，糖尿病患者的病情毫无改善，偏头痛患者的脑中仍仿佛有重锤敲击。为什么这些屡屡失败的案例没有让人们意识到，复杂多样的疾病与尿液或尿酸根本没有关系？在今天看来，这种观念如果不算是愚昧的话，至少也是过于片面了。

对于这种长盛不衰的、所谓的"尿酸素质"（uric-acid diathesis）理论，有一种可能的解释：服用锂盐确实让患者感觉良好。即便他们的身体仍处于痛苦之中，但心灵却被这种我们现在知道作用于精神的强力药物抚慰了。举例来说，研究人员测量了得克萨斯州 27 个郡县自来水中天然锂的含量，发现水中的锂含量与自杀率呈负相关，也就是说，水中的锂含量越高，自杀率越低。类似的研究在其他地方也进行过，比如日本研究人员测量了大分县 18 个市的自来水，发现即使供水中锂含量非常低，也可能预防自杀和抑郁。直到 1948 年，广受欢迎的软饮料七喜的配方中都含有少量柠檬酸锂。《锂疗法史》（*The History of Lithium Therapy*）的作者 F. 尼尔·约翰逊（F. Neil Johnson），发表了一封来自某匿名记者的信。这位记者的母亲患有抑郁症，医生曾因其他不相关的病症给她开了锂盐。他在信中描述了锂盐对他母亲的影响：

> 我生于 1917 年，出生不久，母亲就患上抑郁症而住进了医院……我小时候，医生因为她有"尿石症"而给她开了柠檬酸锂，她几乎余生都在服用这种药……73 岁时，她开始大小便失禁，于是进行了手术。在手术中，泌尿科医生从她的膀胱中取出了一块鸭梨大小的结石。手术后，她停止使用柠檬酸锂，因为她觉得没有这个必要了。但 6 个月后，她突然患上了激越性抑郁症，之后直到去世前的 7 年半中，她一直深受抑郁症困扰。

锂盐的医疗用途最早是由苏格兰外科医生亚历山大·尤尔（Alexander Ure）发现的。他在 1843 年的一次演讲中谈到了锂盐"这种迄今为止还没有产生任何治疗作用的物质"是如何溶解膀胱结石的，还向观众展示了一块在锂浴中浸泡后明显缩小的石头。维多利亚女王的内科医生阿尔弗雷德·加罗德（Alfred Garrod）爵士重复了尤尔的实验，但这次实验的对象，是痛风沉积物而不是膀胱结石。加罗德正确地推断出痛风是由体内尿酸过高引起的。他接着发表了自己的理论，称许多其他疾病也可能是由于尿酸过高导致的，从而构想出了尿酸素质理论。

以前，患者多是通过服用含有锂的碳酸溶液来接受治疗的，直到 19 世纪中期，水疗和温泉流行起来。在英国和欧洲大陆的其他很多地区，天然温泉十分常见，据说其中含有高浓度的锂，医生会开出"温泉处方"，让患者在这些温泉里泡一泡。这些患者通常非富即贵，愿意长途旅行，有时甚至愿意跋涉数百千米去泡温泉。企业家注意到了这一点。到 19 世纪晚期，各地的水疗设施激增。与此同时，随着名医对锂的推崇，公开宣称水疗、温泉和含锂饮料对身体有好处，世界各地的公司都开始销售含锂的瓶装水，包装为绿色的、有易拉盖的玻璃瓶。据说这种瓶装水可以治愈包括前列腺肥大、淋病、膀胱炎、门静脉充血、黄疸、肝源性糖尿病、肥胖症以及张力缺乏性消化不良等诸多疾病。众多名医参与其中，使得人们对这种瓶装水的威力达成了共识，连医学期刊都不断报道这种水的神奇功效。

但随着温泉度假村和含锂瓶装水制造商赚得盆满钵满，一些科学家开始质疑这些瓶装水的成分。1889 年，一位化学家首次发表了一份持怀疑态度的报告，称市面上在售的瓶装水中实际的锂含量比标签上写的低得多。类似的报告接踵而来。一份发表于 1896 年的声明称，通过对 3 种销量最好的含锂瓶装水进行分析，发现其中 2 种完全不含锂。到了 1914 年，一项针对水牛牌含锂水（Buffalo Lithia Water）的诉讼案被递交到了华盛顿哥伦比亚特区最高法院，法院做出了明确的判决：

如果一个人想要通过饮用水牛牌含锂水获得足以达到治疗剂量的锂，那么每天他需饮用 15 万～22.5 万加仑①该品牌的水……波托马克河的河水中每加仑的含锂量是该品牌水的 5 倍。

不出所料，随着水力发电行业的南迁，到 20 世纪 20 年代早期，瓶装含锂水渐渐从市面上消失了。你也许会觉得，尿酸素质一说也随之消失了。但正相反，虽然水疗机构失去了信誉，尿酸素质理论仍未被撼动。锂片剂取代瓶装水，被推向市场，这使得每个患者都能自己配制含锂饮料，还能控制浓度。

虽然在 19 世纪时锂盐主要用于治疗大脑以外的各种疾病，但和亚甲蓝的故事一样，当时的一些医生已经注意到它在逆转抑郁和绝望方面的功效。1888 年，英国医生亚历山大·黑格（Alexander Haig）在自己和他人身上进行了一系列试验，结果表明，高尿酸与某些类型的抑郁症有关，所以任何能降低尿酸水平的药物，比如锂盐，都是有益的抗抑郁药。两年后，熟悉黑格工作的丹麦内科医生卡尔·兰格（Carl Lange）发表了一篇他称为"周期性抑郁"的论述，他称自己的很多患者患有此症状。这种抑郁像风一样，总是来了又去，去了又来。兰格开创性地将锂盐用于精神疾病预防和治疗。大约在同一时期，一位名叫约翰·奥尔德（John Aulde）的费城医生也开始在患者抑郁症发作之前就建议他们持续服用此药，以免"旧病复发"。

20 世纪中后期，使用锂盐以预防性治疗抑郁症的做法再次成为广受争议的话题，但在兰格发表文章描述他的治疗方案时，并没有太多人留意到这

---

① 加仑，一种容（体）积单位，美制 1 加仑 ≈3.785 升，英制 1 加仑 ≈4.546 升。——译者注

些，除了他在丹麦米泽尔法特一家精神病院工作的兄弟弗里茨·兰格（Fritz Lange）。弗里茨仿效他哥哥的做法，给数百名抑郁症患者服用锂盐，剂量与我们今天的处方用量相似。1894 年，弗里茨在他的著作中指出，用锂盐来治疗抑郁症通常几天就能见效。虽然不及后来氯丙嗪对精神病患者见效的速度，但它仍比当时任何其他药物都更快、更有效。

尿酸素质理论的消亡

锂盐作为药物风行一时，其用药的理论基础也一直为人们深信不疑，那么与之相关的尿酸素质理论是如何消失的呢？托马斯·库恩（Thomas Kuhn）在其著作中讨论 20 世纪科学范式的转变时，描述了一套信念如何让位于另一套相关性似乎更强的信念，从而使科学能够不断发展下去。但就锂盐和尿酸素质而言，并没有一个单一的范式可以取代所有人根深蒂固的信念。相反，抗生素、麻醉以及随之而来的先进外科手术等一系列关键性技术的出现，最终逐渐抢走了尿酸素质理论的风头。

例如，20 世纪 30 年代，抑制细菌的磺胺类药物出现，之后青霉素实现量产，随即在医学领域得到广泛应用。1942 年，在马萨诸塞州波士顿，人头攒动的椰林夜总会发生大火，许多人被困火中无法逃脱。此次事故造成近 500 人身亡，数百人严重烧伤。救护车一辆接一辆赶来，把烧伤的幸存者送往医院。许多人的伤口不可避免地发生了感染。当时抗生素仍在实验阶段，还无法随意使用，但马萨诸塞州总医院特别请求位于新泽西州的默克公司（Merck & Co.）尽快为医院提供一些抗生素。默克公司派出了一辆卡车，车上载有存在安瓿中的 32 升抗生素，药物周围放满冰块，由两名摩托骑警护送，火速穿越州县。这些有待实践检验的抗生素一送达，医生就敲开安瓿，将药物用在伤口已溃烂并化脓的烧伤患者身上。用药几小时后，他们的伤口开始愈合；几天之后，当医生解开患者身上的绷带时，发现里面已经长出了像嘴唇一般粉红的新皮肤，烧伤的伤口正在愈合而非继续溃烂下去。新药青霉素成为具有突破性的奇迹，被全美各地的报纸、电台和街谈巷议竞相传颂。

不过，青霉素并不是根除尿酸素质理论的唯一药物。抗生素的出现、高级麻醉药的出现、类固醇和利尿剂的开发、降压降糖药物的增多，也使得这种理论受到的关注越来越少了，尿酸素质理论因此逐年淡出。随着化学公司转变为大型制药公司，这些药物都实现了批量生产，尿液是主导因素的老论调已经不是资本关注的重点了。

最终，尿酸素质理论就如同工装短裤和乡村风窗帘一样过时了。新时代的人们见证了首例心脏移植手术的成功，认为人类的所有疼痛都能用尿液来解释的观点听起来反而很离奇。不仅在医学领域，在天体物理学、遗传学和生物学领域，随着这一古老理论的退出，更多新发现和新发明有了一席之地。世界变得更宽广了。随着美国航空航天局发现适用于火箭的燃料，梦想着有朝一日进行太空旅行，月球也离我们越来越近。我们知道了恒星有生命周期，它们从无序的气体开始，到黑洞结束，这些让人类的抑郁看起来像公园里的儿童游戏。这样看来，尿酸素质理论被日新月异的科技所消灭，又有什么值得奇怪的呢？

历史前进的脚步抛弃了尿酸素质，以及与之相伴的锂盐这种来自古老故事的古老矿盐。曾几何时，我们以为它能帮助甚至治愈我们。锂沉入了旧观念的海洋，和其他过时的废弃物一起被冲刷殆尽。到了 20 世纪 40 年代，人们根本买不到锂片了，这种药早就消失在大众视野，只偶尔在角落出现。人们没听说过，更不知道怎么使用它。

虽然尿酸素质理论消亡了，锂也不再受欢迎，但值得庆幸的是这种物质本身并不会绝迹。在精神病学的所有可用资源中，锂是唯一一种非人造的药物。它源于地球本身，或者说存在于太阳系中，更确切地说，是诞生于宇宙之初，比人类还要早诞生，因此它不会因为人类的喜好和风尚而消亡。水牛牌含锂水不见了，可以用于自制药剂的锂片也不见了，但锂元素本身是不会灭绝的。因此在 1946 年，当一名独特、不凡且谦虚的医生选择重新启用这种元素时，锂仍然在那片炫目的白色矿盐中等待着他。

重启于澳大利亚的锂研究

锂的故事重启于澳大利亚的郊区，主角是一个名叫约翰·凯德（John Cade）的医生，他刚刚从第二次世界大战的日本战俘营获释回家。他年轻而敏锐，充满好奇心，尽管作为战俘，他曾经目睹了种种暴行，但他仍对新的生活充满期待。故事里有一群吵闹的豚鼠、一家墨尔本的精神病院，以及一个自凯德作为战俘被关押时就已经形成的假说。

1912 年，凯德出生在澳大利亚维多利亚州的一个小镇上。第二次世界大战期间，凯德成为一名驻扎在新加坡的少校。1942 年 2 月，日军攻占新加坡，凯德不幸被俘。他被蒙上眼睛，戴上镣铐，脖颈后面还被日军的刺刀顶着。凯德的战俘生涯持续三年半，在此期间，他一直默默观察身边的狱友如何面对日军的暴行。战俘营的战俘总是吃不饱，每天只能吃到一些无法入口之物。

正是在这三年半中，凯德开始构建有关精神疾病和精神卫生的假说。他看着人们在频繁的毒打和饥饿的压力下崩溃，思维变得混乱，对各种声音和幻想妥协，有时极度兴奋，有时极端绝望。凯德把他的牢狱生涯变成了心理学和人类学研究，核心问题有两个：人为什么会精神崩溃？为什么有的人轻易就被击垮了，另一些人却没事？在战俘营艰苦劳作时，把清汤寡水舀进口中时，躺在碎树叶和青苔铺成的地铺上时，他听着狱友的呻吟，有了一个想法——躁狂是由于身体某种正常代谢物过多而引起的，而抑郁是由于同样的代谢物缺乏而引起的。身陷囹圄的他无法检验自己的想法，但一有时间，他就会"为虚度的岁月哀悼，决心日后一定要验证这漫长时间里萌生的想法"。

获释后，凯德终于与妻子和两个年幼的儿子团聚了，大儿子在他去新加坡时才 3 岁。他在 1946 年新年之际重返精神科医生岗位，就职于当时维多利亚州最大的退伍军人精神病院本多拉归国精神病院（Bundoora Repatriation Mental Hospital）。他心里总是想着那些在战俘营失去的岁月。在好奇心的驱使下，他开始着手研究，探寻自己假说中的那种重要代谢物。从一开始，他就把重点放在了病因学上。他是一个热衷于寻找人类痛苦根源的人，这使得他有别于其他国家的精神科医生，比如圣安妮医院的迪莱和丹尼克。后者并不会真正思考患者疾病的病理生理学，当有药物能够治疗精神分裂症的妄想和幻觉时，他们就会用药，并不太关心药物为什么能够起效，而是更专注于纯粹的经验事实——药物确实有效。而凯德，可以说是一名更有野心的科学家。他从一开始就在寻找精神痛苦的生化基底，而且根据直觉就提出了自己的假说。他把自己在精神世界的触角伸向了分子构成的世界，不断地观察着人类语言和动作的细微差别。

多年后，凯德的妻子仍能回忆起这样一件事：有一次，她和凯德一起在墨尔本附近的树林中散步，偶然发现地上的翠绿树叶上有些许尚且潮湿的粪便。凯德俯下身仔细观察粪便。不久之后，他站起来掸了掸膝盖上的灰尘，说那是大象的粪便。

他的妻子说："约翰，你疯了吗？我们可是在澳大利亚。"

这对夫妇继续向前走，过了一会儿，来到一片空地，空地中央有一个马戏团，里面有几头大象。凯德的妻子惊讶地转向他，问他是怎么知道的。凯德解释说，他记得自己在动物园拍的照片里的大象粪便的样子。

随着精神病学工作的重新展开，现在他已经准备好把自己活跃的脑细胞转向那些有关"发疯"的问题，那是整个世界都失去了色彩和轮廓、彻底绝望的疯狂，那是一种色彩斑斓、枝丫横飞、裙摆飞旋并充斥着尖叫的狂躁的疯狂。然而，研究要从哪里开始呢？那种所谓的代谢物，无论是过剩还是不足，都有可能存在于身体或大脑的任何地方，而大脑本身就有着数以亿计的神经元。当凯德站在这个奇妙世界的大门前时，他写道："因为我不知道那是什么物质，更不懂低等动物的药理学知识，所以把网撒得尽可能广，用最原始的生物试验形式进行初步调查，似乎是最好的办法。"

凯德获释后与妻子又生了三个孩子，对这些孩子来说，豚鼠是他们的宠物。他们把豚鼠养在后院的笼子里，这些豚鼠很快成了凯德最初的实验对象。凯德受到前人的影响，选择从尿液开始寻找代谢物。他的方案是：本多拉归国精神病院病房里那些躁狂、抑郁、精神分裂患者必须禁饮一整夜，时长为12~14小时，第二天早上医生会采集其尿液样本，而由于时间较长，浓缩的尿液中会有很多沉积物。凯德还用同样的方法采集了没有精神疾病的普通人尿液以对比。

凯德的一个儿子记得，父亲总是把这些尿液样品放在家中的冰箱里，一旦有了足够的样本，就把尿液注射到豚鼠的腹部，既有"干净"的尿液，也有来自精神分裂症、躁狂症和抑郁症患者的尿液。凯德发现，"尽管所有的样本都导致了动物的死亡，但躁狂症患者的尿液毒性远远大于其他组别"。基于此，凯德只能说："到目前为止，已经证明的是，任何足量的浓缩尿液都能杀死豚鼠，但来自躁狂症患者的尿液更容易致死。"

考虑到尿酸可能是尿液中致死的元素，凯德开始研究尿酸对尿素总体毒性的影响。由于尿酸不溶于水，凯德在他的样品中加入锂盐，试图使其溶解。他注意到，锂盐的存在降低了尿素的毒性。这让他不禁好奇单独使用锂盐会对豚鼠产生什么影响。于是他把大剂量的锂盐溶液注射进豚鼠腹部。

接下来发生的事让凯德倍感惊异，甚至有些目瞪口呆：

> 约两小时的潜伏期后，这些动物虽然完全清醒，但变得整整一两小时都无精打采，对刺激毫无反应……那些用豚鼠做过实验的人都知道，一定程度的惊惧反应是豚鼠性格的一部分。因此，更让实验人员吃惊的是，在给豚鼠注射了碳酸锂溶液后，豚鼠可以保持仰面躺着的姿势，而不会像往常那样产生剧烈的翻正反射行为。它们只是躺在那里，平静地凝视着实验人员。

凯德觉得他找对了重点。给那些胆小、容易焦虑的动物注射这种溶液，就能消除它们的焦虑倾向，使它们平静下来。作为一名精神科医生，凯德工作的大型精神病院里常常挤满了胡言乱语的患者，他迫切想知道锂元素会对这些患者产生什么影响。在进行试验之前，凯德先在自己身上使用了锂盐溶液。当时的他是害怕，是担心，还是充满自信，我们无从得知，但充满好奇是肯定的。他肯定是一动不动地坐着，等待着药力发作。他一定非常警觉，树林里传来的风声，他也能清楚地听到，并思索这是因为药物的作用，还是仅仅因为他敏锐的感官。在之后的几周里，凯德多次尝试用药，只有轻微的不适感——短暂的恶心，其他一切都好。当时的他，一定为这个结果会心一笑。

毕竟对于一个挤满患者的精神病院，这也许是个好消息。男患者思维扭曲破碎，认为白墙里面住着间谍，日日夜夜对着它们窃窃私语；女患者则在走廊里横冲直撞，口红涂得歪七扭八，以至于她们的嘴看起来像一团黏糊糊的糯糊。患者难以入眠，夜以继日地醒着，充满了绝望。在如此剧烈的痛苦中，随便动一动都让人筋疲力尽。失去了生命力的他们，早已耗尽人生的所有目的、所有意义。最糟糕的是，他们中的一些人认为自己是耀眼出众的，喋喋不休地唠叨着，吐出的却是毫无意义的声音。他们的眼中不断闪现着新奇的想法，这些想法来得快去得也快，像纸牌屋一样一碰就倒。他们没有一刻的休息，不停地讲述着歌剧般冗长的故事，使得周围的人，尤其是护士筋疲力尽。

凯德一定是想到了这些人，然后又想起了豚鼠四脚朝天仰躺着的模样，它们甚至愿意被人挠痒、被人抚摸。许多医院的药房有大量 19 世纪遗留下来的锂盐，所以理论上凯德可以拿到这种药物。即使装锂盐的罐子已经落满了灰尘，只要密封完好，锂盐就还是纯净的。

午夜行车

我从来没有住过像凯德工作的那家医院一样大的精神病院。我住的精神病院都毫无特色，都是普通医疗中心里的某一层楼，餐车都由人从电梯里推出来，一天三次，刀叉全都是塑料的。我那时是个 13 岁的小女孩，喜欢盯着罗丝玛丽看。她是个纤弱的女子，年轻漂亮，眼中总是盈着泪水，直到眼泪顺着脸颊蜿蜒淌下，在她的下巴边缘摇曳，然后坠落下来，啪嗒一声，声音很轻很轻，但我确信我能听得到。我也常常听见格里在走廊里跑来跑去，边跑边唱："有人坐着，心怀梦想，是的，但没有胆量。"罗丝玛丽总是安静不动，格里却恰恰相反，总是转来转去，不断发出声响，他反复念叨着莎士比亚和艾索尔·摩曼（Ethel Merman）[1]的作品，还会把那些大部头的书拖进休息室，不想读的时候就站在上面。《基督山伯爵》是格里最爱的书。格里精力充沛，几乎不睡觉，即便医生给他开了安眠药，他也没有睡过觉。有一次，他假装把那颗大蓝药丸吞下去，护士一转身他就把药丸吐在手心里，并向我眨了眨眼。"孩子。"他这样叫我。"诗人。"我这样叫他。他声称自己是哈佛大学的教授，谁知道呢，也许他曾经是。但躁狂症眼下紧咬着他不放，就像抑郁症缠着罗丝玛丽不放一样，他俩都被束缚住了，尽管两人承受的痛苦完全不同。

我当时只是个头脑不清楚的少女，热衷于模仿西尔维娅·普拉斯（Sylvia Plath）[2]。至少一开始的时候，精神疾病对我来说是某种形式的戏剧，是危险的游戏。锋利的剃刀割开手臂的皮肤时，我几乎感觉不到疼痛，淋漓的鲜血

---

① 艾索尔·摩曼是美国百老汇歌星，也是舞台音乐剧、电影演员。——译者注

② 西尔维娅·普拉斯是美国著名的自白派女诗人。她常常在诗中歌吟死亡，也曾多次试图自杀。1963 年她自杀而死时，年仅 31 岁。——译者注

和每一道伤口都令我着迷。少女时期的我总是和自己的精神疾病"调情"，但等我到了 20 岁，"调情"结束，我们"结婚"了，我病得很重。从我二十几岁到四十几岁的时候，百优解一直在拯救我，让我能够写出几部作品，嫁给一位温柔的男人，还生了两个孩子。但即便脑中充满过剩的血清素，我的旧疾还是不断复发。它每次都像残忍的变色龙一样，有时表现为强迫症，有时则表现为广泛性焦虑症。"广泛性焦虑症"是一个老套而又客观的说法，它无法充分体现发病时的恐怖。那种恐怖真实而凶险，即使你蜷缩在角落里哭泣，它也能深入你的骨髓。

我最近一次崩溃是在 7 年前，与石头有关——和锂矿石一样的石头。我突然迷上了石头。它们无处不在，每一块都很宝贵。但除了我，没人意识到这一点。我生活的星球上到处是这种宝贝，我会冲到街上，收集这些宝石，把它们装进口袋里。很快，我家里的书房就被石头塞满了，于是只能堆在走道里。它们哗啦啦地沿着陡峭的楼梯滚落，我的丈夫和孩子在一旁惊恐地看着。而我心情愉快，兴高采烈，因为我们很富有，我们有很多石头，而且很快人人都会意识到：握着一块普普通通的石头，你就将全人类的历史攥在了手心；这些石头有数百万年，甚至数十亿年的历史，它们的脉络、分支和沉积层暗示着宇宙深处甚至是大爆炸本身的秘密。我为石头而激动得彻夜难眠，整夜整夜地用电动砂轮打磨着我的宝物。事实上，我可以理智地说，看着古老又普通的石头蜕去糙砺，露出其中隐藏的斑点或花纹，看到它蓝色或绿色的脉络，是件很美好的事。是的，石头可以很美好，但当我在躁狂的状态下时，石头就成了我的一切。我对石头如此痴迷，仿佛不久后全世界都将与我同步。

躁郁症的主要问题是随之而来又不可避免的抑郁，之前越狂躁，之后就越抑郁，仿佛有某种规律或者是某种神圣的裁决，让你在高飞之后也一定要按比例、以相同的时长跌入谷底。仅有很少数的人只是显出了躁狂的症状，不知这算幸运还是不幸。他们是只体验过一半躁郁症症状的患者，因此他们也被称为单相型患者①。他们自己也许很喜欢这种状况，但他们会把周围的人弄得筋疲力尽，也会把自己的生活搅得一团糟。

但到目前为止，对躁狂症最常见的结论是，它是抑郁症的余波。对我来说，这种余波不是缓慢而微妙的。这种感觉就像把草皮从我脚下抽出来一样，一阵翻腾后我哇的一声，就在那可怕的一瞬间，我认出了自己——一个四十来岁的女人，站在堆满了石头的书房里。更糟的是，家里到处都是石头，打开衣橱都会有石头滚出来砸到脚。我显然没有足够的精神来清理这些石头，而且我感到非常尴尬。我仿佛看到自己前所未有地站在聚光灯下，或者说黑暗之中，而情景是一个古怪的疯婆娘在捡鹅卵石，有时甚至是几千克的厚石板。我到底是怎么了？现在的我又是怎么回事？这种担忧，这种恐惧，这种隔阂，这种伤感，这种对时间的可怕理解：它移动得如此缓慢，我甚至能看到，那根残忍的秒针在同样残忍的、装饰着金丝数字的、苍白空洞的钟面上缓缓挪动，仿佛一张巨大的圆脸，挂在墙上嘲笑着我。

我不断后退，后退。我想哭，想起了罗丝玛丽，想起了她那无止境的忧愁。哭泣对我来说是一种真正的解脱，它可以向别人展示我内心的某种感受；言语无法把这种感受表达清楚，但眼泪或许可以。然而，没有眼泪。我的眼睛像是被烧焦的凹槽，是脑袋上的两个洞，仅此而已。于是我闭上眼睛试着睡觉，却感到整栋房子的重量都压在了身上，而且是一栋堆满石

---

① 躁郁症也被称为双相障碍。——译者注

头的房子。我雇了个人来把石头拉走。"你要这些石头做什么?"他一边把最后一堆石头搬出门,一边问我。"我有个想法……"突然我就不知道要怎么说下去了。我没办法解释我这种荒谬的收藏癖。我把钱塞到他手里便转身离开了。

失去躁狂后,夜晚也变得可怕起来。睡意躲着我,更糟的是,我只是短暂地睡着几秒钟,就会陷入飘忽的梦和突然到来的黑暗中。于是我决定出门兜风。我从梦中醒来,把脚塞进旧拖鞋里,爬上我的车,沿着两边树木摇曳的道路行驶。月亮像条细细的银丝,仿佛马上就会消失。我不停地想着:或许有一天太阳将不再落山。它会一直燃烧,5点钟、6点钟、9点钟、10点钟,那颗黄色的恒星一直闪耀着,世间将是明亮的永昼,气温居高不下,黑夜被永远地赶走。这个世界将没有黑暗,甚至没有黄昏、没有凉意,草坪干枯,每个人都被困在歇斯底里的白光中。

我害怕日光,因为它与我体内黑暗的泥淖形成了鲜明的对比。不眠的夜晚尽管很少能让我解脱,却或多或少让我感到慰藉,所以我在空旷的道路上疾驰,经过一排排漆黑的店面和窗户紧闭的房子。有时我能听到一些声音,猫叫声、翅膀的扇动声、土狼跑出树林的声音。我开始搞不清楚什么声音是真实的,什么声音是想象的。一只狐狸从苔藓上匆匆跑过,嘴里叼着一只老鼠,这是我的幻觉吗?我驱车深入乡村,那里没有街灯,但不知怎的,我看到一顶类似魔术师常用的黑色帽子慢慢地滚过马路,消失在路堤下。

我停下车,想抓住那顶帽子,但它却不见了。尽管天色很暗,但我刚刚确实清楚地看到了那顶帽子。那是一顶黑色的高帽,里面满是银色的丝巾。我想要戴上那顶帽子,想要立刻被帽子治愈。我头顶有一只大鹰在盘旋。我的视力突然变得极好，能看到鹰嘴里叼着一只兔子，也能看到兔子皮毛上的鲜血，它的爪子在空中疯狂地动着。我吓坏了，又回到车里，继续向前疾驰。一眨眼的工夫，路上闪过一个影子。那是一个小女孩，用树枝一样纤细的腿在路上奔跑着。她的两手举在身前，捧着的两只蛤蟆身体里发着幽光。我迅速转向，但为时已晚，我还是撞到了她。当我的车撞到她时，她没有倒下，而是融化了。那两只蛤蟆则长出翅膀，飞上天空不见了。

我撞到了一个小女孩，或者说我可能撞到了，可是她却不在路上；她变成水滴消失了。我继续前行。现在，那个女孩跟在我的车后。她站在一块飞毯上，唱着一首悲伤而充满责备的歌。我的心怦怦直跳，好像要跳出胸口一般。过了一会儿，她的歌声变成了泪水，黑夜快要过去了，太阳渐渐爬上了天空。那一整天我都能听到那个小女孩的声音，甚至第二天、几周之后，我仍能听到她在我耳边哭泣。

与此同时，我的精神科医生也给我开了药——哲思、安立复和维思通（Risperdal）[①]。我很绝望，什么都愿意试试。后来有一天，我的医生建议我服用一种叫再普乐的药，它的名字听起来像一种乐器，就好像手风琴。再普乐，是我的新处方药。我第一天晚上吃了一颗，第二天早上再吃一颗，仅仅三天，我体内的某种东西突然咔嗒一声，又恢复了平衡。我记得发生过的每一件事——我对石头的痴迷、沉重的悲伤、小女孩的哭号，但仍然心存感激，就像我每次患上精神疾病，或是说精神崩溃时一样。我这辈子精神崩溃过很多次，可以说其中一个副作用就是心存感激。因为在崩溃之后，没有什么比回到正常的世界，品尝咖喱、芦笋或奶油玉米棒更美好的事了。再普乐会促

---

① 通用名为利培酮片。——编者注

进食欲，同时减缓新陈代谢，所以我在短时间内胖了起来，这似乎是我重获理智的小小代价。然后我得了糖尿病，这是再普乐的另一个潜在副作用。即使这样，似乎也是值得的。

我不想回到过去的状态，虽然我知道那只是迟早的事。成年之后，我反复经历周期性的抑郁和愚蠢而空虚的躁狂。不管愿不愿意，这就是我。

一种在 20 世纪变成药物的元素

凯德的患者显然状况比我更糟，但只是程度不同而已。三十多年来，我从未住过院，是因为我已经学会了在自己舒适的家里忍受崩溃。而凯德的许多患者是精神病院的常客，这些慢性患者正是他进行锂试验最理想的对象，因为他相信"这些患者的病情自动缓解的可能性非常小"。

我们目前尚不清楚凯德是否熟悉丹麦的兰格兄弟和英格兰的阿尔弗雷德·加罗德爵士等医生发表的报告，这些医生在前一个世纪都曾使用锂盐来治疗精神疾病，也取得了一定的成功。从凯德留下的笔记来看，他对这些报告知之甚少，也没有意识到这种药物的潜在害处，更没有注意到 19 世纪和 20 世纪早期文献中记录的用药指导。"试验要如何进行？"凯德在笔记本上写道。"Primum non nocere。①旧版《药典》没有描述锂盐的任何毒副作用，但这就够了吗？做试验的动物首选，肯定是自己。"这个结论让凯德的家人不怎么高兴。他的一个儿子回忆道："我们厨房的冰箱里总是放着一瓶瓶躁狂症患者

---

① Primum non nocere 是一句拉丁谚语，大意为"重中之重是，害人之心不可有"。——译者注

的尿液和一排排血液样本，而且总是摆在冰箱的最上层，这让我母亲很不舒服。但最让她不满的是，父亲在给患者服用碳酸锂之前，会先在自己身上试验几周。"

凯德在服用锂盐后没有任何不良反应真是万幸，因为如果他有任何不适，精神病学的历史和数以百万计的男女的命运可能就会完全改变，而且是变得更糟。还好，在认为药物安全的情况下，凯德把锂盐派发给了他的患者，并根据自己的经验而不是先前的医学证据来决定剂量。他总共治疗了 19 名患者，其中 10 名患有躁狂症。在这 10 人中，3 人患有慢性躁狂症，7 人患有复发性躁狂症。他还给几名精神分裂症患者和 3 名重度抑郁症患者服用了这种药物。

对凯德来说，一位名叫 W.B. 的患者可能对他意义最为重大。这名患者长期患有严重的躁狂症，一直以来被认为是"病房里最麻烦的人"，他神志不清，完全没有自理能力。当凯德第一次给 W.B. 用锂盐时，他已经 51 岁了，而且"处于慢性躁狂性兴奋状态长达 5 年，极度坐立不安、肮脏、爱搞破坏、爱恶作剧，还爱管闲事"。凯德于 1948 年 3 月 29 日首次给 W.B. 服用了锂盐，并见证了这个肮脏又衣冠不整的人戏剧性地慢慢安静下来，W.B. "多年来一直住在住院部，为自己讨人嫌的行为而沾沾自喜，而且很有可能在那里度过余生"。作为一个严谨的科学家，凯德并不确定他是否能把这种变化归功于自己，由于他开始为 W.B. 进行治疗的 3 天后正好是愚人节，凯德很想知道W.B. 的康复是不是来自他自己的"期待性想象力"。

然而，治疗开始不到 3 周，每个人都清楚地看到了 W.B. 朝着精神健康前行的轨迹。他不再给病房里的其他人找麻烦。他很有礼貌，举止得体。值得注意的是，W.B. 的大脑仍然完好无损，因为像他这样久病不愈的患者在当时很可能接受前额叶切除术。确定了锂盐的功效后，凯德指出该药物可以而且应该被用来取代精神外科手术。

更加平静、理智的 W.B. 最终从慢性病房搬到了康复病房，在那里他适应了新的环境，并试图让自己习惯这种较慢的生活节奏。凯德写道："他病得太久了，一开始他觉得正常的生活环境和行动自由反而很奇怪。"1948 年 7 月 9 日，治疗开始 3 个多月后，这名原本毫无希望的患者已经基本康复并获准出院了，医生要求他每天服药 2 次，每次 5 粒锂片。凯德认为这种转变"非常令人欣慰"。W.B. 重新做起了以前的工作，并过上了稳定的生活。后来，他不再定时定量服用锂片，一开始只是偶尔少服一剂两剂，随着时间的推移，有时会连续几天不服药，到最后干脆给自己停了药。1949 年 1 月 30 日，W.B. 又被送进了精神病院。凯德在他的私人笔记中写道："最令人失望的是，6 个月后，我又把他接进了医院，他还是那么狂躁。"W.B. 又脏又吵闹，特别不稳定，就和以前一样。他又一次开始接受锂疗法，病情再一次减轻。他从一系列混乱的症状中恢复过来，就好像浸泡在液体中的照片一样，混沌的白色逐渐退散，影像渐渐明晰起来。

凯德关于锂盐对试验患者所产生的影响的论文初稿，总共 4 页长，标题非常简单——《锂盐治疗精神性兴奋》(*Lithium Salts in the Treatment of Psychotic Excitement*)，1949 年 9 月发表于《澳大利亚医学杂志》(*Medical Journal of Australia*)。凯德的文笔简洁，毫无戏剧张力，这和他谦虚的性格以及对严谨科学术语的热爱相称。精神病学家巴里·布莱克韦尔 (Barry Blackwell) 写道："凯德的研究……是引人注目的，因为这是第一次有科学证据表明严重精神疾病药物治疗的生物学原因，这比发现能够治疗精神分裂症的氯丙嗪还要早。"

看到一个又一个患者从躁狂中苏醒，凯德一定觉得既激动又不可思议，但对此，他在论文里却鲜有提及。他这样描述自己的第二名试验对象：

> E.A，男，46 岁，患有慢性躁狂症 5 年。1948 年 5 月 5 日，开始服用柠檬酸锂，每天 3 次，每次 20 粒。两周后，他渐渐安定下来。又过了一周，他被转至康复病房。一个月后，他的病情继续好转，获准出院，同时每天服用 3 次柠檬酸锂，永久服药。一个月后减少至每天 2 次，每次 10 粒。两个月后减少到每天 1 次，每次 10 粒。1949 年 2 月 13 日，他身体状况良好，且已正常工作 3 个月。

凯德第一篇锂研究论文中的所有案例基本上都采用了这样的描述方式，只有框架，没有感情色彩。尽管这篇论文读起来像一篇读书报告，但它清楚地表明，凯德既是一位客观的科学家，也是一位有同情心的临床医生。他的病历记录反映了他的性格、他的心灵、他的希望。毕竟，立足于现实的他也曾是一个被囚禁多年的人、一个头脑睿智的人。尽管有相同经历的许多人因监禁和酷刑折磨而死，但他却活了下来，并在这样的环境中建立了种种科学假说。

锂盐的黑暗面

作为科学家，凯德注意到了锂盐对有些患者有用，对另一些患者却无效。例如，锂盐对精神分裂症患者有效，但躁狂症患者用药后的反应与前者很不同。躁狂症患者在服用锂盐后病情会迅速好转；而精神分裂症患者服用锂盐后虽然停止了吵闹，但仍然和以前一样癫狂，幻觉和妄想并未减轻。这说明了一件非常重要的事：锂盐与当时还不为人知的氯丙嗪不同。氯丙嗪可以治疗精神疾病，但作为一种强镇静剂，很难搞清它是能够治疗一系列特定的症状，或只是让人安静下来；而锂盐的作用似乎更有选择性，它似乎能针对特定的神经网络，而不是整个大脑。凯德推测，躁狂症患者的体内可能缺乏锂离子，而服药能使体内锂离子浓度恢复，让那些饱受折磨的患者恢复正常。

在凯德针对抑郁症患者的试验中，有一组患者在接受锂疗法后没有见效。其他研究人员随后的研究也证实了这一结果。英国麦克尔斯菲尔德郡的帕克赛德医院（Parkside Hospital）的副院长 R.M. 扬（R.M.Young）于 1949 年发现，锂盐会加重内源性抑郁状态。但和凯德一样，他也发现，锂盐对躁狂症患者的效果是显著的。

随着时间的推移，锂盐黑暗、危险的一面逐渐被揭示出来。那个名叫 W.B. 的患者在接受锂治疗时，出现过严重的恶心感。W.B. 第二次出院之后，药物的副作用变得非常严重，并产生了明显的锂中毒迹象——消化不良、发烧、夜间呕吐、腹泻和心动过缓，为此他不得不再次住院。在心动过缓持续一个月后，W.B. 的锂盐用量逐渐减少，最后完全停止服用。凯德写到，两个月后，W.B. "又回到了他以前的状态，焦躁不安、肮脏不堪、爱恶作剧、爱搞破坏，还为自己的行为得意扬扬"。据历史学家 F. 尼尔·约翰逊的记录，"他的这种状态仅仅持续了一周多，之后他变得消瘦，身上因自残造成的伤口开始感染"。因此，W.B. 又接受了锂疗法，再一次平静下来。然而，他的身体只能再忍受一周的锂治疗，之后他开始出现痉挛，陷入半昏迷状态。他不得不再次中止了锂疗法，但为时已晚，1950 年 5 月 22 日，凯德在报告中写到，W.B. 皮肤 "多处破损溃烂"，他 "已经处于濒死状态"，并伴有 "持续肌阵挛性抽搐"。第二天，凯德在他的病例笔记中写到，W.B. 死于 "临床锂盐治疗引起的毒血症"。就这样，凯德用锂盐治疗的首位患者虽然曾经因用药而取得惊人成效，不仅从 5 年的躁狂中走出来，还在各个方面都成为可靠的公民，获得了一份工作，恢复了与家人和朋友的和睦相处，最终却死在了曾经给他二次生命的药物上。

无人重视的研究发现

凯德 1949 年发表的论文中并没有讨论锂盐的危险性。尽管锂盐可能有毒，但毕竟它非常神奇，能救精神失常的人脱离苦海，而且见效迅速，能帮助那些因躁狂而疯狂的人彻底摆脱癫狂的幻想。凯德希望全世界都能重视他的发现，于是发表了长达 4 页的微型传记汇编，记录了一个个普通人被这种矿盐拯救的过程。这无疑是一篇革命性的论文，但是一开始，并没有人注意到它。

考虑到凯德的论文清楚地表明，锂盐很可能是一种可以有效治疗严重精神障碍的工具，这种轻视绝对是巨大的疏忽。除此之外，即使锂盐不能完全治愈抑郁症一类的病症，但它似乎仍能以其他药物无法达到的方式针对特定症状起效。在 20 世纪四五十年代，能够供精神病学家选择的化学物很少。1903 年发现的巴比妥类药物，与吗啡以及后来的氯丙嗪一样，是一种广泛使用的镇静剂，会因其挥之不去的副作用使用药者的整个大脑一片空白。而锂盐则直接到达 "兴奋" 部位并加以抑制，让其他神经功能及行为相对不受影响。因此，考虑到之后几十年里所发生的一切，我们可以说，锂盐是世上第一种"灵丹妙药"，一种直达患处或者至少针对症状本身的药物。之后的几十年里，百优解和左洛复（Zoloft）[①]等 SSRI 之所以大受欢迎，很可能也是因为这些药物可以作用于单一的神经递质系统而不涉及整个大脑，不像之前那些"肮脏"的药物。所以有人认为，锂盐是精神病学领域第一种"洁净"的药物，它能在不扩散且不留痕迹的状态下改善一系列独立的症状。

但是，锂盐的特殊之处、患者重获新生的事实、治疗的意义、豚鼠的故事、一个男人和他在战俘营里一点点建立的假说……所有这一切都被置若罔闻。如果锂盐是一种化学公司可以竞争的合成药，凯德可能立刻就会名满天下，并且一夜暴富。但情况并非如此，它只是一种非常普通的矿盐，来自普普通通的矿石，甚至可以轻易在海边找到。这些事实让它平淡无奇、一文不值。它不是那种来自实验室、通过复杂的分子组合才能得到的药物，而且没有办法申请专利，因此也没有很大的利润驱动。

凯德之后，该领域后续的研究非常少，其中澳大利亚有 4 项，法国有 10 项。前文中提到过的英国医生 R.M. 扬，就是少数留意到这项研究的医生之一。在阅读了凯德 1949 年论文的摘要后，R.M. 扬"在药房的后排架上发现了一些泡腾的柠檬酸锂"。他写到，按照那篇文章的指示，他在给患者双倍剂量的柠檬酸锂后，患者"立即就发生了神奇的转变，躁狂症状在几天内就消失了"。除此之外，凯德的论文再没有激起任何水花。

---

① 通用名为盐酸舍曲林片。——编者注

锂盐能治疗抑郁症吗

在凯德发表自己研究的 3 年后，即 1952 年，奥胡斯大学（Aarhus University）精神病诊室的负责人、丹麦精神病学家埃里克·斯特龙根（Erik Strömgren），看到了凯德的病例记录，并把它转交给年轻的精神病医生摩根斯·修乌（Mogens Schou），斯特龙根认为修乌可能会对这个议题感兴趣。修乌称自己在精神病学方面继承了父亲的"家传"。在修乌童年时期，他的父亲一直在一家省级精神病医院工作，院中收容着精神病和癫痫病患者。修乌记得父亲打造了一所被称为"神经疗养院"诊疗室，用来收治神经症患者。诊疗室主要服务于"轻度精神病"和"轻度抑郁症"患者。修乌自小就见惯了别人的绝望，他清楚地记得当树木的阴影投射到葱茏的草地上时，那些在医院周围公园里漫步的男男女女"颓丧的态度"和"忧郁的面孔"。

从少年时期到成为一名精神科医生，修乌一直因缺乏有效治疗精神疾病的手段而深受打击。因此，当他在凯德的论文中读到 W.B. 摆脱了疯狂，还有 8 名患者被治愈，多人出院，还从事着正常的工作时，他顿时有了兴趣。终于有化合物比巴比妥类药物更有效了！巴比妥类药物只能让患者入睡；阿片滴剂虽然可以缓解绝望情绪，但取而代之的是成瘾和嗜睡。正如修乌几十年后所说，他从一开始就深信"凯德的论文很快就会为人们所知，它对患者及其治疗反应的生动描述肯定会震惊临床医学界"。

阅读了凯德的研究报告后，修乌和他所在医院的几位同事一起开展了一项共有 38 名患者参与的临床试验，以测试锂盐的抗躁狂作用。他们的试验方法与凯德有很大的不同，且因设计复杂而显得非常出众。长期躁狂的患者被要求参与一项双盲试验，用药会在锂盐和安慰剂之间切换，而躁狂发作频率较高的患者则持续进行锂治疗。修乌的研究是精神药理学史上的首个安慰剂对照试验。

1954 年，修乌发表了自己的试验结果，基本与凯德的发现一致。锂盐对双相障碍患者有治疗作用，抗躁狂作用尤为显著。研究中，当躁狂症患者的用药从锂盐切换成安慰剂后，病症就会复发。其中一名患者在试验期间不幸身亡，但修乌称其死因并非锂中毒，而是之前已患的心脏病。修乌的论文及研究与凯德的至少有两大不同，其一是修乌采用了双盲安慰剂对照试验，其二是他使用了当时刚刚问世不久的荧光分光光度计。这种设备使这支丹麦研究团队能够监测受试者血清中的锂浓度，并将该浓度与可能的毒副作用联系起来。

在接下来的几年里，修乌继续进行锂疗法试验。1959 年，他在报告中称，他已用该药物治疗了 167 名躁郁症患者，其中 77% 的患者病情得到了显著改善。与此同时，凯德的论文与修乌的研究结合终于产生了影响，其他国家的科学家也陆续开始注意到这一点。在法国，有两份报告显示共 35 名患者接受了锂疗法，改善率为 86%。在英国，研究人员对 37 名患者使用了锂疗法，改善率为 92%。凯德发表论文的 10 年之后，接受锂疗法的躁狂症患者累计718 名，据其医生所述，其中 64% 的患者病情有"明显改善"。

一天，修乌在翻阅记录时注意到，一名服用锂盐的男患者不仅躁狂发作减少了，抑郁发作也减少了。（凯德发现，一旦抑郁症发作，锂盐并不能够减缓其症状；修乌则假设锂盐具有一定的预防作用，可以从源头防止抑郁发作。）于是修乌开始思考：锂盐能有效预防双相障碍患者的抑郁周期吗？毕竟，在真正的双相障碍中，躁狂症和抑郁症是交替出现的，且有规律，这就意味着，尽管抑郁和躁狂可能"症状不同"，但它们可能有一个共同的来源或基质。若果真如此，那么假设锂盐是治疗躁郁症中各种极端情绪状态的有效药物，难道不合理吗？

由此引出了另一名丹麦人，他叫保罗·克里斯蒂安·巴斯特鲁普（Poul Christian Baastrup），曾读过修乌的研究结论。1957 年，巴斯特鲁普在沃尔丁堡的州立医院开始了自己的临床试验，并得到了与其他研究人员相同的结论：锂盐即使不能消灭躁狂症，至少也能抑制躁狂性兴奋。作为试验的一部分，巴斯特鲁普对出院的患者进行了随访调查，他要求所有出院患者停止服用锂盐，以判断锂盐是否会导致不良的副作用。巴斯特鲁普写道："结果令人毛骨悚然。"很多受试者并没有遵照医嘱，相反，根据巴斯特鲁普的记录：

> 8 名躁郁症患者都在继续服用锂盐，其中 2 人甚至把这些"神奇药片"给患有躁郁症的亲属服用。当然，这些接受赠药的人都没有接受过任何形式的检查。而受试者不征得我们的同意继续服药的原因也一样：他们所有人都说持续接受锂疗法可以防止精神病复发。

巴斯特鲁普继续对服用锂盐的患者进行了回顾性研究，以便更仔细地检验这种药物是否真的对躁狂症、抑郁症等精神疾病有预防作用。他回溯了患者持续服用锂盐 3 年的经历，并将其间患者的复发率与未服用锂盐时的复发率进行了比较。1964 年，他发表了自己的研究结果，证据令人信服。巴斯特鲁普的研究结果表明，锂盐确实可以防止双相障碍患者的抑郁发作。

与此同时，英国坎特伯雷圣奥古斯丁医院（St. Augustine's Hospital）的精神病学家杰弗里·P. 哈蒂根（Geoffrey P. Hartigan）给 20 名患者服用了锂盐，除其中一组 7 人是周期性抑郁症患者以外，其他的都有慢性或间歇性躁狂症。患有周期性抑郁症的 7 人中，有人在接受锂疗法后，不仅从抑郁症中恢复，而且完全不再复发。哈蒂根没有发表他的研究结果，但他在 1959 年的一次会议上谈到了这次试验的结果。虽然他承认，在已经发表的研究成果中，锂盐在改善抑郁综合征方面并没取得太多令人鼓舞的成绩，且不建议在急性抑郁发作期间用药，但他也生动地描述了 5 个成功案例中患者的经历。

第一名患者是一个 47 岁的男子，一向软弱，无精打采，脸色苍白得像石膏一样，性情羞怯、无趣，"不时感到沮丧"。他的治疗时断时续，病情严重时，他会接受电休克治疗。电流和随之而来的惊厥会在短时间内缓解他的症状，之后抑郁的氤氲又会再次袭来，一次又一次。他发现自己四处徘徊、步履沉重、全身乏力。抑郁每发作一次，他的情绪就会越发低落。在这种沉闷的生活中，他的父母在一个月之内相继去世，这加剧了他的病情。他住进了医院，哈蒂根和护理人员说服他尝试定期服用锂盐。"他正在按维持量服药，"哈蒂根说，"在过去的 18 个月里，他没有出现任何复发迹象。他的妻子说，在这段时间里，他比以往任何时候都更自信。"

哈蒂根还提到了一个更严重的案例，患者是一名 48 岁的男子，其父自杀身亡，其母患有性质不明的神经症。1929 年，该男子曾试图割喉自杀。他为此住院治疗，摆脱了抑郁症，并且多年来一直未见复发。1949 年，他重度抑郁发作，再次住进医院并接受了 13 次电击治疗。这些治疗似乎使他恢复了正常，他出院了，但 5 个月后再次发病，不得不再次入院。这一次，他接受了 12 次电击治疗都没有成效，最后于 1950 年做了前额叶切除术，切断了大脑纤维。然而，即使采取这种极端的措施，也未能使他的内心获得平静。他仍会陷入恐惧和绝望的状态，不得不多次入院接受治疗。

1958 年住院期间，哈蒂根向患者推荐了碳酸锂。服药后他开始出现手部颤抖、面部抽搐的症状，但在患者本人和医生的坚持下，他只是降低了服用剂量，以观后效。随着时间的流逝，患者的颤抖和抽搐逐渐消失了。最终，该患者成功出院并重返工作岗位。哈蒂根写道，虽然该患者的抑郁症很严重，接受过各种各样的治疗，但他的病情稳定下来了，"自此之后都维持得很好，他自称比以前好多了。来医院复诊时，他轻松愉快的样子也和以前垂头丧气的神情形成了鲜明对比"。

虽然哈蒂根没有发表他的研究成果，但修乌从哈蒂根那里听说了后者的研究。哈蒂根曾书信联系过修乌，随后又给他寄去了一份自己当时演讲的副本。修乌敦促哈蒂根把这篇演讲稿发表出来，但哈蒂根生性腼腆、不愿出风头，始终犹豫不决。1961 年，修乌写信给哈蒂根，询问哈蒂根是否有进一步的临床数据。修乌承认："我问这个问题，不仅是因为我对锂盐在精神病学中的应用感兴趣，还因为我的一个弟弟患有抑郁症，而且经常复发。"哈蒂根深表同情，但修乌袒露的这件事后来常常被人拿来作为恶意攻击他的说辞。

事实上，修乌本人写给哈蒂根的信是有所保留的。修乌的弟弟经常被抑郁情绪笼罩，以致元气大伤。修乌用锂盐为他治疗后，效果非常显著。他摆脱了抑郁的阴云，过上了全新的生活，周期性抑郁消失了。他变得稳定又可靠，这在以前是无法想象的。1981 年，当接受艾克斯－马赛大学（Aix-Marseille University）授予的荣誉学位时，修乌描述了他弟弟的抑郁症及其消失的经过。修乌说：

从 20 岁起，他就一再遭受抑郁症的折磨。尽管他很聪明，却不能从事自己选择的职业。症状发作后通常持续几个月才消失，就这样年复一年地反复。大约 14 年前，他开始接受锂盐的维持性治疗。从那以后，他的抑郁症再也没有复发。他仍然需要服药来控制病情，但从功能上讲，他已经痊愈。你知道这样的变化对他以及他的妻子和孩子来说意味着什么吗？你知道这对我们家来说是一个多么大的奇迹吗？我们对未来的恐惧已经被信心和新的希望所取代。

充满希望的处方

我经常做噩梦，那是非常简单又残酷的梦。我梦见抑郁；梦见一顶黑色的帽子滚过一条黑暗的道路，一个女孩变成糖，飞旋着离开；梦见自己蜷缩在一架呼啸着穿越太空的火箭里。有时图像非常混乱：到处都是蚂蚁，鱼在天上飞，事物都失控了，皮鞭抽动，魔杖挥舞，耳边有人低语。

每天晚上我都做一次这样的梦，床单总会被汗水湿透，无论春夏秋冬。醒来时，我总是有一种怀着感激的解脱感，但又夹杂着恐惧，因为我知道这些梦境还会出现。从 10 岁开始，我就常常被抑郁击倒，然后恢复，但恢复并不能冲淡恐惧。抑郁的表现有很多种，对我来说，最主要的是失去爱，比如感觉被亲人抛弃，还有就是失去语言，我的话越来越少，以至于思想的运转似乎都失去了节奏和理性。

我服用过锂盐，但没有起效。这种药不仅没有缓解我的抑郁、稳定我的情绪，还使我双手颤抖，就和哈蒂根的患者反应一样。这种颤抖虽然非常轻微，几乎难以察觉，却能从我的笔迹中看出。那些巨大的、椭圆形的白色厚药片卡在喉咙里难以下咽，我就好像吞下了一块石头。这种药不是抗躁狂药，而是抗抑郁药的辅助品。它就好像一架小梯子，可以让百优解更易于影响我的神经递质，尤其是血清素，但它最后都没发挥作用。无论是否有锂盐的"加持"，我服用 SSRI 的效果都是相同的。然而，必须承认，我从来没给锂盐足够的时间发挥作用。我不喜欢手抖的感觉，不喜欢字迹在纸上东倒西歪的样子，不喜欢写下像幼儿园小孩般歪斜着在纸面上延伸的句子。

我主治医生的办公室在麦克莱恩医院的地下室，这是位于马萨诸塞州优美而古雅的贝尔蒙特市的一家大型精神病院。在过去的 17 年里，我每个月都会到这家古老的私人精神病院一次。这家医院很出名，曾收治过很多名人——西尔维娅·普拉斯、安妮·塞克斯顿（Anne Sexton）、罗伯特·洛威尔（Robert Lowell）等。这里的建筑大多是红砖砌成的，上面爬满了常春藤，建筑之间的小径上铺满了鹅卵石，喷泉潺潺作响，鸟窝在优雅的大门椽子间若隐若现，古老的横梁支撑着雕花的屋顶。这里感觉更像是大学校园，而不是精神病院，唯一的迹象是偶尔有穿着脏衣破衫的患者漫无目的地走着，对着脑袋里的声音喃喃自语。

建筑内部摇摇晃晃的电梯带我来到我主治医生办公室所在的楼层。我走出电梯，进入一条刷着脏脏的米色油漆的走廊，头顶是漏着水的复杂管道网。铜制的水管已经被腐蚀成了绿色，漏出的水聚集在混凝土地板上的小水坑里，或滴进了清洁工准备好的塑料桶里。走廊两边的门都是关着的，上面没有名字也没有门牌号，更没有其他任何标记，看起来有点儿神奇。我常常想象，房间里满是老旧的铜浴缸，或是带着钻孔的头骨，又或是之前某个世纪的科学实验室，生锈的架子上放着满是灰尘的试管。

　　走廊的尽头，我主治医生办公室的门开着，用楔子顶着，说明他已经在等我了。他是一个有趣又有些古板的男人，一绺绺卷发搭在脸上，但头顶已经秃了，像个小丑，但不是那种可怕的小丑。他总是穿着松松垮垮的裤子，背着一个塞满书和文件的背包，天晓得里面还有什么别的东西。他的办公室是一个我永远不会厌倦的世界：巨大的桃花心木办公桌；凌乱地堆放在房间各个角落的文件；冒着泡泡的水族箱；地面上的小半扇窗，只能看到斑点状的泥土或是路过行人的脚；尽管沾水的天花板上有长长的灯管，但房间里依然光线昏暗。

　　他业余时间喜欢从世界各地收集宝石和水晶。他的书架上陈列着各种各样的宝石，巨大的晶洞被利刃劈成两半，可以看到旋涡的中心，斑斑点点汇成犹如银河系一般的星河。来自南美洲的宝石，有海蓝色、绿松石色、蓝紫色。散落的深红色鹅卵石有可能来自火星或者月球，光是看着，你就会觉得它们有着非同寻常的历史。它们曾是流星的一部分，穿过天空，落在地球上摔成了碎片。由于一度迷恋石头，我对他的收藏也产生了浓厚兴趣。每次开始问诊之前，我们都会聊聊他最新的收藏，从伯利兹、智利甚至南极洲淘来的藏品，内核有着无穷无尽、令人着迷的紫色或蓝绿色。

　　然而，今天却不同。今天我肩负着使命。我走进他的办公室，轻快地走过巨大的陈列柜，在他的办公桌前坐下，故意把一条腿搭在另一条腿上。通常我的医生会以"感觉怎么样？"来开启对话，但这次我先开了口。我凝视着他明亮的蓝眼睛，想要掌握主动权。

"我觉得我应该服用锂盐。"我说。

"锂盐吗？"他说，"我喜欢锂盐。锂是一种神奇的药。"

"为什么？"我问。

"研究表明，"我的医生说，"锂盐可以阻止自杀的念头。这不是很了不起吗？如果有个患者想自杀，你给他开点儿锂盐服用，他这种念头很可能就打消了。"

"我没有自杀倾向。"说完，我讲述了自己读到的关于锂盐作为一种预防复发性或周期性抑郁症的药物的文章。

"你服用的再普乐也能达到同样的效果。"我的医生说着手抚下巴，仿佛那里有一绺看不见的胡子。

"也许吧。"但我反驳说使用再普乐有导致体重增加、患糖尿病、甘油三酯升高的风险，这些都是很严重的副作用。"为什么不用锂盐呢？"我问。

"你以前服用过锂盐，"他提醒我，"你不喜欢。"

"我之前没有长时间服用。不过我现在愿意试试。"

显然，我的医生不喜欢这个主意。我问他是否熟悉摩根斯·修乌的研究，知不知道 20 世纪五六十年代的研究表明锂盐可以预防抑郁症复发，对躁郁症患者尤其有效。让我惊讶的是，我的医生说他不知道，从来没有听说过这些。但是，再普乐是一种新的药物（人们总觉得新的更好），而且非常畅销。它的制造商礼来制药公司每年单凭这种药便能赚取数十亿美元，它是美国处方率最高的精神药物之一，这让肥胖率已经很高的美国雪上加霜。我就是个例证，我的身高只有一米五几，体重却有 70 多公斤。

身后的水族箱不厌其烦地冒着泡，我忍不住转头去看。蓝色的水里有很多鱼，它们像幽灵一样，在仿若古城堡的奇异岩石间漂浮着，闪闪发光。我伸出手，抓了一把鱼食撒在水面上。所有鱼飞快地向上游来，嘴巴张成了小小的 o 形。最大最快的鱼第一个到达水面，津津有味地吃起来。

受到这条小鱼的鼓励，我鼓起勇气对我的医生说："我想，如果你读过摩根斯·修乌和保罗·克里斯蒂安·巴斯特鲁普的研究，你就会像我一样相信的。"

"但要停掉再普乐，"我的医生说，"可不是件容易的事。"

我坚持说我愿意试一试，于是我真的试了。我知道想要戒掉精神药物很难，但一想到也许我能发现一种药物，既可以有效地防止周期性抑郁的复发，又不会像再普乐那样，让我肿胀得像条河豚，让我浓稠的血液里满是糖分和油脂，那就值得我为之奋斗。

最后，我获得了医生的许可。他拿出一支笔，给我开了一张碳酸锂的处方，这是一种锂的缓释剂。

"你得慢慢减少再普乐的剂量。"他建议，"你肯定会觉得不舒服。完全停掉再普乐一周后，才能开始服用碳酸锂。"

那天晚上，我从棕色的瓶子里倒出一粒再普乐放在手心。药片上镌刻的字迹表明了它的制造商——礼来。医生建议我每次减少 1/8 的药量，但我很想赶快开始服用碳酸锂，便无视了医生的建议。我利索地把药片掰成两半，一半塞进嘴里。再普乐有很强的镇静作用，那天晚上只服了一半剂量的我睡不着了。当睡意终于降临的时候，我梦见在一个奇怪的炎热城市里，猴子栖息在阳台上。我醒来时浑身燥热，脑袋里好像在冒泡，一整天都感觉站立不稳。第二天晚上，我只吃了 1/4 粒再普乐，结果辗转难眠直到黎明，我看着日光在地平线上呈现出灼热的粉红色线条，染了病似的。我知道自己为什么会有这样的感觉，这对我很有帮助。我的好心情、我的平衡能力都消失了，我摇摇晃晃地行走在这个世界上，我的身体试图弄清楚在没有按照日常剂量服药的情况下该如何运作。

精神科医生不愿意承认，他们开的处方药在许多方面与在街上搞到的东西没什么不同。海洛因成瘾者需要戒毒，再普乐成瘾者也需要脱瘾。脱瘾并不容易，对身体来说是种负担，但我知道，如果我能熬过去，等待我的可能是另一种更好的药。那个周日，丈夫带着孩子们出门了。我躺在床上，看着医生给我的处方，决心在再普乐减至 1/16 的时候就去买新药。1/16 的剂量基本上就是些粉末碎屑而已，我从成片的药上咬下来，然后就点儿水咽下了。

4 天内我完全戒掉了再普乐。我感到，嗯……绝望。我当时仍在服用抗抑郁药，但是单靠它显然没办法完全支撑我的精神。我很害怕自己已经在坑里陷得太深，没法爬出来改用碳酸锂，我也怕自己的大脑会突然急转弯，带我飞到那个奇异又肮脏的地方，那里有扭曲的天使、怪异的房屋、跑调的歌声，通常那意味着我的躁狂又发作了。我走路的时候，故意慢慢地迈步，一只脚踏在另一只脚前面走。我在脑中维持着固定节奏，一二、一二、一二，试图把混乱的大脑变成节拍器，以稳定精神。那天晚上，我站在镜子前，惊奇地发现皮肤下有根肋头隐约可见。时隔许久，我的肋骨又一次显露出来，于是我抬起胳膊攥紧拳头，想给自己一些力量。我很希望锂盐能让我坚持下去。

作为代盐的锂盐

修乌继续在丹麦进行着他的研究，收集、分析数据，试图说服哈蒂根撰写并发表其研究成果。与此同时，锂盐也被引进美国，但并不是作为精神药物，而是作为食盐的替代品，提供给那些因为高血压、心脏病、肾病或水肿而需要低钠饮食的患者。从 1948 年开始，有 4 家公司先后了解到锂有天然的咸味，于是分别生产出了含锂的食盐替代品。不久医生就开始鼓励他们的患者用锂盐作为食物的调味剂。

患者和医生都没有意识到过量的锂可能有毒，于是无所顾忌地将含锂的代盐撒在肉和土豆上，很快，许多人得了重病，甚至死亡。密歇根州安娜堡的 A.M. 沃尔德伦（A.M.Waldron）医生，曾写信给《美国医学会杂志》（*Journal of the American Medical Association*），称他曾推荐 4 名患者使用锂盐作为代盐，结果这些患者都表现出震颤、步态不稳、全身无力、疲惫和视力模糊，这些都是锂中毒的迹象。沃尔德伦医生可能还未意识到锂中毒会致命，因此并没有建议生产代盐的厂商停产，只是建议"应警告医疗从业者这些可能存在的中毒反应"。然而，就在同一期杂志上，另一组医生却报告了两名患者死亡的案例，这两名患者生前都在食用一款含锂的代盐产品，还有一名医生描述了一名患者因同款代盐而产生的严重中毒反应。历史学家 F. 尼尔·约翰逊称："综合来看，对于是否该继续食用含锂的代盐，这几份报告发出了响亮而明确的警告。"

这些死亡和中毒事件并非个案，最终很多知名出版物，如《时代周刊》等都报道了相关案例，引发了约翰逊所说的"中毒恐慌"。FDA 反应迅速，于 1949 年禁止了在全美范围内使用锂盐。之后，人们就很难在美国合法获得锂盐了，尽管这并不能阻止一些无畏的医生在随后的几年里开出锂盐的处方。毕竟，正确使用荧光分光光度计，是可以监测血液从而防止锂中毒的。有的美国医生持续追踪来自丹麦和澳大利亚的学术刊物，找到了获取这种药物的独特方法。还记得吗？前文提过大多数精神病院还保存着 19 世纪遗留下来的大罐锂盐，很多精神科医生就像来自英国的医生 R.M. 扬那样，碰巧读过凯德的论文，也正好有现成的原料可以在自己的患者身上进行试验。由于躁狂或高度兴奋的患者出了名地难对付，因此，尽管有禁令和中毒死亡的报道在前，这种药物仍有很强的诱惑力。

"中毒恐慌"事件将锂盐推入了历史最低点，但它至少有两个积极影响。首先，它促使研究人员开发出更加有效的手段来测量血液中的药物含量，以避免锂中毒；其次，它提升了这种药物的知名度，让越来越多的医生和精神病学家注意到它，开始关注它，并开始阅读修乌和巴斯特鲁普的研究报告。

围绕试验结果的大辩论

与此同时，修乌已经全然相信了锂盐的疗效，并开始将其视为一种神奇的药物，用于治疗某些特定的患者，即躁郁症患者和周期性抑郁症患者。20世纪五六十年代，他尽其所能地传播这些知识，在研讨会上发言、发表论文、收集数据，无比专注于自己的工作，以至于1968年一篇发表在《柳叶刀》（*The Lancet*）上题为《预防性药物锂盐：另一个治疗神话?》（*Prophylactic Lithium: Another Therapeutic Myth?*）的论文将他打了个措手不及。这篇论文由英国伦敦莫兹利医院（Maudsley Hospital）的精神科医生巴里·布莱克韦尔和迈克尔·谢泼德（Michael Shepherd）共同撰写，措辞尤为激烈。文章批评了修乌和巴斯特鲁普1967年提出的锂盐可以有效防止周期性抑郁症复发的观点。布莱克韦尔和谢泼德的批评包括几个方面，其中最重要的是修乌和巴斯特鲁普在这项研究中并没有做双盲安慰剂对照试验，因此研究结果容易受到各种偏见的影响，尤其容易受观察者偏差影响，即受到对目标认识的影响，使研究者无法公正如实地进行观察。

谢泼德确信，修乌是故意避开严谨的双盲安慰剂对照试验的。这一印象源于两人都参加了在德国哥廷根举行的一次会议，会上谢泼德讨论了双盲试验的重要性。谢泼德后来声称自己曾试图向修乌"礼貌地指出"进一步研究的必要性，而修乌却坚称自己已有足够令人信服的证据，能够证明这种治疗躁郁症的新途径和干预措施是可行的。修乌为了强调锂盐具有很强的预防性作用，还告诉谢泼德他的弟弟是怎样奇迹般恢复的。但他没有意识到，这在谢泼德眼中是观察者偏差的明证，表明他在本应严谨的科学问题上投入了过多的情感，这种主观的立场肯定会使修乌在工作中取得的一切成果产生瑕疵。据修乌所说，谢泼德"明显认为，当我为自己的发现而欣喜时，我一定是个'信徒'，一个狂热、天真、不值得信任的人"。事实上，在 1968 年发表的那篇文章中，谢泼德和布莱克韦尔确实指责修乌和巴斯特鲁普使用"'开放'的方法来评估他们多年来一直在提倡的疗法"。

《柳叶刀》上的这篇论文以及其中包含的攻讦在欧洲和美国的精神病学领域引发了轰动。在锂盐能否有效预防周期性抑郁症的问题上，医生们意见不一。这也许让大家忽略了谢泼德和布莱克韦尔的核心论点：问题不在于药物的功效问题，而在于研究的方法。修乌和巴斯特鲁普在一个月后对这些攻击做了回应，但修乌强烈地感觉到，他们不能实施双盲安慰剂对照试验来继续研究，因为那样做会让自己陷入可怕的伦理困境。虽然修乌以前进行过锂盐的双盲安慰剂对照研究，但那时的他并不知道锂盐在治疗躁狂症和抑郁症方面的效果。

现在他已经知道了答案。所以做双盲研究就意味着，明知道有药物可以有效治疗躁郁症患者，却还是要给一部分患者服用安慰剂。这些服用安慰剂的患者肯定会陷入可怕的精神错乱：在躁狂状态下，他们可能会筋疲力尽，或是造成巨大的伤害；而在抑郁状态下，则有可能自杀。修乌的弟弟自从开始服用锂盐后，抑郁症就再未发作过，这让修乌更加进退两难。他自问："我怎么能让他或是其他类似的患者去参加临床试验，让他们面临中断锂疗法的可能性呢？"之后，他又以强势的态度称：

> 我们是不是可以……在患者中随机抽样，让他们服用安慰剂……让他们经历痛苦的旧病复发和可能的自杀，以便为英国和美国的患者获取药物有效的证据？这样做有违《赫尔辛基宣言》，该宣言中明确规定，除非对患者有潜在的好处，否则不应该让患者暴

露在实验风险中。

而谢泼德和布莱克韦尔似乎认为进行双盲安慰剂对照研究不存在伦理问题。这场辩论没有变成严格的科学讨论。谢泼德和布莱克韦尔不断质疑修乌的动机，即便没有明说，也在不断暗示：作为一名科学家，修乌在情感上的过度投入致使他其实根据现有的数据不足以得出有意义的结论。在后来的采访中，谢泼德甚至开始对修乌的举止和仪表品头论足：

> 他是个和蔼可亲的人……他穿运动夹克，说一口流利的英语；他相当有魅力，还有种丹麦式的幽默……我意识到我面对的是一个信徒，他自己也知道这一点……他告诉我，他的一个亲戚病了，且正在服用锂盐，还说真的应该制定一项政策，让每个患者都可以服用锂盐。因为他这种快活的态度，我不确定他是认真的，但后来我意识到他是……不经意间，我们引发了一场持续多年的噩梦……我必须对布莱克韦尔加以劝阻，否则麻烦会越来越大。

鉴于试验风险如此之高（修乌和巴斯特鲁普认为停服锂盐的患者有可能自杀），加之所有的指控似乎都带有主观色彩，修乌和巴斯特鲁普一直在努力为自己辩护。讽刺的是，谢泼德和布莱克韦尔专门提到，修乌对研究过于投入，因此无法得出客观结论，而事实上，谢布两人似乎才是使辩论主观化的元凶。他们通过对修乌进行心理分析，把辩论从科学领域拉到了更加主观的领域。他们质疑的不是修乌的数据，而是他的潜在动机，假定修乌"过度投入"。修乌并不反对批评本身，他说："批判性辩论是科学发展的基础，任何时候都应该鼓励，但如果自己的数据和伦理遭到无情且不公的排斥，这是任何人都不能接受的。对其他科学家动机的推测与科学讨论毫不相干，应该尽量避免才对。"布莱克韦尔反驳说，修乌的职业生涯都"被锂盐支配着"，并称"他一直拒绝尝试双盲试验，部分原因是他对这种药物有着强烈的主观信念"。

修乌和巴斯特鲁普知道他们必须做点儿什么来回应这些批评，于是，他们最终决定进行一种改良的双盲安慰剂对照研究，以回应人们对他们的批评。84 名服用锂盐达 1 年甚至更长时间的患者参与了这项试验，其中一些患者继续使用锂疗法，而另一些患者则使用安慰剂。如果使用安慰剂的患者病情复发，就中断试验，让他们重新接受锂疗法。6 个月后，修乌称，研究结果"清清楚楚"，"服用安慰剂的患者中，超过一半的人复发了。但服用锂盐的患者中却未出现复发现象。因此作者认为，锂盐的预防功效已被确切证实了"。

谢泼德和布莱克韦尔仍然不相信，声称这项研究仍然存在方法上的缺陷。他们提出，由于锂盐引发的副作用突然消失，接受安慰剂治疗的患者或许已经意识到自己被停了药，而这种认识本身就可能导致其精神病复发。尽管谢泼德和布莱克韦尔心存疑虑，在锂盐的预防作用方面，修乌和巴斯特鲁普的第二轮研究似乎使大多数精神病研究团体开始倾向于他们。然而，为了赢得这场胜利，修乌在个人和职业生涯上都付出了相当大的代价。这场公开辩论造成了很大破坏，其中充满了尖酸刻薄的评论，耗费了大量时间，源源不断的尖锐批评中还夹杂着人身攻击。英国精神药理学家戴维·希利称，一方面，这场大辩论让锂盐的知名度更高了，让锂盐在各个国家都为人所知；另一方面，大量论文在《柳叶刀》和其他出版物上不断发表，其中充斥着攻击、反驳、否认，这场旷日持久的辩论给修乌的职业生涯蒙上了阴影。

尽管修乌和巴斯特鲁普最后占了上风，但谢泼德在多年后仍坚持己见。他最终表示，由于制药公司原本并不打算研发含锂药物，修乌这么做一定有利益驱动的因素。"他们是发现了狠赚一笔的机会。"谢泼德这样说。

> 以前整个行业都不重视锂，因为它只是一种元素，很便宜，然后这些人突然就看到了商机……我们被卷进这个事件里，成为替罪羊，只是因为我们胆大妄为地指出了问题。好吧，这至少迫使他们不得不做些更科学的研究。我不觉得通过那些试验证据能得出正确的结论……但这对我来说并不重要，而对于修乌却很重要，因为这事关他的信仰。当然了，他的名声也是建立在这个基础上的。

抛开修乌的个人名誉不谈，锂盐在旷日持久的辩论中变得声名大噪，这导致越来越多的美国精神科医生开始向 FDA 请愿，要求解除 1949 年 "中毒恐慌" 事件后颁布的禁令。纽约的精神科医生罗纳德·菲夫（Ronald Fieve）就是锂盐的狂热支持者。他自 20 世纪 60 年代开始便让躁郁症患者服用锂盐，并大力宣传这种药物。菲夫喜欢来自公众的关注，甚至有点儿爱作秀。他后来写的畅销书《情绪波动》（Moodswing），使得锂的形象在美国公众的观念里有了很大提升，这可能与他一位很有名的患者——美国剧作家乔舒亚·洛根（Joshua Logan）有关。洛根是电影《南太平洋》（South Pacific）和《凤宫劫美录》（Camelot）的制作人兼导演，他的躁郁症在服用锂盐后被治愈了。70 年代，菲夫说服洛根和他一起参加了很多美国电视节目，开诚布公地描述这种药物及其治疗的疾病。尽管权威的教科书，如《治疗学的药理基础》（The Pharmacological Basis of Therapeutics）称，"锂离子未见已知的治疗用途"，但菲夫和其他美国精神病学家希望改变这种药物在美国的地位，并解除官方对锂盐的禁令。

这些精神病学家努力在美国进行宣传的同时，谢泼德和布莱克韦尔派与修乌和巴斯特鲁普派的激烈辩论使这种药物的知名度不断提高。越来越多的美国临床医生开始向 FDA 申请对躁郁症和复发性或周期性抑郁症患者使用锂盐。最后，FDA 的工作人员"因为不想收到更多申请，所以很快就颁发了许可"。

与此同时，因氯丙嗪的销售而出名的 SK&F 和罗厄尔实验室（Rowell Laboratories）似乎也嗅到了商机，他们向 FDA 提交了碳酸锂的新药申请。迫于制药公司的压力以及个别精神科医生持之以恒的游说，FDA 最终在 1970 年 4 月 6 日，也就是首次宣布禁令的二十多年后，解除了该禁令。锂盐在美国被批准用于治疗躁郁症，这是唯一准许的用途。尽管修乌和巴斯特鲁普进行了更多研究，但 FDA 至今仍未批准锂盐用于复发性抑郁症的预防性治疗。

从再普乐，改服锂盐

我仍在做着关于抑郁的梦。床单落在我身上，把我困住。一个浮肿的身影爬过了围墙。

药房里的色彩十分鲜亮，喜庆的红色笔记本、波点花纹的发带、彩色包装的口红、塑料盒里的假睫毛……我排队等着，队伍中的每个人都手拿一张纸，上面浓缩着各自长长的故事。我的处方上字迹潦草，有各式各样的花体字，字母圈圈套套、歪歪扭扭，奇怪地连接在一起。

　　轮到我的时候，我把处方递给一位身穿白大褂的女士。她涂着鲜艳的口红，戴着小小的珍珠耳环，衬衫扣子一丝不苟地扣到最上面一颗。她的脑袋好像是悬停在空中一样，超然物外。她的头发向后梳着，在头顶盘成一个端庄的发髻，光滑油亮，好像一块油酥点心。她用拇指和食指拈起处方，长指甲光滑得闪着光，仿佛患病的是那张处方而不是我。她看了看处方，噘起了嘴，盯着我看了一阵，小心翼翼地抚平处方，然后又拿起处方，举到灯光下。我身后排着的人动了动，过道里有个孩子哭了起来。

　　"很抱歉，"这位女士最后说，"我没法给您拿药。"

　　"怎么了？"我说，"这是医生开的处方。"

　　"你医生的笔迹太难辨认了。"

　　"这上面写的是锂盐。"说完我意识到后面的每个人都能听到我们的对话，但我不在乎。那时我已经好几天没有服用再普乐了。我的身体好像被掏空了一般，里面只有刺耳的嘁啾声和尖锐的碎片，绝望迅速而彻底地笼罩了我，我以为只要有了舒缓的锂盐就可以填补内心的空洞。

　　"锂盐。"我又说了一遍，这次声音大了一点儿，尽管它听起来仍然很小，好像是从很远的某个地方传来的。

　　"我没法为我看不懂的处方拿药。"这位药剂师说。她的嘴唇抿成一条细缝，我想要伸手撕开那条缝。

一串汗珠顺着我的颈背往下淌。我身后排队的人叹了口气，又挪动了一下，仿佛他们是个有机体。"处方我能看懂，"我说，"上面写的是'Eskalith XR'[①]，'XR'的意思是'缓释剂'。"

"那这个你读得出来吗？"她指着一堆潦草的字迹问我，语气有点儿得意扬扬。

"可以啊。"我说着低头看那些字，却发现它们完全无法辨识，这是急性子医生的典型笔迹，我的心沉了下来。

"很抱歉，"药剂师说，"我看不懂这上面写的是什么。而且根据执照要求，我不可以给看不懂的处方拿药。"

我离开药店，走进了黄澄澄的阳光下。人们步履匆匆，好像有着无尽的动力。每个人都被某种可疑的、毫无人性的东西驱动着。我的情绪很不稳定，喉咙里像有一堵泪水压成的墙一般，隐隐作痛。我想哭，但又不敢哭。毕竟，眼睛就是脑袋上的两个洞，谁知道会从里面冒出什么来。我脑海里出现一个小女孩，弹珠从她的脸上滑落。

回家的路上，我在一个小树林里停下来，从巧克力色的泥土里拽出一条粉红色的蚯蚓，看着它在我手心盘绕，它纤细的身体就像它原本所在的泥土

---

① 一款碳酸锂药的商品名。——编者注

一样凉爽。我尽可能地寻求着慰藉，从一条虫子那里，从温暖的树林那里，或是从窗台上小麻雀三叶草形状的脚爪那里。回到家后，我给精神科医生打了个电话，没接通，只能留了言。

    几小时后，我又去了另一家药店，我的医生帮我在这家药店开了电话处方。我在橙色的塑料椅子上等了半小时，之后叫到我的名字，付了钱，就离开了。我回到自家的厨房，拿出药瓶，里面有 30 粒锂药丸，每一粒都是一个没有任何标记的球体，光滑、冰凉，含进嘴里就会让脸颊鼓出来一块。我倒了杯水吃药，但最后我把药丸丢进了玻璃杯，看着它在杯中溶解，从固体变成了气泡。我想到了很久以前，含锂水曾被用于治疗各种疾病。药片过了一会儿才完全溶解。它一溶解，我就把整杯水喝了下去，舌尖有种凉凉的刺激感。

    第二天早晨醒来时，我的房间似乎异常安静。我知道这只是安慰剂反应，但我乐于接受任何形式的治疗。楼下孩子们的笑声听起来很可爱。树影像蕾丝花边一样映在墙上，我看着它们晃动着，斑斑点点，不断舞动。我起来，站在床上，从宽敞的窗户可以看到潮湿土壤上盖起的花园。那里的土壤养分充足，一直都很湿润，植物欣欣向荣。玫瑰色彩缤纷，巧克力薄荷层层叠叠，高大耀眼的紫荆花与黄色的雏菊、带着尖刺的粉红色香蜂草纠缠在一起。大叶醉鱼草长长的枝丫上有粉红的花簇，吸引着蝴蝶与飞蛾。巨大的橙色蝴蝶落在植物上，一边饮水，一边弯曲着翅膀。这些蝴蝶像书一样大，它们的翅膀有着黑色的圆点和锯齿形的金边。飞蛾虽朴素，但光洁雪白的翅膀也有独特的美。我在这片土地上播种、耕作、栽培，在沃土中精心培育出每一株灌木和每一朵鲜花。

锂盐至少需要一周的时间才能对血液产生作用，药物需要逐渐在体内累积，急不得。所以，在首次服药后的第二天，我很清楚这种突然迸发的欣喜来自我自己。在接下来的 7 天里，我小心翼翼地四处试探，耳朵始终竖起，想要倾听内脏可能发出的声音，好确定药物正在起作用。当我注意到手有轻微的震颤时，我很高兴，这是药物在身体中累积的迹象，或许能为我提供一个摆脱再普乐的机会。我完全不担心锂中毒，因为我知道自己需要每月接受一次血液检查。日子一天天过去，2 周、3 周过去了，7 月变成了 8 月，8 月又变成了 9 月。夜幕渐凉，星星在黑色天空的衬托下显得分外清澈，每一颗都像是一粒珍贵的矿盐。我和孩子们把望远镜搬到露台上，仔细观察着这些星星。我把再普乐这种利润丰厚、精神病学领域最受欢迎的心境稳定剂，换成了一种作用原理很神秘的古老备选药物。约翰·凯德最早的假设仍然无可挑剔——锂盐之所以有效，是因为躁郁症患者体内缺乏锂离子。

果然，几周过去，我的情绪平静了下来。我眼前的磨砂玻璃消失了，取而代之的是某种丝绸般的柔软。我没什么烦恼，也没有变得麻木。没有什么比精神疾病的消退更难得的了，它能给人带来一种雨过天晴的清晰感。我把这种感觉称为"阴郁的红利"。每个心态平和的日子都很美好，像是宴会一般，长桌上色彩鲜艳，白色的桌布像水上的风帆一样明亮。服用了锂盐之后，我的骨架又显现出来了。我的手不再被脂肪包裹着，看起来优雅了不少，于是我戴上了一枚戒指，上面镶着一块简简单单的白色月长石。我的血糖也降低了，在停用再普乐 4 周后，我的初级保健医生告诉我，糖尿病也在离我而去。但是，锂盐对我是否长期有效，是否能像对修乌的弟弟和他的许多其他患者一样有效，是否能让我免于躁狂的同时预防复发性抑郁症，现在还未可知。

无法申请专利的药

　　摩根斯·修乌于 2005 年去世。除凯德之外，他大概是锂盐最有力的拥护者了。事实上，当这种药物开始在世界范围内获准用于精神病治疗时，凯德也盛赞修乌是在让锂盐获得认可的过程中"付出最多的人"。修乌目睹锂盐治愈了无数的患者，包括他的弟弟。不同于如今众多受到利益驱使的药物研发者，修乌和凯德的追求是纯粹的。无论谢泼德怎样抹黑，他们都知道锂盐永远不会让他们致富，但仍然为这种药物贡献了毕生精力。他们在药物中看到的是一种能治疗毁灭性疾病的强大治疗手段，认为它能引发精神病学界最有趣的讨论。与氯丙嗪不同，锂盐似乎具有不同寻常的特异性，能消除躁狂性兴奋，同时不影响其他症状。精神分裂症患者服用锂盐后能够平静下来，但其幻觉和妄想并没有缓解。最初将锂盐介绍给修乌的丹麦精神病学家埃里克·斯特龙根认为，锂盐由于化学成分十分简单，所以能作为潜在的透镜观察情绪的神经回路，且"比复杂化合物更有疗效，因为复杂化合物对不同的疾病没有明确的治疗偏向"。

　　鉴于锂盐的特异性，你可能认为这种药物会被广泛地研究：研究人员会调查服用这种药物的患者，试图了解它影响大脑的哪些区域，以及如何抑制或刺激神经传递信号。所有这些都是为了更好地理解人类情感的两个极端——狂躁和绝望，这两个极端一旦被摸清，就能对其做出标记和描绘，也能解释它们更为常见的"表亲"，比如悲伤和快乐、丧恸和欢喜。但奇怪的是，很少有科学家花时间研究锂盐作用下的大脑，探索这种药物的机制以及它在人脑中的微妙舞蹈。哈佛大学教授、麦克莱恩医院的医生亚历山大·武科维奇说："毫无疑问，锂盐对精神病学来说意义重大，但神经科学家从未为此兴奋不已，因为它无利可图。"

比起其他药物，锂盐或许更好地揭示了精神病学与资本主义企业利益之间的紧密联系，以及该领域与大型制药公司之间的密切合作，而大型制药公司通过药品能在数月间赚到数百万甚至数十亿美元。这就是为什么虽然锂盐对很多人有效，但药物研发人员仍然试图研发新的心境稳定剂。他们在高科技的大坩埚里生产出大量新型的治疗双相障碍的药物，甚至直接将现有的药物，比如治疗癫痫的药物，转化为治疗躁郁症的药物，以求获得专利和丰厚的利润。

1983 年，雅培公司（Abbott Laboratories）获得生产一种名为丙戊酸钠的抗惊厥药物的许可。雅培公司随后两次成功申请专利，以制造丙戊酸半钠——一种更稳定的钠。这种新的化合物与其前身丙戊酸钠只有一个钠离子的区别，因此，戴维·希利说，它"完美地体现了当今专利法的真空"。随后，精神病学家哈里森·波普（Harrison Pope）和他同事共同完成的研究表明，丙戊酸半钠是治疗躁狂症的有效药物，这一结果让雅培公司获益颇丰。

雅培公司只是众多例子中的一个，许多用于治疗癫痫的抗惊厥药物在20 世纪 80 年代和 90 年代被用于治疗躁郁症。这是由于医生意识到，一种叫作卡马西平的药物可以抑制杏仁核引发的癫痫发作，杏仁核是能够诱发恐惧情绪的大脑边缘系统的一部分。精神病学家接着研究了卡马西平在躁狂症治疗中的作用，发现同样有效。于是他们认为，心境障碍或许可以被视为一种心理上的惊厥剂，就好像躁郁症患者的大脑正以癫痫发作式的方法从绝望转向欣快。

一旦躁郁症被重新定义为惊厥的等价物，所有以前只用于治疗癫痫的药物不仅有了治疗精神病的可能，而且有了相关性。药厂嗅到了这种新模式的潜在利润，开始匆忙地给他们生产的抗癫痫药贴上新的标签。"心境稳定剂"一词在这个时期得到了广泛的应用，以前仅限于治疗癫痫的药物现在有了更广泛和更有利润的用途。加巴喷丁便是其中之一，在成为心境稳定剂之后，其一年的利润达 13 亿美元。这类新药占领了精神药物市场，并在一定程度上根除了锂盐的使用，因此 20 世纪 90 年代刚入行的精神科医生在实习期结束前后，对锂盐的使用经验远少于对抗惊厥药的使用经验，尽管没有证据能证明这些"新型"心境稳定剂比锂盐更有效。更重要的是，实际上也没有证据表明双相障碍是癫痫的等价物。这仅仅是一种可能性、一种模型，但这种可能性造就了新的范式，尤其是在美国，人们觉得对新发现的抗惊厥药的"狂热"是正当的。

抑郁的阴云又回来了

服用锂盐时，我不再梦到抑郁卷土重来。当我不再被再普乐的副作用压得喘不过气来时，我真的觉得轻松多了。我不敢说自己疯狂的情绪已经被治愈了；有时候我仍然会感到情绪低落，空气中仿佛突然生出裂缝，而我仿佛跌落其中。这时，我尽量不轻举妄动，因为经验告诉我，任何举动都有可能让情况变得更糟。我学会了如何在混乱中保持镇定，一直向下滑落，直到落入一片空无一人的海滩。黑色的岩石四处突起，海鸥尖叫着，臃肿的船倾覆了，沙滩上有螃蟹的尸体。我不想停在那个地方。开始服用锂盐后，我确实没再有过那种感觉，但有时我感觉自己离那里非常近，仿佛沙子已经在我的脚底。我能嗅到腐烂空气中的盐味和纷乱的海藻在潮湿中分解的气味，能听到飞虫急速冲向海浪时的声响。雾中有一座孤零零的灯塔，它那唯一的光束太弱，无法穿透浓雾。

然而，从长远来看，药物并没有我希望的那样有效。让我沮丧的是，那年冬天有段时间，当天色渐暗，微光慢慢消失，狂风劲吹时，我抑郁的阴云又回来了。我吓坏了，赶紧去找再普乐，用身体健康来换取精神稳定。然而，对许多人来说，锂盐这种从石头中提取的盐就已经足够了，就是他们所需的全部药物了。我羡慕他们。亚历山大·武科维奇曾说："我用锂盐治疗了许多抑郁症的患者，我发现锂盐和抗抑郁药一样有效，它对双相障碍也一样有效。"真希望我是他所说患者中的一个。

我觉得没有任何药物能够完全封住我常常感觉到的、在我周围出现的裂缝。有时候我会想：我需要这种药吗？这种能让我在某个架子上站稳，摆出漂亮姿势的药？也许我身体里的某一部分就喜欢疯癫，喜欢缓慢而有节奏的水滴，喜欢有岩石和黑帽子的梦，喜欢有小女孩和飞旋糖的梦；也许我也喜欢我吃的药，又或者喜欢吃药这种行为。我每天晚上都吃药，把圆滚滚的锂药丸丢进一大杯冰凉的水中，看着它咕嘟咕嘟地泛起泡沫，像魔法药剂一样。喝下它后，如糖浆般浓稠的睡意就会席卷我，这种嗜睡和凯德在豚鼠身上观察到的没什么区别，还能带来温泉和水疗一般有着溴化物味道的梦、有着人们一度深信的含锂水的梦、有着阳光闪耀下的广阔盐田的梦。

第 3 章

三环分子与 MAOI：
早期抗抑郁药的兴与衰

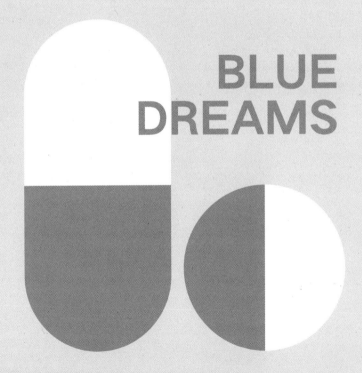

即使过了这么多年，我每次拿到处方后，仍会将它折成纸飞机、某种植物或是我最喜欢的小天鹅。天鹅的翅膀拢在一起，有小小的鸟喙，优雅地栖息在我的手心，然后交到药剂师手上。他仿佛有魔法一般，一个响指、一挥魔杖，我的天鹅就变成了一瓶药，没有人知道它是怎么来的。

我、抑郁和第一次药物治疗

不，我不知道那是什么时候开始的。可能是我 10 岁的时候，或者是我 2 岁的时候；也许是我还没出生的时候，我那时只是个小不点儿，然后长成胎儿，半透明的皮肤下隐约可见我小小的心脏。大脑是什么时候开始形成的呢？也许就是那时候。我不知道小时候别人是怎样抱我的，甚至不知道有没有人抱我，但母亲告诉我，我婴儿时总是哭个不停，所以她总是把我放在秋千上，让我在前后摇晃中大声尖叫。他们都说，我是个累人的孩子，非常难哄。所以，也许这种状况早就开始了，并且一直伴随着我。对了，我说的状况就是抑郁，它就好像是没有月亮的黑夜。

记得在我六七岁的时候，寂静 7 月的某一天，茎上的玫瑰好像棕色的火球，天空中白热的太阳几乎把街道照得反光，花园中的花草无精打采，树木随着微风晃来晃去。我和姐姐坐在一栋房子外面的门廊上，我们都穿着连衣裙和玛丽珍鞋，白色的短袜饰有荷叶边。那应该是一个特别的地方，但如今

54 岁的我已经想不起那是哪里了。我只记得酷暑、酷暑、酷暑，黑色的柏油马路像太妃糖一样软，我的皮肤也好像变酥脆了。我记得，我从门廊上望见大路尽头有个人影向我们走来，他越走越近，轮廓也越来越清晰。他穿着深色的西装，上衣扣子扣得严严实实，两枚金色的胸针在夏日阳光下闪闪发亮。他走过来半跪在我和姐姐身旁，脸上汗津津的，问我们想不想看他的猴子跳舞，距离近到我都能闻到他呼出的煤渣味。然后我看到了他的手，更确切地说，他缺了一只手，空空的袖口耷拉下来，骨瘦如柴的手腕残肢上布满了纹路和缝线的疤痕。那只猴子不知从哪里跳了出来，开始在热气腾腾的人行道上蹦蹦跳跳。它毛发的颜色像浮木，小脑袋上戴着一顶小巧的三角帽。然后那个人唱起歌来，猴子就跟着跳舞。我姐姐笑个不停，但我却很恐惧。这个人、这只猴子、这只缺损的手，以及猴子在旋转晃动时包裹在我周围和我体内无处不在的热浪……我不记得那个人唱了什么歌，也不记得是怎样结束的，只记得他和猴子上一秒还在，下一秒就不见了，似乎是被剧烈的灼热力量或是仲夏的扭曲魔法吸到了天上。

那天晚上，我梦见要给一个人打电话，但到处都找不到我的手。我从梦中醒来，拿起床边的杯子喝水。水温温的，纸杯很潮湿，似乎马上就要塌下去。我又睡着了，再次醒来时，黑夜已经过去，卧室里充满了炫目的白光，仿佛能抹去一切。那是暴风雪一般的白色，但空气中仍然热浪滚滚。我试图呼救，声音消失在了细如面粉的颗粒中。这些颗粒把一切都遮蔽得无影无踪。我清醒地躺在床上，惊恐万分，被这种可怕的炫目强光包围着，不能说话，也不能动弹。我不知道这种状况是怎样结束的，也不知道它为什么会结束，最终世界恢复了正常，卧室里的家具回到了原位，我的身体也恢复了原样。我伸出手，两只手十指健全、活动正常。但我总感觉不对劲儿。我的四肢异常沉重，胃里压着一块大石头似的。我望向窗外，生怕带着猴子的男人会回来。但清晨的街道静悄悄的、空无一人，只有斯洛特尼克先生在他家的后院清理泳池，大网子里装满了亮晶晶的绿叶。

　　我的童年在很多方面糟透了，虽然不是所有方面。其实我没有什么特别之处，但不知为什么，我总是会惹恼母亲，仿佛我是她人生中的污点，她总是拿我没办法。在我还是婴儿时，她就不停地摇晃着我荡秋千；我长大点儿的时候，她有时会拽着我的一绺头发，在地板上拖行我，有几次还把我的脑袋按进水槽，用肥皂水给我漱口。我母亲也患有抑郁症，因此我的抑郁症很有可能来自她，就像我从她那儿学会了认字和骑自行车一样。抑郁是一种可以获得，甚至可以掌握的东西，就像学拉各种带弦的乐器一样——这是一种理论。还有一种理论：我生来脑袋就坏掉了，所以六七岁那年夏天看到的、让我窒息的白色强光，只是疾病发作时的必然表现，这是一种我在母胎中或是刚出生不久就患上的病。有一些令人信服的证据表明，抑郁症，尤其是我所患的双相障碍，能够通过基因遗传；还有一些推测认为，母亲怀孕期间如果被抑郁症困扰，就有可能会将这种抑郁以应激激素的形式传给后代，这种伴随着忧郁的激素会渗入未出生的孩子体内。

　　10 岁起我就开始接受心理治疗，我的医生是一位名叫苏格曼的高个子女士。我接受心理治疗的原因是，我在四年级时变得非常失落、惊恐，以至于大部分时间不愿意上学。我对许多东西感到恐惧，尤其是超市里打扫得干干净净还留有清洁剂味道的过道，还有血淋淋的、切开包好的鸡腿和鸡胸。那些鸡肉在毫无生气的血浆里游动，屠夫挥舞着刀，围裙上布满猩红的血点，他的商品摆在陈列柜里的碎冰上，有浅色的鱼片，水箱里活着的瞎眼龙虾在彼此的甲壳上爬来爬去，触须晃来晃去。

对我来说，从小时候起这个世界就很奇怪，好像一个超现实的舞台，猴子和缺了只手的男人和着没人想听的舞曲跳舞。棋盘格地板无休无止地延伸着，而有时母亲会狠狠地给我一巴掌，在我脸上留下五指印。13 岁时，抑郁已经完全控制了我，并且表现得很明显。我用母亲的剃刀划破自己的皮肤，然后目不转睛地看着血汨汨流出，惊异地发现这事做起来竟这么容易。这究竟是天生的，还是后天养成的呢？

那时，苏格曼医生的诊治已经结束了。老师看到我皮肤上的伤口后，说服母亲带我再去找个心理医生。米里亚姆·马佐尔（Miriam Mazor）博士大约 35 岁，是一位精神科医生，住在马萨诸塞州布鲁克莱恩市的正统犹太区。我会在放学后坐电车去她的办公室，一周 3 次。我会把 10 美分硬币扔进投币箱，走下电车，进入一个陌生的世界。男人都带着黑色的高帽，耳边摇曳着几绺卷发。他们常常埋首于书本之中，甚至走路时都在读书。春夏之际，教堂的门总是开着。在去医生办公室的路上，我总能听到令人难忘的希伯来语歌声。熟食店与商店的大玻璃窗后面，面包师们揉着面团，不停地揉捏、弄软、成型，最后捏成一捆，涂上厚厚的黄油，然后滑进砖炉里。

13 岁到 20 多岁，我都在米里亚姆·马佐尔那里看病，其间每周约诊 3 次，但对于谈话的内容，我能记得的不多。重要的不是我说了什么或是她说了什么，而是我们一直在说话。这种对话就像河流。在水流之下，有着这样一个假设：无论我的问题是什么，都可以通过语言解决；或许我的问题就是由语言导致的——在我的成长过程中，家里从来都没有"爱"和"喜欢"这样的词。20 世纪 70 年代中期，没有专门医学知识的人几乎都没有听说过化学性抑郁。我也不懂精神分析。那时没有皮沙发让我躺下来进行自由联想。我笔直地坐在椅子上，常常注视着医生办公室地毯上的图案，有时能看到友好的面孔，有时看到的则是嘲讽和凝视的面孔。

　　我们很少讨论这种治疗的基本前提，但我们都很清楚，正如马佐尔医生所暗示的，我可能因为对母亲的不当教育抱有压抑的愤怒，如果我能触及这些情绪并在治疗时倾吐出来，那么我的黑暗情绪、我对午夜与带着猴子的男人的恐惧，以及四肢无力的感觉就会被治愈。因此，在每次长达 50 分钟的治疗中，我花了很多时间来找寻某些特定的情感，比如把自己的心情描述为愤怒，却徒劳无功，因为我根本没感觉。同时，整个青春期，我的症状越来越严重。我仍然会割伤自己，切口离手腕边缘的静脉不断靠近。到了 18 岁，某天我吞下盐酸苯海拉明片和布洛伪麻片，之后在急救室里被强灌了木炭，对着一个蓝色的大碗干呕。

　　20 世纪 70 年代就这样过去。我上了大学，患上了进食障碍，暴饮暴食然后催吐，整个人变得瘦骨嶙峋。1981～1983 年，我会对着垃圾袋呕吐，然后把整袋呕吐物扔进学校路边的垃圾箱里。我会用手指抠喉咙来催吐，如果不管用，还会把梳子柄塞进喉咙，刮擦柔软的食道，直到有一天我的喉咙因为发炎而肿了起来。我的整个脖子都鼓胀了，吞咽时疼痛难忍，甚至会呼吸困难。最后我不得不去学校的医务室，喝用小杯子装的粉红色青霉素液体，每天 4 次。当我高烧时，喝下去的药附着在我起泡的喉咙上，我眼前有东西在飞舞，有雪花，还有巨大的白色蕾丝圆环在我周围落下。

　　那些年里，我还是常常割伤自己，就连月经越来越少甚至完全停止也不能阻止我。我每周还是会去找马佐尔医生 3 次，她见证了我下降的体重、嶙峋的骨骼、萎缩的喉咙和困难的呼吸。当我的身体有所恢复，能够从医务室走去她的办公室时，我的治疗方案变了。那时，初代计算机和咔嗒作响的打印机取代了电动打字机。不到 10 年，万维网问世，一些精英甚至已经知道如何发送电子邮件。计算机的"记忆"可以存储在芯片上，而人类也开始以类似机器的方式看待彼此。如今，我们的轴突和树突可以在成像设备上看到，大脑成了各种部件的集合，由我们可以在试管中复制而成的哔哔作响、闪闪发光的化学物质组成。

这不代表我的病马上就有救了。我清楚地记得自己离开医务室再去看马佐尔医生时的情景，那是一个周五下午。马佐尔医生全神贯注地看着我，让我坐立不安。她 40 多岁了，戴着双光镜。她的眼睛又大又亮，天鹅绒般的棕褐色眼睛周围镶嵌着浓密的黑色睫毛。她双手交叠，放在膝盖上，坐在办公桌前端详了我好一会儿。房间里越来越安静，最后她叹了一口气，说："我一直在想，药物治疗可能对你更好。"

如今，很多人在酒吧里喝下两杯啤酒后就可以对化学失衡、血清素偏低和定向药物这些概念夸夸其谈，而别人听起来会觉得乏善可陈。但以前并不是这样。在我接受心理治疗的年代，即使氯丙嗪、锂以及其他精神药物都已经问世，许多精神病学家仍然相信，谈话疗法及其所产生的洞见才具有更深远的疗效。在我和与我同时代的大多数人心中，药物治疗是为那些关在远离尘世的精神病院里的疯男疯女准备的。

"丙咪嗪，"马佐尔医生继续说，"我觉得可能会对你有效果。"

"丙咪……什么？"我握住自己骨瘦如柴的手腕，感觉到脉搏在跳动。

"丙咪嗪，"她重复道，"一种抗抑郁药。"

那是 1982 年，我不清楚抗抑郁药是什么，但有一个根深蒂固的观念：服用任何有可能干扰我大脑的药，都是一种亵渎，是一种难以言说的极端行为。我对这类药物本身充满抗拒，甚至没有办法说出这个药的名字。我的问题是源自生理而非心理，这种观点也让我很抗拒。我觉得自己的病应该是后天问题，而不是先天不足。此外，我深信，精神（心理学）和大脑（生物学）之间存在不可逾越的鸿沟。在这种情况下，通过使用药物来走捷径就等同于犯罪，而且非常危险，会使得谈话疗法的洞察力黯然失色，被快捷的化学物质取代。这种想法极大地冲击着 19 岁的我。我坐在那里，倍感羞愧，紧盯着地毯，仿佛地毯中藏着我要的答案。我的精神科医生还在盯着我，好像我是个难得一见的奇观。她的目光有些难过，表明我们在某条路上已经走到了头，尽管我在这条路上投入了全部的信念和努力。6 年间，我每周去看 3 次医生，每一次都努力将自己的情感塑造成医生认为正确、顺从、通畅的形态。然而，精神分析性心理治疗对我没用。

最终，虽然我没有给出任何回应，但马佐尔医生还是拿起笔给我写下了处方，后来我也尝试着服用了那些药。那是 12 月中旬的一天，我走出她的办公室来到街上。灯光照亮了道路两旁的灌木丛和树木。我呼出的气在寒冷的空气中清晰可见，每呼出一口都有一个小幽灵从我体内飘出，在我脸上短暂飘浮，然后消失在一片寒冷的蓝色之中。我的呼吸就是这样，无法被捕捉。它由氧元素和碳元素组成，甚至可以用分子式来描述，却不能改变它从我口中飘出而无法伸手捕捉的事实。19 岁时，所有我们没有也不能交由科学的手术刀左右的方式，都给了我莫大的安慰。我坚信人类的精神比容纳它的大脑更大，相信我们永远也无法描述得清那团布满皱褶的器官，因为要做到这一点，就得超越它本身，拥有比人类现有的大脑更敏锐、更纯粹的智慧。这毫无疑问。我相信，人类的痛苦与欢乐，至少有一部分是超凡脱俗的，是我们无法描述和触及的。

我站在马佐尔医生办公室外街道的尽头，那里离电车车站只有几个街区的距离。我从外套口袋里拿出处方，试着解读上面的神秘文字。我把那张纸折成一架飞机，放在手心，想要让风把它带走。然而风没有来，什么事也没有发生。我又把它折成天鹅的形状，再次放在手心，想要献给天空，然而那只鸟没能飞起来。天空开始下雪，小块小块的冰碴飘落，几乎是雨夹雪。我把纸弄平，然后把这张留有清晰折痕的纸折成一个小方块，放回口袋里。天很快黑了下来，商店的橱窗发出明亮的光。在巨大的橙色方形光晕里，面包师正在做白面包，覆满面粉的双手熟练地揉搓着面团。

我推开药店的门，门上的铃铛叮当作响。药剂师站在长长的走廊尽头，穿着白大褂，正在数药片。那些药片在冬夜里闪着奇异的光。药店肯定是灯火通明的，但在我的印象里，那条走廊很黑。窗外的雪越下越大，细小的冰碴变为大片的雪花，在空中漫不经心地飞旋着，最后落在街道上。街道迅速变得雪白一片。

"您需要什么？"药剂师问。我什么也没说，把手伸进口袋，拿出了那个小方块，试图把它摊平在我们之间的柜台上。药剂师拿起处方，透过眼镜看了看，然后久久地盯着我。我耸了耸肩。"请给我 10 分钟。"他说。在短短的 10 分钟内，我得到了 60 粒比 1 美分钱糖果还小的红色药丸，每一粒药丸上都印着难以辨认的小字。

回到宿舍，我按照药瓶上的说明吃了两粒。我对药物的效果毫无准备，困意犹如一桶水向我浇来。我不是爬上床，而是倒在了床上，连续数小时在浓郁的黑暗中越陷越深，沉睡不醒。第二天早上，闹钟响了，我费了很大力气才从深不可测的深渊中挣扎着爬起来，伸手按停闹钟，然后继续沉睡，沉入幽深私密的海底。

从抗组胺药到三环类药

1949 年 3 月，23 岁的艾伦·布罗德赫斯特（Alan Broadhurst）在英国罗德斯（Rhodes）一个破败的火车站下了车。罗德斯是曼彻斯特郊外的一个小工业区，街道蜿蜒，烟雾弥漫，绵绵细雨使一切都黯淡无光。心怀理想的布罗德赫斯特是应瑞士嘉基公司（Geigy）之邀而来的，该公司聘请他来协助建立其在英国的分公司。布罗德赫斯特在镇上鹅卵石铺就的人行道上走着，寻找着这家他即将效力的公司，最后发现这家公司不是坐落于壮观的高层建筑或古色古香、爬满常春藤的砖楼中，而是在一栋小房子里，落满灰尘的窗户和下陷的楼梯让他每走一步都更加警惕。最终，他站在了一扇有着黑色猫眼、邮件槽和坏掉的门铃的门前。

嘉基公司的内部也好不到哪里去。布罗德赫斯特走过一间间略显倾斜的屋子，屋中都堆满了纸箱，文件夹散落在金属办公桌上。洗手间被用作实验室，试管排列在水槽边和淋浴隔间里。很难想象，这样简陋的处所竟然是三环类药物的诞生地，其中就有丙咪嗪。当然，所有实质性的研究都是在嘉基公司位于瑞士巴塞尔的办事处完成的，但就丙咪嗪这种被精神病学界奉为首种帮助到千千万万人的抗抑郁药而言，其最初的研发概念就是在罗德斯由布罗德赫斯特和他的同事提出的。

1828 年，德国化学家弗里德里希·维勒（Friedrich Wöhler）成功证实：尿素这种在哺乳动物尿液中发现的物质，可以在实验室人工合成。这也是第一次有证据表明，人体及其生物基质是可以人工制造的。布罗德赫斯特一定听说过这个著名的实验。戴维·希利称，事后看来，这是人们第一次面对这样一个事实——人类的生命本质上并没有什么特别之处。与许多科学家之前的观点相反，尿素的合成揭示出，"创造生命不需要神，也不需要其他神秘的干预"。如果我 19 岁时就知道维勒的实验，也许就不会纠结于我的失常是源于生物化学这一点了。我同成千上万生活在 19 世纪和 20 世纪的人一样，认为人类的生命是超然的，甚至是一种精神现象，与试管、本生灯之类的器具毫不相干，而布罗德赫斯特正是打算用这些器具，以全新的方式制造新药。

但该从哪里开始呢？这种药的使用对象是谁呢？布罗德赫斯特首先从抗组胺药入手。他和嘉基公司的高管们都留意到了罗纳－普朗克公司令人欣喜的新发现，尤其是源于亚甲蓝染料中的吩噻嗪核。最终，嘉基公司研发出了丙咪嗪，其分子结构是三环的，所以又被称为三环类药物。丙咪嗪作为首种抗抑郁药，和它的同类氯丙嗪一样源于染料，但不是亚甲蓝，而是夏日蓝，有时也被称为天蓝。不过，就和氯丙嗪的前身丙嗪一样，在丙咪嗪的精神药物特性被发掘之前，嘉基公司只是希望研发出一款能够作为镇静剂或镇痛药而用于心脏手术的药物。罗纳－普朗克公司的成果是建立在吩噻嗪核之上的，而布罗德赫斯特的团队必须在不使用吩噻嗪核的情况下做到这一点。布罗德赫斯特想知道抗组胺药领域是否还有更多值得挖掘的东西，同时，嘉基公司和他都想避免制造出业内所谓的"二代药物"。二代药物本质上和其本源一样，只是对部分侧分子稍做了调整。比如我们在上一章讨论过的抗惊厥药丙戊酸半钠，它与它的前身丙戊酸钠仅有一个离子的差别。布罗德赫斯特和他的团队希望以抗组胺药为起点，创造出一种杂环化合物、一种真正与众不同的药物。

总的来说，20 世纪中期精神药物的开发就是这样进行的，并且直到今天，很大程度上来说仍是如此。在搞清楚针对的病症之前，药物就已被开发出来了。药物研发没有明确的目标，纯粹依靠意外发现、直觉和经验的积累。将各种碎片信息筛选和分类后，便知道下一步要做什么，如此反复，直到新化合物产生，而此时仍然无人知道新的化合物能治什么病，又能帮到什么人。

言归正传，氯丙嗪起初是作为麻醉增效剂使用的，它能改变患者的情绪，让患者冷静下来、减缓四肢供血，从而使手术更容易开展。我们也知道，氯丙嗪并不是诞生于化学家保罗·沙尔庞捷和西蒙娜·库瓦西耶氯化抗组胺药丙嗪之时，而是早在亨利·拉博利观察到手术患者在另一种抗组胺药异丙嗪的作用下变得冷漠，由此揭示氯丙嗪也可以用于精神病治疗之时。这种药物的诞生，是因为有人以一种新的方式看待它，并敢于想象它有一些并不显而易见的用途。从某种意义上讲，药物研发虽说是科学家的工作，但实际上是在梦想和愿景中完成的。这一过程如同写小说一般，并不是为了某个明确目标而进行化学物合成的过程。

在苦苦求索的过程中，年轻的布罗德赫斯特和他带领的科学家团队被抗组胺药所吸引，因为法国人在氯丙嗪的研发上给他们带来了重要而清晰的线索。布罗德赫斯特在他的回忆录中写道："最终，聚光灯打在了亚氨基二苄之上。"和氯丙嗪一样，亚氨基二苄也是一种三环类化合物，也来自染料，但不是亚甲蓝，而是夏日蓝，不过，"两者的化学构成差别极大"。

将研究重点放在亚氨基二苄上之后，布罗德赫斯特的团队有效地缩小了研究范围。按照公司的要求，嘉基公司的有机化学家通过对亚氨基二苄的分子侧链进行微小的改变，创造了这种物质的诸多衍生物，共计42种。接下来，他们开始在大鼠、小鼠、兔子等实验室动物身上测试这些衍生物，以研究其是否有毒。布罗德赫斯特和他的前辈凯德一样，甚至亲自服下了一种化合物。最终，研究小组将目标锁定在了G22150上，这个代码所代表的物质是所有化合物中毒性最弱、镇静作用最强的。即使给最小的动物注射大量该物质，也不会产生毒性，且能有效地发挥镇静作用。嘉基公司原本的理念是将它开发成一种临床的催眠药。又一次，相关记录显示出了药物研发那惊人的随意性。失眠症并不是嘉基公司的科学家一开始想要攻克的难题，他们对此不怎么感兴趣。但和之前一样，疾病是第二位的，药物才是第一位的。

第一种抗抑郁药的研发

在经过整整一年的努力后，1950年，嘉基公司的科学家联系了一些精神科医生，询问他们是否愿意在一些失眠症患者身上试用公司研发的新药。其中有一位名叫罗兰·库恩（Roland Kuhn）的医生，在瑞士康斯坦茨湖畔明斯特林根医院（Münsterlingen Hospital）工作，德高望重。尽管库恩严肃且有些古板，但三思之后，他同意了测试。

如今的药物测试，再也不能像嘉基公司的科学家测试G22150那样进行。现在的药物研发人员不会只盯着一种有可能发挥作用的化学衍生物，也不会直接去找愿意用自己患者作为试验对象的医生来试药。现在的药物测试流程已被严格监管，既要包含双盲测试设计的临床试验，又有机构审查委员会监督测试流程。除此之外，新药需要进行安慰剂对照试验，这一过程往往要花费数年时间和数百万美元。在相关监管机构和审查委员会之类的组织都还未诞生的时代和国家，就像氯丙嗪一样，丙咪嗪的发展史也带有童话故事般的色彩。一方面，严格的监控的确可能有益于药物研发，身在其中的患者至少受到了道德准则的保护。但另一方面，像库恩这样的精神病学家认为，测试药物的最佳方法不是通过缓慢昂贵的临床试验，而是通过在患者和医生建立理解、相互共情的背景下进行精细的临床观察。

同意加入试验后，库恩尽责地将 G22150 配发给明斯特林根医院的失眠症患者，由此这种药正式开启了作为安眠药的使命。这次尝试失败了。有的患者服药后睡得很好，其他人却完全没有效果。嘉基公司因此放弃了 G22150，也放弃了帮助失眠症患者的愿景。

嘉基公司的科学家很快发现了一个新的研究对象——G22355，它与氯丙嗪有着许多化学相似性。布罗德赫斯特和嘉基公司的其他人了解到，氯丙嗪在法国已经从外科手术转移到了精神病学领域，让·迪莱和皮埃尔·丹尼克在精神分裂症治疗方面取得了突出的成果。尽管嘉基公司的科学家无意开发二代药物，但他们还是想知道，自己的新宠是否也能治疗精神疾病。布罗德赫斯特回忆道："通往明斯特林根医院的道路已然铺就，不久后我们又回到那家精神病院，询问库恩医生是否愿意试用我们治疗精神分裂症的新药。"

尽管 G22150 失败了，库恩还是愿意给新药一个机会。库恩召集了两类精神分裂症患者，让他们统一服用 G22355。一类患者虽然正在服用氯丙嗪，但因其价格过于昂贵而无法长期使用，另一类患者未服用过药物。嘉基公司的科学家以及明斯特林根医院的医生虽然都对 G22355 知之甚少，但都认为这种与氯丙嗪结构相似的药物会起作用，而一旦它起作用了，人类的医疗武器库中就有了第二种抗精神病药物。

因此，除患者之外，整个参与试验的团队都满怀期待地等待着，希望这次尝试能如利箭一般，正中患者痛苦的靶心。当药物注射进患者的静脉时，护士会密切观察所有细微的变化，尽管他们知道，没有药物能够立即对精神分裂症这样严重又顽固的疾病产生作用，即使氯丙嗪也不能。在患者身上进行试验的日子里，寂静笼罩着明斯特林根医院，那是暴风雨前的宁静，仿佛某种高悬着的东西即将落下。

几天到几周不等的时间后，服用了新药的患者开始表现出一些行为变化。这种变化"很耐人寻味，其中一些患者的表现也相当令人担忧"，布罗德赫斯特这样说。事情是这样的：一群曾经安静、镇定的精神分裂症患者开始踱步，情绪变得越来越激越。有些人变得精力充沛，但他们的行为毫无意义。他们绕着小圈蹦蹦跳跳，或是唱着不知所云的歌：

> 划、划、划小船，
> 顺着哈肯萨克河的岩石码头，
> 你一定会回来，
> 人生，只是梦一场。

其中一名患者身上充满了疯狂的能量。他不知从哪儿找来一辆自行车，在一个满天星光的夜晚，穿着睡衣骑着车去到临近的村庄，高声歌唱。被吵醒的居民从床上爬起来，拉开窗帘，看见一个满头大汗的人在街上疾驰而过，头向后仰着，歌声像烟雾一样在空中翻涌。

对此，嘉基公司的科学家、护理人员，就连库恩本人，全都垂头丧气。显然这种药物有一定效果，但不是对精神分裂症患者。其中一些有抑郁倾向的患者病情有所改善，但并不显著，比不上法国氯丙嗪的全垒打式疗效。"我们非常失望。"布罗德赫斯特写道。于是，他们放弃了临床试验，并"耗费了漫长又难熬的时间，试图找到某些患者产生奇怪反应的原因，一路磕磕绊绊，研究了一些不太可能的假设和机制"。

这些磕磕绊绊的研究会议在嘉基公司位于瑞士巴塞尔的总部举行。科学家们试图找到答案，但他们只有野心，没有远见。他们甚至不知道接下来应该尝试什么。一天，所有人挤在一张桌子旁，试图搞清楚为什么他们研发的抗精神病药物一败涂地，而氯丙嗪这种相似度很高的药物却能取得惊人的成功。这时，有人提出了一个想法，这个想法最先是谁提出的已经无从考证，布罗德赫斯特认为可能是他的同事保罗·施米德林（Paul Schmidlin）。总之，科学家们开始猜测这种药物能带来超常精力的原因。那些不停踱步的精神分裂症患者表现得好像体内装了电池组，而那个骑着自行车在星空下唱歌的人信马由缰，但很快乐。没错，有些患者服用 G22355 后看起来异常快乐。无论他们是否真的快乐，他们都至少有了晃悠踱步的意愿。这种药几乎给每一个患者提供了某种动机，因此，这种药也可能是……抗抑郁药？

事后看来，一切都是显而易见的，但嘉基公司的科学家却花了那么长的时间才得出结论，这似乎令人难以置信。但是正如希利所指出的，"抗抑郁药"一词在丙咪嗪被发现之前并不存在，这种称谓的缺失或许可以解释他们为什么没能更早地从苦思冥想中得到答案。布罗德赫斯特说："回顾往事，一切看起来都如此幼稚、如此荒谬、如此机械化，但又如此简单。我们想知道，那种在精神分裂症患者身上看到的明显的情绪提升是否也会发生在抑郁症患者身上，如果是的话，也算是个有益的结果。"

　　于是，嘉基公司的科学家第三次回到了明斯特林根医院，询问库恩是否愿意尝试将 G22355 用在抑郁症患者身上。布罗德赫斯特写道："我清楚地记得，他一脸怀疑和不信任。"但最终，库恩还是被说服了，同意进行一项新的临床试验。该试验开始于 1955 年底，一组患有重度植物性抑郁症的患者被先后施以肌内注射和口服 G22355 药物的治疗。总共有 40 名患者使用了该药。之后，又是漫长的等待、空洞的沉寂与观察。时间流逝，药物没有任何起效的迹象。每个人都在等待，尤其是那些最可能因药物而有得失的患者。这些患者与之前服药的患者不同。他们不是能够行走的患者，也不是精神分裂症患者。他们清楚自己的状况，为可怕的瘫痪所折磨。20 世纪 50 年代，因抑郁症住院的患者往往因可怕的痛苦而无法动弹，完全无法正常活动，但直到生命的最后，他们都清楚记得自己是谁，经历过什么。这种对身心之间残酷对比的认知，令他们更加难以忍受。

　　与此前 G22355 的试验一样，这次试验也完全不受控制。嘉基公司的科学家们只是把一些样本给库恩，库恩再把这些样本给他挑选的患者。这个过程看似简单粗暴，但事实并非如此。尽管库恩从未使用双盲研究、安慰剂、数据统计或当今任何一种重要的临床试验设备，但他"每天都会对每位患者进行多次单独检查，并反复与他们交流"。

　　第一个出现变化的患者是 49 岁的葆拉·J.F.（Paula J.F.），她多年来一直被抑郁和自我厌弃困扰。1956 年 1 月 12 日，她开始接受 G22355 治疗，几天后就完全康复了。试验开始大约三周后，嘉基公司的科学家和库恩在许多其他患者身上也看到了令人难以置信的结果。布罗德赫斯特写道："很明显，G22355 正在产生显著且有益的效果。大约 2/3 的患者抑郁症状明显减轻。那些有生物性症状或者库恩博士所描述的'植物性'症状的患者治疗效果最好。"

与时代背道而驰的疗法

和通过大型公共精神病院获得成功的氯丙嗪一样，G22355 在进入精神病学领域方面进展缓慢。一部分原因在于 20 世纪 50 年代是精神分析和精神动力学疗法的鼎盛时期。当时，抑郁症被视为内化的愤怒、升华的性压抑，甚至是患者尚未解决的心理困扰的外化。通过化学手段来安抚精神病患者是一回事，但是用药物来治疗抑郁症是与时代精神背道而驰的。人们普遍认为，药物治疗会影响患者为触及问题核心而付出的努力，因此要不惜一切代价避免用药。

那个雪夜站在药店门外的时候，我当然也是这样想的。那天我没戴手套，手里来回滚动着那瓶刚拿到的装满丙咪嗪的瓶子，看着雪落在圆滚滚的瓶子上，直到瓶身落满雪花，墨迹晕开，将白雪弄污。我清楚地记得，回到宿舍后，我把包裹着糖衣的两粒药丸放在舌头上，用水吞服，唇齿间留下甜味，之后便沉入睡眠的泥沼，陷入扭曲的梦境，里面满是弄污了笑脸的小丑、在地上翻滚的云朵、红色警报器的尖叫、一只高飞的天鹅、装在袋子里的骸骨、尖锐的冰柱顶端摇摇欲坠的水滴。第二天早上，我的疑虑和药物的副作用发展到了极致——头晕、盗汗、唇舌发黏，但我却没有停止服药。因为我试过发泄愤怒、责怪母亲、号啕大哭，但都没有用。我已没有别的选择。可想而知，G22355 进行测试时，那些服用它的患者肯定也有类似的感觉。

可能当时的某些精神科医生也有类似的感觉。布罗德赫斯特在回忆起一位著名的精神分析学家希尔达·亚伯拉罕（Hilda Abraham）时表示，"她是最不可能对用药物治疗抑郁症感兴趣的人"。亚伯拉罕以擅长通过自身洞察力和宣泄疗法来解决患者的问题而闻名，但她联系了布罗德赫斯特，希望能拿到 G22355，以便展开试验。亚伯拉罕的同事帮她做了一场真正的试验，采用了对照组和双盲设计。布罗德赫斯特写道："我记得亚伯拉罕特别惊讶，因为她的抑郁症患者中有近 2/3 的人使用这种药物后都康复了。"

谁是最大的功臣

科学发现的荣誉归属，一直是个复杂的问题。就拿氯丙嗪来说，它是有史以来被人创造出来的第一种精神药物，它将精神病学领域从仅仅控制严重且持续的精神疾病，带入了只要吃药就能部分缓解症状的新局面，但关于氯丙嗪的荣誉至今归属不明，这主要因为无法厘清是谁起到了关键作用。是保罗·沙尔庞捷吗？他最先在罗纳－普朗克的实验室里研制出了氯丙嗪。是他的同事西蒙娜·库瓦西耶吗？她在实验室里用大鼠做试验，最先发现了氯丙嗪的功效。还是后来的亨利·拉博利？他不仅注意到他的手术患者在异丙嗪和后来的氯丙嗪的影响下表现出冷漠，还热心推动了圣宠谷军事医院的精神科医生在患者身上试用氯丙嗪。或者是迪莱和丹尼克？他们在没有额外药物和冰块的情况下，开创性地广泛使用氯丙嗪，并发现它是一种稳定的抗精神病药物。

G22355，即后来的丙咪嗪，是另一个巨大的突破。就像氯丙嗪一样，很难评估谁是这一突破背后的大功臣。毫无疑问，布罗德赫斯特和他嘉基公司的同事，包括合成了 42 种亚氨基二苄衍生物的化学家们，都发挥了关键作用。但是，他们或多或少已经淡出人们的视野，当谈到抗抑郁药的发现时，他们的名字很少被提及。人们通常觉得是库恩单枪匹马地发现了丙咪嗪，虽然这样说很片面，却也是事实，因为第一个临床试验开始后，嘉基公司的团队就退居二线，而库恩则发挥了更大的作用。

库恩不太招人喜欢，至少他的同事都不喜欢他，有人觉得他脾气暴躁，有人觉得他吝啬小气。他发表了多篇论文，有时却没给合作撰写者署名。他喜欢寻求别人的认可，却总是不知满足。一些非常重大的会议有时并不会邀请他。

1912 年 3 月 4 日，库恩出生于瑞士首都伯尔尼西北部的比尔市。后来他在伯尔尼的大学师从声名显赫的雅各布·克莱西（Jakob Klaesi），研究精神病学。雅各布·克莱西是深度睡眠疗法的开创者，该疗法旨在通过使用安眠药和巴比妥类药物，使患者有机会在长时间的休息状态下重新调整神经系统，以恢复正常。20 世纪早中期，深度睡眠疗法风靡欧洲，却从未在美国真正流行过。库恩在克莱西的诊所当了几年学徒，完成了训练后，就去了明斯特林根医院工作。明斯特林根医院是一家公立医院，有 700 名住院患者，门诊人数也在不断壮大。

克莱西认为，某些精神疾病实际上是生物现象。如果对库恩进行仔细的研究，就会发现他身上有着克莱西的印记——他也接受了自己导师关于抑郁症有生物基础的观点。不过虽然库恩日后因丙咪嗪的药物试验而闻名于世，但作为一名临床医生，他显然更青睐心理动力学和存在心理学。库恩可能也深受路德维希·宾斯万格（Ludwig Binswanger）的影响，后者是瑞士精神分析学家和存在主义哲学家，因为库恩认为宾斯万格"是理解心境障碍方面的天才"。和宾斯万格一样，库恩也在探索可能导致或加剧患者精神疾病的心理范式。他在工作中用存在主义的观点来洞察人类境况的深刻问题，并注重共情式倾听，因为他的患者和我们一样，清楚人终归是孤独地活着，孤独地死去。

谈到 G22355，库恩和布罗德赫斯特讲述的故事略有不同。在布罗德赫斯特的版本中，是他和他的科学家同事找到库恩，问他是否愿意尝试他们研究出的衍生药品；而在库恩的版本中，是他自己找到嘉基公司的团队，主动要求尝试 G22355，希望它能像氯丙嗪一样帮助精神分裂症患者，并声称当这种期望未能实现之后，是他提出将这种药物作为抗抑郁药。尽管两方说法不同，但仍有一些共同点。他们都承认，曾在 300 多名精神分裂症患者身上进行了可怕的试验，其中一些患者病情急剧恶化，如那个在镇上穿着睡衣、骑着自行车、大声唱歌的患者。之后，他们都同意中止这项试验。

无论如何，1957 年 8 月，G22355 作为抗抑郁药的功效刚被证实，库恩就在瑞士的医学杂志上发表了他的研究。9 月，他去参加了在苏黎世举行的第二届世界精神病学大会，并在一场只有十二三人参加的会议上报告了自己的研究成果。但那时，抑郁症的生物基础和心境障碍的治疗这类话题已不再流行了。

致命的抑郁症

库恩没有气馁。到 1958 年，他已经在 500 多名抑郁症患者身上使用了 G22355，他从嘉基公司的科学家那里获得了契机，然后将研究进一步拓展。此后，嘉基公司的团队，也就是布罗德赫斯特、施米德林等科学家逐渐淡出了人们的视野，而库恩则作为早期抗抑郁药故事的主角向前迈进。尽管库恩不太招同事喜欢，但他对患者却十分周到细致，既有同情心，又善于观察。这些特质让他能够探查出 G22355 最有可能对什么类型的抑郁症起作用，也能够细致入微地向嘉基公司描述用药效果。是他让嘉基公司得知，这种药是抗抑郁药而非欣快剂，这个区别对于该领域和大众都至关重要。

库恩认为，欣快剂，例如可卡因，并不能够治疗特定疾病，而抗抑郁药则可以。此外，库恩认为，抗抑郁药只对受特定类型的绝望所折磨的抑郁症患者有作用，他将这种病症称为"致命抑郁症"，这种病症的特征是食欲下降、精神活动阻滞、清晨情绪恶化，而过了清晨则稍有缓解。致命抑郁症的患者往往睡眠较差，常被内疚和绝望的情绪笼罩，要么哭泣不止，要么无神地盯着毫无色彩的世界。这类患者服用 G22355 反应最好。而非致命抑郁症的患者用药后往往没什么效果，也不会产生负面影响。库恩在其论文中解释称，那些致命抑郁症的患者平时可能根本不会表现出任何明显的悲伤，相反，他们有时会表现为恐惧症和强迫症。因此库恩也将 G22355 用于了恐惧症和强迫症患者的治疗，并取得了良好的效果。

1954～1957 年，库恩进行 G22355 的药物试验的同时，嘉基公司已经确认自己手上有一剂强效合成药，但他们的推广速度很慢，而且，这不是因为没有人对这种药感兴趣。前文提过的加拿大医生海因茨·莱曼，是北美最早使用氯丙嗪的医生之一，他也参加了第二届世界精神病学大会。莱曼在回蒙特利尔的航班上读了库恩在大会上的演讲稿，很感兴趣，一回到家就联系嘉基公司的加拿大办事处，想要索取一些样品。那时，嘉基公司的加拿大办事处甚至还未曾听说过 G22355。尽管如此，莱曼还是设法获得了样品，并立即在自己的精神病院进行试验，对 84 名抑郁症患者用了药。他在 1958 年发布的报告中称，2/3 的患者对药物有积极的反应。然而，尽管 G22355 在治疗抑郁症这种可怕疾病方面大获成功，但它仍未能流行起来。

它有市场吗

对焦躁不安的嘉基公司来说，首要问题是确定这种药物是否有市场。在后百优解时代，这种担忧似乎令人震惊。安全有效的抗抑郁药有没有市场？当然有！但这个事发生在百优解让抑郁症变成明星综合征之前。库恩向嘉基公司强调 G22355 不是兴奋剂，这让嘉基公司的高管们纠结不已：这是一种能够治疗重度抑郁症的化合物，能让使用者快乐有活力、充满能量，但它却不是兴奋剂或欣快剂？那它是什么？库恩说不清，但他很确定这种药物对需要电休克疗法的患者最管用。换句话说，在嘉基公司看来，这种药针对重症患者，市场很小。毕竟，有多少人需要电休克疗法呢？

世界卫生组织为确定抑郁症的影响范围和程度而进行的最新研究表明，全世界每天有多达 3.5 亿人受这种疾病困扰。如果嘉基公司能够预见到百优解未来有一天会渗入我们的文化甚至日常生活，可能就不会犹豫要不要营销他们的新产品了。但在他们当时所处的文化环境中，"抑郁症"还不是一个家喻户晓的词。当时的人们都是沉默地忍受痛苦，只有当抑郁症严重到无法正常行动作息时，才会接受治疗。

　　库恩于第二届世界精神病学大会发表演讲一年多后的 1958 年末，嘉基公司终于开始支持 G22355，不是因为他们终于搞明白这种药为什么起效、如何起效，也不是因为他们确定这种药真的有市场。事情是这样的：罗伯特·比林格（Robert Böhringer）是该公司最大的股东之一，他的妻子患有抑郁症。就和摩根斯·修乌关心自己弟弟的方式一样，当比林格知道库恩为嘉基公司在 G22355 上所做的试验后，他主动要来一些样品给他的妻子服用，不到一周他妻子的病就有了好转。在那之后，比林格全力支持 G22355。他是嘉基公司的股东，自然很有影响力。

　　不仅如此，就在这之前一年，另一种抗抑郁药异烟酰异丙肼登上了《纽约时报》的头版，竞争者出现了。嘉基公司于是全力推进，G22355 以"丙咪嗪"的名字被推向瑞士市场，随后又以"托法尼"（Tofranil）的名字在美国和欧洲其他国家销售。1959 年，当这种药物终于在美国上市的时候，距离嘉基公司获得该药的专利，已过去整整 8 年。

从火箭燃料到抗抑郁药

　　那时，美国有一位极富魅力的人物，名叫内森·克兰（Nathan Kline）。他作为哈德逊河西岸一家名为罗克兰州立医院（Rockland State Hospital）的精神病院的研究主任，正在着手研究一种名为单胺氧化酶抑制剂（简称 MAO 抑制剂或 MAOI）的药物。单胺氧化酶是一种与神经递质相互作用的酶，可将血清素、多巴胺和去甲肾上腺素等神经递质从大脑中清除。科学家们怀疑，人体内的 MAO 失衡——过多或过少，可能会导致精神分裂症或抑郁症。或许 MAOI 可以通过阻止酶清除单胺类神经递质，来恢复大脑中单胺类神经递质的平衡，从而使其正常工作。

与丙咪嗪这种三环类化合物不同，MAOI 是由许多不同的物质制成的。其中包括肼这种有毒的液体，而其更为人熟知的角色是火箭燃料。第二次世界大战期间，德国发射的 V-2 导弹使用的就是这种燃料。战争结束后，因新的军事限制，德国的肼变得毫无用处。于是，德国将国内储存过多的肼低价卖给了急于用它做试验的化学公司。

综上所述，人类最早拥有的两种抗抑郁药都有着颇具诗意的渊源。第一种是氯丙嗪。这种最早的抗精神病药物起源于染料工业，出自夏日蓝，是用忧郁的颜色来治疗忧郁。第二种则来自推动火箭升空的燃料。它被发现有新的用途，可以推动人类前进，直到他们摆脱痛苦。与丙咪嗪正相反，MAOI 备受瞩目，至少它刚面市就在美国引起了巨大的轰动。它登上了媒体报刊，得到了大量订单，收获了许多奖项。所以，对于嘉基公司的问题——它有市场吗？答案是肯定的。

1951 年，科学家发现，肼这种火箭燃料具有抗结核的作用。第二年，一种由肼制成的化合物异烟酰异丙肼除了对肺结核有效，还有其他作用。科学家指出，接受这种疗法的患者不仅表现出原发疾病的改善，而且整体上变得更有活力，体会到一种极度的幸福感，社交活动也显著增加。当时，美国联合通讯社在斯塔滕岛海景医院（Sea View Hospital）拍摄的一张结核病患者的照片显示，他们正兴致勃勃地参加派对。文字说明写道："几个月前，这里唯一的声音是结核病患者的咳嗽声，咳嗽就是他们的全部生活。"在另一张照片中，患者在休息室里跳华尔兹，文字说明是："肺里有洞，也能跳舞。"在异烟酰异丙肼成为真正的抗抑郁药之前，它作为欣快剂的效果就已经被注意到。它从一种能给患者带来笑容的治疗肺结核的药物，到最终变成获批用于治疗抑郁症的"精神增能剂"（psychic energizer），走过了曲折漫长的历程。从一开始发现这种药物能改变情绪，到最后被正式包装成抗抑郁药，经过了许多年。

那么，内森·克兰是如何成为 MAOI 的主要发现者的呢？20 世纪 50～60 年代，被称为"精神药理学的黄金时代"。那时，随着大脑交出了它所汇集的秘密和路径，新的神经递质一个接一个地被发现，以前紧闭的、理解人类痛苦根源的大门似乎被猛然打开了。去甲肾上腺素、血清素、多巴胺……如果你仔细听，几乎可以听到轴突和树突的咔嗒声、认知火花的磕磕碰碰声，以及神经元在头骨里推搡时相互碰撞的声音。

这就是内森·克兰生活和工作的世界。他受纽约精神病学界的鼓舞，充满了热情和灵感。他似乎认识圈子里的每一个大人物。如果说与他同时代的罗兰·库恩沉静、稳重、严格、刻板，那么 10 年后登上《财富》杂志封面、成为美国十大最出名人物之一的克兰则截然不同，他高调、有魅力、热心、有韧性，喜欢接受新想法。克兰雄心勃勃，一心想要发现一种新药。他对异烟酰异丙肼很感兴趣，想知道如果系统地给抑郁症患者使用它会发生什么。但在尝试之前，他于 1955 年 7 月现身美国国会，和与会者讨论了刚刚出现的新药以及采用适当评估手段的必要性。国会决定拨款 200 万美元用于新型精神药物的研究。这笔钱在当时数额巨大，希利后来写到，资金如此之多，"那些拿到钱的人很难拱手让人"。

克兰之所以能获得如此巨大的支持，部分是因为他在 1953 年进行的一项研究早已使他广为人知。这项研究证明了利血平这种生物碱对 710 名精神病患者有效，是一种有效的抗精神病药物。为此，克兰被授予了拉斯克奖。拉斯克奖有时也被称为"美国的诺贝尔奖"，克兰一生被授予过两次，这是第一次。当年该奖同时颁给了他、亨利·拉博利、海因茨·莱曼、皮埃尔·丹尼克和罗伯特·H. 诺斯，以表彰他们在精神分裂症治疗方面做出的贡献。利血平没有像氯丙嗪那样引起巨大轰动，部分原因是它没有引起迪莱和丹尼克在巴黎所见到的那种戏剧性"大觉醒"。最终，克兰完全放弃了利血平，因为他意识到，这种药虽然能遏止最棘手的精神病患者的病情，但会有意想不到的副作用——诱发抑郁症。

然而，利血平确实成了一个不可或缺的研究工具，甚至也许是那个时代最重要的研究工具。还记得服用了利血平的兔子吗？在美国国家卫生研究院的伯纳德·布罗迪实验室里，研究人员证明了利血平能降低兔子大脑中的血清素水平，使动物昏睡，从而为研究人员提供了第一个抑郁症动物模型，并证明了抑郁症的神经化学特征——低血清素。有趣的是，提前服用过丙咪嗪或 MAOI 的兔子都能免受"利血平效应"的影响。对提前服药的兔子进行的大脑切片研究发现，它们的突触中含有血清素，这首次表明抑郁症及其治疗与这种神经递质密切相关。

克兰知道用异烟酰异丙肼和利血平进行的动物研究。他只需要来一点儿小小的飞跃，便可以设想到使用 MAOI 来治疗抑郁症患者。1956 年，克兰开始检验他的假设，给 17 名患者使用异烟酰异丙肼，同时也给一些患有抑郁症的门诊患者服用该药。结果，2/3 的患者表现出明显的改善。

　　瑞士罗氏制药公司（Roche）生产了异烟酰异丙肼。克兰提醒该公司高管注意他的发现，但对方并未在意。不过，当时异烟酰异丙肼已经作为结核病药物上市，所以克兰面临的障碍也不算太大。为了影响罗氏制药公司高管的决策以及做宣传，克兰在《纽约时报》发表文章，报告了他的研究结果，并写到这种旧药物可以"显著地改善情绪"。由于克兰专业的公关能力，公众注意到了这一点，使这种药最终获得了成功。药物上市第一年，就有 40 万人接受了异烟酰异丙肼疗法，且大都取得了积极效果。

"精神增能剂"

　　克兰并没有将这种药物称为抗抑郁药。他更喜欢"精神增能剂"这个词，它给人的感觉与"抗抑郁药"完全不同。精神增能剂听起来带有一种魔力，像是某种维生素，而不是药物。它不同于单调而严肃的术语"抗抑郁药"；它使人想起短暂的、不可估量的精神，还有充满能量的气泡。如果克兰把异烟酰异丙肼命名为抗抑郁药，这种药还能如此流行吗？谁不想来一点儿精神能量呢？

　　然而到最后，尽管克兰做出了不懈努力，严肃和古板还是胜出了。"精神增能剂"这个词逐渐淡出了人们的视野，MAOI 现在被称为抗抑郁药。设想一下，如果我们用了"克兰思维"而非"库恩思维"，会发生什么？假如我们称这些新药为精神增能剂而不是抗抑郁药，假如你的精神药理学家给你开的是精神增能剂，假如你和朋友聊天说自己最近在服用精神增能剂……假如用来治病的药物并不明确针对某种疾病，我们还会如此迅速地进行病理分析吗？精神增能剂适用于每个人，而抗抑郁药则更适合生病的心灵。当然，我们只能猜测。但这些问题显示了我们给事物命名的重要性，以及在给事物下定义的时候，我们所定义的事物是如何反过来定义我们的。

MAOI 大受欢迎，成千上万的人借此得到了精神能量的提升，这预示了几十年后，它的衍生物百优解这种白绿相间的药丸注定会被誉为历史性的突破。MAOI 的故事告诉我们，人们一直渴望治愈顽疾，也想成为良药的"信徒"，因此很容易会被制药公司的产品左右。而当我们思考什么才是事实的时候，我们的信念会发挥惊人的作用，事实变得因人而异，要么完全不存在，要么既丰富又矛盾。就像之前的药物一样，没有人真正知道丙咪嗪是如何起作用的，也没有人知道 MAOI 是如何起作用的，只知道它在很多人身上起效了。当谈及 MAOI 时，我们有一些关于神经递质水平的初步理论；伯纳德·布罗迪在美国国家卫生研究院的实验室对利血平的研究，让人们对大脑血清素水平和抑郁症之间的联系形成了重要的认识：低血清素会导致情绪低落。然而，这些线索面对另一个事实却黯然失色。利血平能够降低血清素，所以被认为是抑郁症患者最不需要的东西，然而其他研究却证明利血平是一种有效的抗抑郁药。如此一来，利血平能导致抑郁症，也能治愈抑郁症。这一说法直接抹杀了我们在该领域的所有认知。

我们知道利血平会让动物嗜睡。当分析服用过利血平的兔子的大脑时，人们发现其中的血清素水平呈现下降趋势，这让人们以为低血清素是使人罹患抑郁症的罪魁祸首，而新的抗抑郁药一定能够在某种程度上"提高"血清素的水平，因为那些提前服用过丙咪嗪或 MAOI 的兔子再服用利血平就不会表现出嗜睡。大鼠也是如此。大鼠实验中使用的抗抑郁药是地昔帕明——丙咪嗪的"近亲"。研究人员给大鼠服下利血平，再喂食抗抑郁药之后发现，大鼠不仅摆脱了利血平的影响，还变得更加活跃了。这些活泼的大鼠大脑中充盈着血清素，唯一的解释是，它们的活泼多动是因为服用了抗抑郁药。但是……在这个关于药物和神经递质的故事中，几乎总有一个"但是"，研究人员测量了抑郁症患者的血清素水平，并将其与对照组进行了比较，结果发现抑郁症患者的血清素水平有些较低，有些正常，有些则较高。这让研究人员困惑不已，最好的办法或许就是不去理睬，以免错过那些显而易见的事实。

正如我们在几乎所有的精神药物中看到的，当涉及药物和大脑之中复杂的化学物质时，唯一能够确定的是：我们从未真正了解药物为什么会起效以及如何起效。公众不断地提出需求，不断增加服用剂量，热切地相信制药公司简单并配有图画的解释。这些解释往往只显示突触间隙里的血清素逐渐减退，以及"化学失衡"这类术语。公众的这种理解或误解的根源，无疑来自库恩和克兰，或者更公平地说，来自制药公司。制药公司不仅生产这两人研究的药，也"生产"必要的解释，以便将药物兜售给大众。于是，人们会渐渐偏向制药公司编造的那些抗抑郁药故事。对很多人来说，一边服用能够拯救宝贵心灵的药物，一边又承认这些药物深陷于相互矛盾、缺乏确定性的证据泥淖中，这在心理上是很难接受的。因此，当一个人同意服用抗抑郁药时，在某种程度上，他可能已经选择相信这种药物一定有效。

影响饮食的副作用

鉴于对氯丙嗪和锂的了解，我们自然应该关注三环类药物和 MAOI 的副作用。例如，丙咪嗪会导致口腔干燥、牙齿腐烂，并使唾液无法保存在口中。三环类药物则会让人昏昏沉沉，从睡眠中醒来时就像从泥沼中爬起来一样，眼睛还仿佛被柏油遮挡，无法睁开。至于 MAOI，它们不能与任何含有复合酪胺的食物，如奶酪和红酒混服。因为 MAOI 与酪胺结合，会使患者面临高血压、大出血和其他中毒症状的风险。

小说家、散文家戴维·福斯特·华莱士（David Foster Wallace）是我们熟知的服用 MAOI 的名人之一。华莱士服用苯乙肼多年，一直在忍受药物带来的副作用。他最终决定停药，是因为一次用餐事故。一天晚上，在经常光顾的一家波斯餐馆吃完饭后，华莱士突然病倒了，不是因为食物中毒，而是因为他所服用的苯乙肼和酪胺发生了作用——他用餐时并不知道他的食物中有酪胺。华莱士心悸、胃痛难忍，卧床多日。康复之后，他决定停药。他已经服用这种药二十多年了，是时候看看能否摆脱 MAOI 和它的副作用，换用另一种抗抑郁药。他的精神科医生同意了。

华莱士用几个月的时间慢慢减少了药量。有一段时间，在本人的坚持下他完全停了药。但一切并不如预期，因为重度抑郁症，他住进了医院。出院后，他服用了很多不同种类的抗抑郁药，但每次服用的时间都不够长，以至于没有见效。他的抑郁情绪反复发作，灰暗的日子一天天重复，最终黑暗覆盖了他的生活，他的活力和力量都被削弱了。他的抑郁深重且凶险。他的传记作者 D.T. 马克斯（D.T. Max）称，2008 年春天，也就是那次事故发生一年之后，"华莱士服用的一种新抗抑郁药似乎起了作用，他的状况得到了缓解"。但不久之后，华莱士病情再次恶化。那一年的 6 月，他自杀未遂。

在那之后，华莱士接受了 12 个疗程的电休克疗法，然后又回去服用他的备选旧药——苯乙肼。从他过往的经历来看，这个药是有作用的，所以大家都觉得它肯定还会起作用，因为药是同一种药，人也还是同一个人。他本人也对此很有信心。但令他和圈内所有朋友都不解的是，这次药物不再有效了。他日复一日、周复一周、月复一月地服用苯乙肼，然而药物终未起效。一定是哪里出问题了，而且是严重又可怕的问题。这一次，他的病症没有得到任何缓解。没有人知道为什么一种曾经有效的药物在患者再次尝试时不再有任何效果，但这种现象是有据可查的，这使得停止服用某种有效药物的风险变大了。精神药理学家也无法向华莱士解释为什么这一次苯乙肼全然无效，毕竟这种药物曾给了他二十多年的好时光，这个结果一定让他倍感痛苦。

抑郁是一种欲望的混乱，在这种混乱中，世界被剥夺了意义，变得荒谬。光秃秃的树木看起来就像笔直的叉子，直戳天空。天空出现一道红色的裂痕，像是微笑，每颗牙齿都是小小的墓碑。梦浸透在黑暗中，所有的身影都是模糊不清的，如墨一般。一个人能在这种心态下活多久？华莱士活了一年多。仔细想想，你就会明白这是个很英勇的成就。然而到了最后，随着苯乙肼不再起效，华莱士的重度抑郁症不再向任何药物低头，他的希望破灭了。一天晚上，华莱士的妻子只是离开一小会儿，去附近的画廊布置展览，回到家就发现华莱士已经悬梁自尽了。

华莱士的自杀凸显了抑郁症的严重性和致命性，也提醒我们为什么需要从多角度来理解抑郁症确诊病例稳步增长这一现象。精神病学家还是搞不懂，为什么曾经效果显著的药物在同一患者身上轻易就失效了。我们从戴维·福斯特·华莱士和千千万万患者身上知道了，是 MAOI 为他们提供了一条走出可怕抑郁症的通路。既然 MAOI 有如此强大的效力，为什么目前的抗抑郁药领域却几乎不见其身影，而且很少有医生开这种药了呢？是因为我们不想要精神上充满活力吗？还是因为我们意识到，在这种药物进入血液、循环到身体各处、被细胞传输进入我们大脑中神圣的领域之后，科学家也没能弄明白它究竟做了些什么？我们可以回到抑郁症的假说，比如儿茶酚胺假说——抑郁症是由于去甲肾上腺素缺乏造成的，又比如之前提到的血清素假说，但当我们讨论把药片放进我们珍贵且唯一的身体里的时候，假说并没有太大的帮助。我们想知道答案，也应该知道答案。即便如此，这种知识的缺乏并不能解释为什么 MAOI 从"衣锦还乡的贵族"顷刻变成了"桥下的乞丐"，而且似乎是在一夜之间发生的。

　　答案和奶酪有关。奶酪？没错。黄奶酪、白奶酪、丝状奶酪、陈年奶酪。起初，对服用这种药物的数十万人来说，一切似乎都是令人愉快的。以前疯狂或忧郁的人突然开始社交，他们的世界也有了色彩。然而，对一些人来说，这种颜色是黄疸色的。据报道，仅 1957 年一年，服用异烟酰异丙肼的患者中就出现了 127 例黄疸。MAOI 是否会引发黄疸，这很难确定。或许两者只是有一定的相关性而已，或许易患抑郁症的人本就易患黄疸。这 127 个病例仅占收到该处方的患者的 0.03%。如果这个数字仅仅减少 27，变成 100，就和正常人群的患病率一样高了。克兰耸耸肩挥挥手，驱散了这种不对劲的苗头。然而，罗氏制药公司还是撤回了该药。

　　故事有可能就这样结束，但此时其他制药公司也研发了自家品牌的 MAOI，而且它们至今仍在市场上流通。1961 年，《柳叶刀》杂志报道了一名患者在服用 MAOI 反苯环丙胺时突然出血死亡。1961～1963 年，总共有 6 例服用 MAOI 的患者出现自发性出血。问题是：因为这些患者都在服用其他药物，人们不能把矛头只指向 MAOI；这也许是由其他药物引起的，也许只是巧合。然而当初级保健医生开始报告他们服用 MAOI 的患者出现头痛的症状时，其他药物出问题或仅是巧合的可能性似乎越来越小。其中一些患者的血压也升高了，而这可能导致自发性出血。可到这时，依然没人能确定。

最早的线索来自英国诺丁汉的一位医院药剂师，他写信给研究员兼内科医生巴里·布莱克韦尔——锂辩论中摩根斯·修乌最著名的对手，说他的妻子在服用 MAOI 时，一吃奶酪就会出现头痛和高血压。奶酪是罪魁祸首吗？药剂师非常好奇。布莱克韦尔和他的同事却对此嗤之以鼻。奶酪！人人都喜欢奶酪。为了证明服用 MAOI 的人可以安全放心地吃奶酪，布莱克韦尔和他的同事服用了一整周的 MAOI，服药之后就吃奶酪，什么也没有发生。

这一举动本应打消一切疑虑，却并没有。成千上万的美国人、欧洲人如今都在服用 MAOI，而他们中的一些人似乎病得不轻。虽然布莱克韦尔用亲身实践证明了奶酪的"清白"，但在那不久之后，他就发现一名吃了奶酪馅饼的患者出现大出血症状；一段时间后，他又被叫去看另一名患者，她在服用 MAOI 后吃了一个奶酪三明治，接着便出现了剧烈的头痛和高血压。

究竟有多少人因服用 MAOI 而死，我们不得而知。但布莱克韦尔声称，在该药物问世的前 8 年，有 40 名患者死于这种特殊副作用所致的高血压。最终，科学家发现：奶酪和豆类等食物、葡萄酒和啤酒等饮料，含有一种名叫酪胺的物质；当与 MAOI 同时使用时，酪胺会大量累积，导致血压升高、头痛以及出血。很明显，服用这种药物的人必须避免食用某些食物，如巧克力、橄榄、腌菜和腌肉，因为这些食物都含有酪胺。如果一个人服用了 MAOI，就必须放弃这些食物。这一发现敲响了这种迄今为止最有效的抗抑郁药的丧钟。MAOI 的使用大幅减少，不是因为人们不了解它如何起作用，以及进入身体后会产生什么效果，换句话说，不是因为患者意识到他们对服用的药物知之甚少，而是因为他们为了避免意外丧生而不得不遵守的严格饮食限制。

尽管有死亡病例，这种药物也没有完全退出市场。MAOI 被重新包装成带有黑框警告说明的药物上市。对很多精神科医生来说，从丙咪嗪衍生而来的三环类药物似乎更简单，使用起来也更安全。毕竟，医生真能相信他的患者会遵守这些饮食限制吗？只要出一点儿差错，鲜血就会喷涌而出。与此同时，一项来自英国的著名研究偶然发现，三环类药物是治疗抑郁症的标准药物。渐渐地，医生们越来越少开 MAOI 处方，最后就变成了现在的局面——只有在没有其他药物可用的时候，才会尝试用它。在马佐尔医生建议我用药时，丙咪嗪和其他三环类药物已经经过了几十年的试炼，而 MAOI 却已退出了历史的舞台。

明星药品背后的推手

MAOI 的故事就像是一部迷你剧，以简洁集中的方式展示了这种超级明星药品的兴衰。看过这部迷你剧，你就会明白为什么是它获得了人们的青睐，又为什么是它失去了人们的喜爱。三环类药物的背后是古板的罗兰·库恩，而 MAOI 的背后则是充满活力的内森·克兰，后者直接给《纽约时报》打电话通报自己的研究成果，用自己无与伦比的魅力从国会拿到了 200 万美元的资金。

我们可能都听说过制药公司积极的营销策略，他们付钱给有魅力的"思想领袖"，让他们为新药代言。想到那些传单、礼品和奢华的午餐，我们不禁怀疑这个过程是否公正准确。我们总认为，药物是科学的产物，因此应该在纯粹的领域中流通，但事实并非如此。思想领袖的个人魅力是一种精心的包装和润色，会在药物的开发和传播中发挥巨大的作用。虽然这种行为现在可能比当时有过之而无不及，但我们可以看到，在 20 世纪 50 年代，内森·克兰几乎是凭借一己之力，用他的金手指将这种火箭燃料推送给了成千上万的美国人。此外，几乎每一种药物的营销都会影响我们对它的看法。以 MAOI 为例，它们在《纽约时报》上以"精力充沛丸"为广告宣传点，而克兰则将其称为"精神增能剂"，这种推销手段是库恩想都不敢想的。

MAOI 从人们的视野中消失，不是因为它们没有效果，而是因为服药的人必须遵守饮食限制——不能吃奶酪，甚至不能吃巧克力。比起令人筋疲力尽的抑郁症，这似乎不值一提。然而，奶酪、橄榄、花生等食物最终变为 MAOI 的污点。这个污点越来越大，以至于受人欢迎的克兰也无法将其抹去。比起强有力的抗抑郁药，公众还是想要熟食店和糖果铺，这合理吗？就如同药物能定义我们、俘获我们的情绪和思想，我们也在定义药物。我们选择支持自己想要支持的药物，并在创造药物的兴衰等文化潮流方面，发挥了关键作用。

一种新药即将问世

丙咪嗪对我没用。我认真地试过，坚持服用了几年。我体会过所有已知的副作用，至少看起来如此：我的舌头一直发黏，口干最终导致大量蛀牙，坐着不动也会大量出汗。这种药还导致我不时心律不齐，每天都被多梦缠绕。在丙咪嗪的作用下，我梦到金色的潜鸟和尖叫的猴子栖息在栏杆上，色彩斑斓的鹦鹉在闪闪发光的绿色丛林中重复着毫无意义的鸣叫，河岸边散落的厚厚尸骨都穿着半透明的破烂衣服。在梦里，我一次又一次地被水冲走，有时在漂满肋骨的河里，有时则在大海里，潮水将我拉扯到缎面围巾一般的地平线上，远处岩石岬角上矗立着无法企及的小房子。我的医生每个月都会增加我的药量，希望能有用。每次她这么做，我都会在白日做梦。这种药让我产生了幻觉，严重到声音都有了颜色——尖叫就像红色的警笛，气味变得清晰可见，就像缕缕烟雾。

虽然丙咪嗪是一种抗抑郁药，它却对我有相反的作用，至少在调整剂量后的最初几周，我一直流泪，就像被毫无防御地剥去了皮。我所有的悲痛都涌现出来，我所有的失落都被打磨得锋利异常。我为兔子、书籍甚至碎鸡蛋而哭泣；为多年前有次坐火车不慎遗落的心爱围巾而哭泣；为母亲和她戴的面纱而哭泣；为我们每个人而哭泣，因为我感觉每个人的脸上都布满了窟窿。我不知道为什么马佐尔医生让我继续服用这种药物，它只会让我哭泣和出汗，但那是 20 世纪 80 年代早期，没有太多的替代药物，当然也没有我们现在各式各样的抗抑郁药。你或许会问，既然这种药对我一点儿帮助都没有，那么除了出于对权威的尊重，我自己为什么没有停药。我只能说，服药一段时间后，虽然我的病情没有缓解，但我担心，停止使用它会让我变得更糟。

有一次，马佐尔医生可能已经无计可施了，就让我去咨询马萨诸塞州精神卫生中心的一位同事卡尔·萨尔兹曼（Carl Salzman）医生。他给我开了一种 MAOI，让我试试。但一开始，他说，如果我真的感兴趣，有一种新药即将问世，他认为这种新药可能对我帮助更大。他告诉我，新药名叫百优解。百优解？听起来就很无趣、很死板，单凭这一点，我就怀疑它能否对我有用。但考虑到我病情的严重性以及丙咪嗪对我无效的事实，我愿意试试。

当时我还不知道，这种叫作百优解的新药能让我的病症像雾气一般消散得无影无踪。我也不知道，自己之后会一直服用血清素增强剂，不是 6 年，也不是 16 年，而是近 30 年，每晚都就着一大杯水把它喝下。就在我服药期间，周围的人就该药的安全性，尤其是长期服用的安全性展开了激烈的讨论。一些批评者称它会对大脑造成不可逆的损害。但我还是一直在服用它，因为我没有其他选择。没有药物，我就不能正常工作。在服用百优解，或者说 SSRI/ 去甲肾上腺素再摄取抑制剂（简称 SNRI）之前，我已经住院过 5 次，很多个早晨，我甚至无法正常起床。百优解一方面让我变成了一个正常人，另一方面也让我变成了一个"瘾君子"。精神科医生不费吹灰之力就能把他们研究的药物和"街头毒品"区别开来，但在我看来，那些支撑着我的合法药物与从黑漆漆的小巷子里购得的非法药片其实没什么区别。就像阿片类药物成瘾者一样，我也经历过药物带来的耐药性（需要不断增加剂量以获得和以前相同的效果）、赖药性，以及尝试停止服药时的戒断效应。我认为自己是一个行动力较强的成瘾者，我告诉自己，我的情况原本可能会更糟。但很多时候，我希望自己的现状并非如此。

简单来说，精神病学既让我得救，也让我恶心。我知道我所处的困境不是我独有的。想想那些因氯丙嗪而重获新生的患者，这种药让他们从重症中恢复，却突然反咬一口，导致了迟发性运动障碍。精神病学领域还没有找到一种不需要付出任何肉体代价的药物。精神药物学宝库中所有的东西都是有舍有得。有时连代价也是不确定的，因为没有人知道长期服用这些药物对大脑到底有什么影响。针对长期接触丙咪嗪、MAOI、百优解和氯丙嗪的人的大脑研究很少，部分原因是很少有长期服药者愿意在死后把大脑捐献于科学研究，他们更愿意留个全尸。

触摸太阳穴时，我能感受到脉搏细微的跳动。但大脑本身没有神经，没有任何痛觉感受器，这让我觉得很奇怪：所有情感和感觉的归属，本身却是完全麻木的。神经科学介入之前，人们有颅相学，它通过分析头部的突起和肿块来解读人。颅相学家会闭上眼睛，用手抚摸你的脑壳，一边移动手，一边喃喃自语。这里有点儿高，那里有点儿隆起，这里有点儿凹陷，所有这些都在暗示着什么，但是什么呢？

按理来说，我们已经取得了不小的进步，fMRI 和 PET 持续闪烁着金色和绿色的光芒。但时至今日，当人们持续使用那些想要提供帮助并从中获得回报的人研制出的化学物质时，我们会问："什么？这究竟是怎么回事？"当我的精神科医生潦草地写下我的下一份处方时，我也问了同样的问题，一如往常，处方上的字迹难以辨认，充满了对我毫无意义的符号。即使过了这么多年，我每次拿到处方后，仍会将它折成纸飞机、某种植物或是我最喜欢的小天鹅。天鹅的翅膀拢在一起，有小小的鸟喙，优雅地栖息在我的手心，然后交到药剂师手上。他仿佛有魔法一般，一个响指、一挥魔杖，我的天鹅就变成了一瓶药，没有人知道它是怎么来的。

第 4 章

百优解：传奇抗抑郁药的秘密

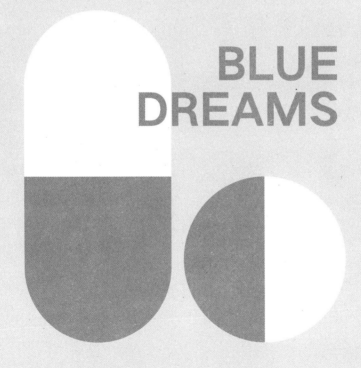

我不相信天堂，也不相信基督教描述的地狱。但是，我觉得人有可能失去理智，而且没有比那更痛苦的了。正因为如此，当你从深度抑郁中走出来时，整个世界仿佛都焕然一新。你温柔地、惊奇地抚摸着一切。街灯闪烁，汽车像棒棒糖一样闪闪发光。树木向上生长，无比繁茂。

第一种 SSRI

20 世纪 50～60 年代，科学家们终于逐渐打开大脑的黑匣子。对服用利血平的兔子的尸检仍然是重要的基准，这些研究表明，利血平会降低血清素水平，而三环类药物则会提高血清素水平。20 世纪 60 年代中期，哈佛大学精神病学家兼研究员约瑟夫·希尔德克劳特（Joseph Schildkraut）巩固了这一理论，并将其发展为抑郁症的单胺假说。还记得吗？单胺是指多巴胺、去甲肾上腺素、肾上腺素和血清素等神经递质。希尔德克劳特根据科学家之间日益增长的共识，推断抑郁症是部分或所有这些神经递质缺乏的结果。他认为，去甲肾上腺素不仅与生活中的焦虑、注意力和兴趣有关，还与警觉性和精力有关；血清素的缺乏会导致焦虑，产生强迫心理甚至强迫症；多巴胺则会影响注意力、动机、愉悦感和心理奖赏。希尔德克劳特和其他单胺假说的支持者建议精神药理学家根据患者最突出的症状选择抗抑郁药。焦虑或易怒的患者应使用 SNRI 治疗，而无精打采或生活缺乏乐趣的患者最好使用增加多巴胺的药物。

近 10 年间，这个理论一直占据主导地位，后来瑞典研究人员阿尔维德·卡尔森（Arvid Carlsson）进一步将其完善，并最终借此获得了诺贝尔奖。1972 年，卡尔森在阿斯特拉制药公司（Astra）的资助下，获得了齐美利定（zimelidine，品牌名为 Zelmid）的专利，这是世界上第一种 SSRI，即通过阻止再摄取来增加突触间隙的血清素含量的药物。卡尔森研发的齐美利定诞生于瑞典，之后在欧洲各地传播。它表明了导致抑郁症的关键单胺是血清素。在大鼠和狗身上进行的长时间试验显示，即使服用5倍于人类剂量的该药物，也不会产生毒性，这使得研究人员相信这种新药是安全的。然而，上市几个月后，一些服用者开始出现奇怪的流感症状，更令人担心的是，一些人出现了格林－巴利综合征（Guillain-Barré Syndrome）——一种可能致命的神经系统疾病。

阿斯特拉制药公司迅速将齐美利定从药房下架，但还是晚了一步。礼来制药公司因此留意到该药给患者带来的欢乐与笑容，这让他们再次将目光投向了自己研究的血清素化合物。在礼来制药公司，这种化合物的研究已经停滞多年，除了一个数字标签 LY-110140 以外，没有留下任何其他信息。他们甚至没有费心为其取名，因为他们还没决定要如何使用这种药。毕竟，血清素并不仅仅存在于大脑内，它几乎无处不在，在睡眠、消化、血压等方面都发挥着作用。考虑到 LY-110140 潜在的广泛应用，礼来制药公司就其可能的用途征求了著名科学家的意见。它也许能用作减肥药，或是抗高血压药。在当时，这两种选择对礼来制药公司来说，似乎都比一位科学家建议的抗抑郁药的利润更大。最初，礼来制药公司否定了这位科学家的建议，因为他们不相信这种化合物真的能作为抗抑郁药，也不相信它会有巨大的市场。由于没有做出任何决定，LY-110140 一直被搁置到齐美利定出现。齐美利定证明，只要可怕的副作用少一些，针对血清素的药物确实可以改善和调节情绪。

　　礼来制药公司坐落在美国印第安纳州的印第安纳波利斯，雅致的园区里是钢筋、石砖建造而成的建筑。正是在这里，雷·富勒（Ray Fuller）、布赖恩·莫洛伊（Bryan Molloy）和戴维·T. 王（David T. Wong）从 LY-110140 中研制出了百优解。在齐美利定成功治疗抑郁症之后，他们意识到，一种能增加大脑中血清素含量的化学物质就是他们一直以来寻找的答案。在百优解之前，抗抑郁药被看作"脏的药物"，因为它们总是同时作用于多种神经递质系统，会导致许多令人不愉快的生理副作用。通过选择血清素作为单一目标，百优解的发明者试图在治愈抑郁症的同时，避免患者视力模糊、口干、多汗、精神萎靡和体重增加等抗抑郁治疗常见的副作用。1975 年，礼来制药公司最终将其产品命名为氟西汀（Fluoxetine），后来该药以"百优解"而闻名。

从神经到泪水

　　然而，药物不仅仅是化学混合物，它们还是胶囊、药片、液体，只要它们处于一种文化中，就不可避免地会被赋予意义。在 20 世纪 30～50 年代及以后，人们很大程度上处于一种焦虑的文化中。当人们感到痛苦时，会归咎于他们的"神经"，而精神分析认为焦虑是几乎所有神经问题的根源。抑郁症被视为一种边缘症状，是致命的。20 世纪 50 年代的《精神障碍诊断和统计手册》（*Diagnostic and Statistical Manual of Mental Disorders, DSM*）列出了 4 种抑郁症，其中 3 种有精神病特征。抑郁症患者往往每况愈下，生活没有光明和希望。这并不是说较为温和的症状不存在，只是当时的人们更容易将自己任性的情绪理解为一种神经过敏的糟糕状况。

之后，罗兰·库恩和内森·克兰出现了。克兰不仅爱炫耀，还以普及抑郁症的相关知识为己任。他拜访家庭医生，为他们诊断心理疾病患者提供建议。很快人们便开始接受一种新观点，认为这个国家的患者所面临的不是神经问题，而是内心的麻木。随着大众文化摒弃了弗洛伊德及其理论，曾经的边缘疾病抑郁症越来越司空见惯。关于这种变化的发生，并没有一个明确的时间点，而是一个缓慢的过程，是新的抗抑郁药及其发明者促成了这一变化。克兰因发现 MAOI 而再次获得拉斯克奖，这让他成为唯一一位两次获得该奖项的科学家。他告诉《纽约时报》以及他的追捧者："抑郁症给人类带来的痛苦，比其他任何一种疾病都多。"

不久之后，弗洛伊德的追随者阿伦·T.贝克打破了精神分析的传统，创立了认知行为疗法，教患者识别自己行为或思维中的缺陷和适应不良的模式，用更谨慎、更有助于避免绝望的模式来替代有缺陷的行为和思维方式。通过认知行为疗法，患者了解到，他们的抑郁症是在自我批判的思维基础上产生的，通过重塑消极的自我对话就可以振奋萎靡的精神，神经症也会随之减少。这种疗法越来越受欢迎，现在已经有数百万的追随者。

有些人可能会说，MAOI 和三环类药物引起了人们对抑郁症的兴趣，而克兰和库恩打造了这种能用药物来治疗的疾病。然而，在 20 世纪 50 年代和 60 年代，抗抑郁药并不是化学界明星。一部分原因是这些药不同于抗精神病药物氯丙嗪，它们从未被广泛应用于药品说明之外的用途，从未直接面向公众进行宣传，适用范围一直比较窄。这些药虽然不会引发迟发性运动障碍，但有大量其他的副作用，其中一些极其讨厌，而另一些则非常危险。1965年，一份医学杂志上刊登了三环药物阿米替林（Elavil）的广告，强调这种药原本针对的疾病非常凶险，并暗示它可能会取代电休克疗法。虽然人类发现的首类抗抑郁药算不上家喻户晓，但却潜移默化地改变了我们对于自身的理解，让我们为百优解的出现做好了准备。当百优解最终在 1987 年获准上市时，我们已经愿意直面我们内在的忧伤了。

抑郁症卷土重来

随着百优解的最终上市，礼来制药公司在大规模营销活动中大肆吹捧这种新药所谓的特异性，将其比作一颗神奇的子弹，或是一枚飞毛腿导弹，可以精准地降落在几毫米的神经组织上。然而这是一种误导。百优解虽然被称为 SSRI，但实际上这一命名的作用更多的是掩盖而不是揭示。事实上，人们根本不可能制造出一种专用于血清素的药物，因为血清素在人类的整个大脑中撒下了一张大网，与其他神经递质系统错综复杂地交织在一起；不仅如此，它还存在于整个人体内，肠道中尤其多；除此之外，它也与许多生理功能有关，如睡眠、食欲、疼痛感知，甚至是整体感知力。事实上，血清素是地球上最古老的神经递质之一。数百万年前，它就已存在于地球上，在鸟类、蜥蜴、黄蜂、水母、软体动物和蚯蚓等无数其他生命形式中也有发现。由于血清素分布得如此广泛，创造出一种直接作用于血清素的药物几乎是不可能的。血清素不仅作用于多个系统，还和多巴胺、去甲肾上腺素、乙酰胆碱以及其他各种神经递质联系得十分紧密。

尽管如此，礼来制药公司仍将这种全新的化合物作为具有位点特异性的药物加以宣传，假定它能够瞄准非常微小的靶点发挥作用，几乎不会产生任何副作用。百优解于 1988 年 1 月上市，6 个月内，仅在美国就开出了 100 多万张处方。第一年它的销售额就高达 3.5 亿美元。两年后，它作为治疗抑郁症的良药登上《时代周刊》和《新闻周刊》的封面。似乎每个人都在讨论百优解，不然就是在服用百优解，而且有很好的反馈。

　　然而，奇怪的事情发生了。如果百优解真的能治愈抑郁症，为什么药物上市后抑郁症患者的数量反而突然开始上升了呢？抗结核药物出现后，结核病的发病率急剧下降，最后几乎完全消失；抗生素出现后，感染致死的情况变得不再频繁；疫苗的问世消灭了麻疹和破伤风等可怕的疾病。毫无疑问，这些治疗方法都为全社会的卫生保健做出了贡献。百优解的情况则正好相反，在它作为抑郁症的对症药投放社会后，社会中的此类病情却越发严重了。1955 年，每 468 个美国人中只有一人因精神疾病入院治疗。到了 1987 年，每 184 个美国人中就有一人因精神疾病而获得伤残补助。百优解问世 20 年后，美国大约有 400 万精神病患者在社会安全生活补助金和社会残障保险的名单上。1955 年，美国因抑郁症和双相障碍而入院治疗的人相对较少，只有 50 937 人住在各州各郡的精神病院，而如今，约有 140 万人接受各州和联邦的情感障碍补助。事实上，自从使用抗抑郁药以来，抑郁症的发病率已经增加了上千倍。怀疑论者甚至可能会说，治疗抑郁症的药物实际上成了抑郁症的病因。

　　有多种理论可以解释抑郁症确诊数量的惊人增长，也能解释高级抗抑郁药的出现与抑郁症确诊数量增长不谋而合的奇怪巧合。最显而易见的解释是，抑郁症一直是很常见的，但在过去的几十年中，它被严重污名化，随着百优解的家喻户晓，污名被消除了，患者如潮水般涌来，想要治疗自己的疾病。然而，这一理论无法解释为什么百优解问世 30 年后的 2018 年，抑郁症的发病率还在持续上升。毫无疑问，污名已经消失了，现如今抑郁症几乎成了一种流行病。

也许我们应该先看看百优解是如何上市的。它在里根时代①晚期首次出现，当时彼得·克雷默（Peter Kramer）出版了著名的《倾听百优解》（*Listening to Prozac*），声称这种药能让我们变得更好，精神药理学的医美终于诞生了，这使得百优解在 1993 年之前就引起了轰动。20 世纪 80 年代是一个充满强烈个性的年代，总统有点儿像万宝路广告里的牛仔，削减了社会福利机构的资金，劝诫美国公民离家外出谋生，学习有用技能，总之要做点儿什么以便在泡沫中求生存。社会福利资金减少了，照顾幼童的母亲要去外面找工作，如果不工作就要去职业技能中心接受工作技能培训。疗养院、日托中心、课后托管项目、流浪者收容所……所有这些旨在维持团结互助社会的机构，都随着联邦资金的缩水而缩小了规模。

我对此印象颇深。我那时二十五六岁，在一家小型社区精神卫生中心担任主管，该中心为"严重且长期的精神疾病"患者服务。精神分裂症患者不仅被可怕的疾病，还被贫困和无家可归的额外负担所折磨。他们会在街头小巷喃喃自语，或是跟看不见的天使说话。我看着中心的联邦和州立资助被减半，又被削减到 1/4。在里根的任期内，曾经不受限制的疗程减到只剩 6 次，好像这对被幻象和声音困扰、身无分文的患者来说已经足够。但与此同时，华尔街繁荣起来，股市在里根的任期内翻了一番多。20 世纪 80 年代的美国给人们的印象是，时髦的黑色豪华轿车和银色摩天大楼，财富集中在社会的上层，其他人则一无所有。

你也许会想，这和百优解有什么关系呢？从社会学的角度来看，一切都有关系。抑郁症通常被理解为深刻的个人主义体验，但若站在社会学的角度，

① 里根时代指美国第 40 任总统罗纳德·威尔逊·里根执政时期，即 1981 年至 1989 年。——编者注

后退一步，你会看到不同的景象。一项又一项研究表明，抑郁症的发病率随着社会孤立度的增加而上升。对上层阶级来说，里根时代可能是有利可图的，但对依赖社会服务系统的人来说，里根时代即使不是破坏性的，也是异常艰难的。援助消失了，对一些人来说，来自别人的援手也少了。精神分裂症和其他精神病患者失去了与医疗提供者的联系。

我记得一位中心的患者艾米·威尔逊（Amy Wilson）。她那年 31 岁，脸上有一道红红的伤疤，是她男朋友用球棒打断她鼻子后留下的，她美丽的五官因此略微歪斜。她有一双亮绿色的眼睛，睫毛上涂着厚厚的睫毛膏，尖尖的指甲涂着鲜红的指甲油。艾米尽管容貌出众，却在与重度抑郁症斗争，依靠每周 2 次的治疗来获得帮助。当她的医疗补助被削减且用完了 6 次治疗之后，我无能为力。有一天，我在超市碰到她，她的 3 个孩子挤在装满膨化食品和奶酪的手推车里，而她的脸苍白如纸。在里根的时代，有数万甚至数百万的人在"自力更生"的社会风潮中饱受煎熬，艾米只是其中之一。

然而，把里根作为导致社会崩溃和由此引发的经济萧条的唯一原因，既荒谬也过于简单化。毕竟，里根只是在一种文化中接过了总统之位。这种一直朝着个人孤立主义发展的文化导致了普遍的抑郁症，里根只是加速了这个过程。这种文化源于美国的历史，追根溯源，也许来自 19 世纪法国历史学家、政治家、社会学家托克维尔观察到的美国人的工作和娱乐方式。他注意到了美国人坚定的自治精神，这种精神和我们一直以来的努力相符合。我们崇拜理查德·费伯（Richard Ferber），他告诫我们应该让孩子待在他们自己黑暗小房间的婴儿床上哭闹。如今我们知道，与母亲分离的幼小动物会分泌应激激素皮质醇，而高水平的皮质醇虽然不会直接导致抑郁症，但与之有关。

1897 年，被称为"社会学之父"的法国学者埃米尔·杜尔凯姆（Émile Durkheim）出版了《自杀论》（*Suicide*），这是一部基于对天主教徒、新教徒和犹太人自杀率研究的经典著作。他在其中提出的基本问题是：哪个宗教团体自杀率最高，哪个最低？为什么？

一个多世纪之后，另一位社会学家开始了一项与《自杀论》类似但内容相反的探索，这次不是寻找痛苦而是其对立面——幸福的比例和原因。电影制片人罗科·贝利克（Roko Belic）34 岁那年和他的同事汤姆·沙迪亚克（Tom Shadyac）在《纽约时报》上读到一篇文章，称美国是世界上幸福度排名第 23 位的国家。当时美国拥有世界上最高的 GDP，医院里有世界上最无与伦比的专家，而沙迪亚克作为一名在洛杉矶 1 500 多平方米的豪宅独居的成功导演，仍饱受抑郁症折磨。他没想到，自己的国家竟然如此不快乐。沙迪亚克主动提出投拍一部纪录片，请贝利克借此找出其中的原因。就这样，贝利克开始了他长达 4 年的环球之旅。他在 14 个不同的国家间穿行，寻找幸福的源泉，或者用他自己的话说，寻找"生命中最大的奥秘"。

贝利克在拍摄纪录片《快乐》（*Happy*）的过程中，采访了各种各样的人，包括：一位选美皇后，她在一场卡车事故中失去了美貌，但依然很快乐；一位住在加尔各答贫民窟的人力车夫，他的茅屋是用竹棍和塑料布搭成的，在雨季甚至不能阻挡雨水，茅屋所在的街道上到处是污泥和脏水，但他也很快乐；路易斯安那州河口的一位卡津渔民和日本冲绳岛的几位百岁老人，冲绳岛是世界上人均寿命最长的地方。贝利克从中学到，幸福取决于强大而灵活的社会结构，以及家庭和朋友的相互依赖。在被评为"世界上最幸福的国家"的丹麦，贝利克发现了一个合住项目，不同家庭一起居住、一起吃饭、一起庆祝、一起哀悼。而在核心家庭中，至少在美国，双职工家庭的父母在抚养孩子的同时，每周至少要工作 40 小时。合住项目提供了一种缓解核心家庭孤独感和现代压力的方法。

抑郁的母亲安·波洛

安·波洛（Ann Bolo）看了贝利克的纪录片《快乐》。那年她 35 岁，正在与产后抑郁症斗争，她与丈夫以及刚出生的孩子住在波士顿的郊区。她的房子是牧场风格的，位于高速公路边，四面都是汽车飞驰而过的呼啸声，在每个房间都能听到。房子中还弥漫着一股潮湿的气味，院子里的草坪上杂草丛生，有盘子那么大的草叶和多刺的紫色野花。波洛是一名画家兼社会工作者，为了照顾新生的婴儿，她请了 6 周的产假。

"只有 6 周。"她说着耸了耸肩，俯身看着小莉莉。莉莉在摇篮里被包裹得严严实实，只有小脸蛋从条纹毯子里露出来。"如果住在欧洲国家，我会有 6 个月的假期，"波洛说，"如果住在丹麦，我会有整个社区的人帮我，也用不着担心医疗保险费和大学学费的问题。"确实，丹麦政府为每个公民提供终身医疗和免费大学教育。我和波洛第一次见面时，她刚在一个月前进行了剖宫产。她说的她的伤口还在痛，开始服用百优解之前，她一直感觉疲惫且情绪低落，而百优解在服用几天后就见效了。莉莉出生的头两周，波洛独自待在繁忙的高速公路旁的小房子里，白天陪伴她的只有一个婴儿。她很快变得沮丧，之后便是抑郁。

"一开始我只是没胃口，那时我就知道不太对劲，因为我平时很爱吃东西。可是那时我什么都不想吃。"波洛坐在一把带垫子的摇椅上，一边用脚前后晃着摇椅，一边说话，"胃口变差之后，睡眠也变差了。我还得每隔几小时起来给孩子喂奶。孩子吃完奶被放回摇篮之后，我照样清醒地躺着，一直发呆。"

食欲缺乏又难以入眠的波洛开始莫名哭泣。她说："我会因为很奇怪的原因而伤感。"比如走廊墙上的灰泥裂缝、崭新冰箱的光亮、超市里泡在水里的包装好的鸡肉，以及肉钩子上挂着的有大理石花纹的肉块。

"我没有幻听，也没有看到幻象，"波洛说，"但我开始感觉自己疯了。早上最糟糕。我一觉醒来就被恐惧攫住。但这种感觉与任何东西都没有关系，它是自由飘浮的，到处都是。我躺在床上想，我需要做的就是把一条腿甩出床沿，然后把脚放在地板上。但这个动作对我来说困难重重。最小的事情也变得无法克服。我很害怕，洗澡的时候也害怕。我感觉自己好像是在泥泞中前行。"说到这里，波洛的声音放低了，好像很羞愧，"这时候莉莉对我来说，就好像恶魔。真的很奇怪，抑郁症怎么会这样？它可以改变你的看法。当他们把她从我身体里抱出来，高高举起，让我第一次看到这个有着蓝色眼睛的小胖球时，我觉得她可爱极了。但两周后，当我再看到她时，我觉得她的眼睛很疯狂，她的哭声就像是指甲划过黑板的声音。这让我整个人缩成了一团。"

惊慌失措的波洛拨打了她医保卡底部的 1-800 号码。她得到了美国大多数参保公民在同样情况下会得到的东西——与一位精神药理学家进行 50 分钟的会谈，而这名精神药理学家的任务就是开药，并提供每月 15 分钟名为"医疗检查"的后续疗程，目的是评估初次会诊时所开的抗抑郁药的疗效。波洛很幸运，她和她的医生都没有料到她首次服用百优解后这么快就有了效果。仅 4 天，她的症状就减轻了。

波洛与精神药理学家短暂的第一次会谈是常态，就像时间更短的后续疗程也是常态一样。塔夫茨大学（Tufts University）医学院的精神病学家丹尼尔·卡拉特（Daniel Carlat）写道："大多数人误以为，与精神科医生的预约会涉及咨询、探究问题，并深入研究一个人痛苦的精神病学意义，但实际上，能当心理治疗师的精神科医生可以说是濒危物种。"卡拉特接着就这一行业的现状发表了以下坦率的评论：

> 做心理治疗，报酬并不高。如果我只是专注于药物治疗，那么一小时可以看 3～4 个患者……但如果我做心理治疗，同样时间只够治疗一个患者。收入差距是一个强大的诱因，它会促使人放弃心理治疗的技能。精神科医生通常都会算这笔账。

我问波洛，疗程中是否感到有人聆听她的倾诉，她的回答是"没有，完全没有"。这个答案令人惊讶吗？她很快补充道："我走的时候，他们给了我 20 毫克百优解的处方。我告诉你，只要手里有处方，我就觉得有希望，就觉得精神振奋。"

波洛指的是广受讨论的安慰剂效应，而精神病药物必须在临床试验中表现得优于这种效应，才能获得 FDA 的批准。在百优解的试验中，药物疗效需要在 6～12 周的双盲试验中优于安慰剂。但即使在礼来制药公司发表的研究中，百优解和以前的抗抑郁药之间的任何区别也是微不足道的，而且实验中 2/3 的患者在服用安慰剂时也能获得同样的效果，有时甚至效果更好。

那为什么这种药会出现在药房的货架上呢？原因有两个。首先，FDA规定一种药物在没有不良副作用的情况下，只要在两次试验中超过安慰剂就可以获得批准。所以从理论上讲，制药公司提供的化学物质即使在临床试验中有 98 次都输给了安慰剂，只要第 99 次和第 100 次超过安慰剂，就有资格获得批准。而当科学家和医生根据《信息自由法》调查关于获批的 SSRI 的未发表研究时，他们发现了更不利的数据。在针对美国 6 种主要抗抑郁药（包括怡诺思、左洛复和百优解）进行的 47 项试验中，药物只有 20 次优于安慰剂，还不到半数。其次，FDA 并没有明确规定药物必须在多大程度上比安慰剂有效。在这 47 项试验中，根据汉密尔顿抑郁量表（Hamilton Depression Rating Scale）——大多数临床医生衡量一个人抑郁程度的工具，药物治疗的患者平均只比服用安慰剂的患者改善了 2 分。哈佛大学心理学家、安慰剂研究项目（Program in Placebo Studies）副主管欧文·基尔希（Irving Kirsch）称这种差异"微不足道"，并且"在临床上毫无意义"。

这些宽松的要求已足够令人不安，雪上加霜的是，FDA 在仅仅 6～12 周的临床试验后就批准了百优解。但在现实中，没有人服用这些药物的时间为 6～12 周。服用百优解的绝大多数甚或全部患者，服药的时间要比这长得多。许多精神病学家认为，有过抑郁发作的患者应该无限期地服用该药，以防止复发，因为有理论认为，每次复发都会使大脑更容易受到未来发作的影响，因此应终身服用抗抑郁药。尽管最初 6～12 周的试验并不能反映现实生活，尽管已有数百万人服用过或仍在继续服用这些药，关于血清素增强剂长期副作用的研究却还是很少。是的，我们有一些关于药物本身的长期研究，却很少涉及它们产生的副作用。我们所掌握的安全性和有效性的主要证据，仍来自最初的 6～12 周试验。为什么长期研究这么少？美国临床精神药理学家协会（American Society of Clinical Psychopharmacologists）前会长唐纳德·克莱因（Donald Klein）认为答案很简单："我认为制药行业是担心药物可能有长期风险。"

就像大多数抑郁症患者一样，波洛被告知她体内的化学物质失衡了，而血清素增强剂可以解决这个问题。她并没有意识到，事实上，并没有足够的证据能证明，抑郁症或其他精神疾病与大脑中化学物质的失衡有关。但是，精神药理学家的办公室里常常张贴着来自不同制药公司的海报，展示 SSRI 如何通过抑制血清素再摄取，保持这种关键神经递质在突触间隙的较高水平，以增强其在大脑中的含量。在波洛分娩 6 个月之后，我和她进行了第二次交谈。她说："他们说我的血清素水平很低，我的症状很典型，所以药物可能对我有用。我当时有过犹豫，但医生告诉我，服用这种药就和糖尿病患者服用胰岛素一样。"

波洛并不清楚，一些精神药理学家为了说服患者服药而使用无处不在的糖尿病打比方，但这种比较没有任何根据。糖尿病是一种已知病因的疾病，人们知道它是因为胰腺停止分泌胰岛素，导致血糖升高到危险水平而产生的。但对于抑郁症，我们不知道患者为什么开始感到痛苦？为什么痛苦会持续？是不是由于应激激素皮质醇过量？由于遗传基因表达？由于神经递质失控？由于过度个人化的社会？由于这些的综合作用？或者和这些都无关？我们可以确定的是，它不是单纯的低血清素造成的。当涉及糖尿病时，医生可以通过患者的血液或尿液，使用有效且可靠的测试来诊断和筛查。但我们没有诊断抑郁症的测试，不能用体液来解释患者情绪低落的原因。

医生是根据患者的报告以及其与 DSM 中症状清单的匹配程度来开药的。DSM 被有些人称为"精神病学圣经"。该手册中列出了相关委员会所认定的所有精神疾病，这个列表在过去的半个世纪里已经更新了 7 次。1952 年的第一版 DSM 中有 106 种诊断，而在当前版本的 DSM 中有超过 300 种诊断，两者之差能让你对精神病的发展有一定的了解。做出这些诊断决定的委员会都是由心理健康专家组成的，其中很多是精神病学家，他们以相当随机的方式进行疾病诊断。例如，直到 1974 年，同性恋都是作为一种疾病出现在 DSM 中；2015 年版本中的社交焦虑症，在 1994 年并不存在。DSM 反映的是委员会达成的共识，而不是来自真实世界的生物现象，不是来自组织样本、血液或尿液的检测结果，因为直到现在，我们尚不清楚任何精神疾病的生理基础。

没有人告诉波洛这些。她所听到的信息，从本质上来说就是一个谎言；她的痛苦并非如同精神上的糖尿病，吃了药就会好。好消息是，短期来看，波洛服用了百优解之后就好像变了一个人。她的胃口恢复了，给孩子喂完奶后，她能睡得很香；女儿的哭声不再使她恼火，反而激起了她想要安抚孩子的冲动。

在女儿刚出生不久的时候，波洛曾试着去参加一个新手妈妈的小组活动，但当时小组成员讨论的重点是婴儿车和安全座椅的类型，她觉得这些话题没法满足她的需求，于是退出了。她说："最奇怪的是，当我再次参加新手妈妈的小组活动时，以前听起来愚蠢肤浅的对话，我现在却很喜欢。"她停了下来，在椅子上动了动，端详着珍珠色的指甲，然后像一个忧心忡忡的人一样叹了口气。窗外，高速公路上的汽车在阳光的照射下反着光，飞驰而过。她继续说："在那个妈妈小组里，我好像能从两个层面听到对话。一方面，那只是一场关于 ×× 牌婴儿车或其他琐事的对话，我会参与也很享受。然而在另一个层面，我居高临下地审视这场对话，想知道是什么让自己突然对如此平庸的话题感兴趣。还有其他的事情困扰着我。我有社会工作专业的硕士学位，以前一直都很书生气。但在服用百优解时，我发现自己的阅读量减少了，变得更爱去购物。我突然开始对围巾感兴趣了——围巾！"她重复了一遍，停下来用手指抚摸她围着的一条奶白色的围巾，上面点缀着浅色的亮片。她把围巾从脖子上拉下来，用手指捏着，悬在半空中，然后一松手，围巾慢慢落在地毯上，变成软软的一团。"就这样。"她说。

被麻痹的身体与心灵

礼来制药公司的销售团队将百优解吹捧为一种能够快速缓解症状的洁净药物。对波洛来说，这种药物确实见效很快。虽然她没有经历早期抗抑郁药带来的口干、视力模糊等副作用，但她开始出现其他副作用：波洛的性欲消失了。在她和丈夫瑞恩做爱时，她体会不到性快感。仔细研究文献就会发现，波洛的经历并不罕见。百优解的包装说明书称，2%～5% 的患者可能发生性功能障碍。实际上，研究人员估计，至少有 60%～75% 的患者会出现性功能障碍。为什么会有如此巨大的差异呢？礼来制药公司真的不知道他们售卖的药物会导致性功能障碍吗？把比例标注为 2%～5% 是出于善意吗？或是礼来制药公司已经注意到，由于严格的饮食限制，MAOI 的处方量急剧减少了，所以他们试图淡化甚至掩盖这种非常严重的副作用？

之前提到的 6～12 周的临床试验并不是唯一的问题所在。此外，进行试验的研究人员并没有具体询问患者有关性方面的副作用的问题；只有当患者主动提起时，他们才注意到这个副作用，并将其记录在案。性，就本质而言，存在于私人领域，许多人自然会犹豫是否要告知研究人员自己的性功能障碍。

1979 年，在百优解被批准上市近 10 年前，芝加哥大学普利兹克医学院的赫伯特·梅尔策（Herbert Meltzer）在礼来制药公司的资助下对该药物进行了一项重要研究。梅尔策测量了患者服用百优解前后多巴胺和蛋白激素催乳素的水平，后者如果过量，男性也会泌乳。他发现：服用百优解后，患者的催乳素水平上升了 7 倍，而多巴胺水平急剧下降，进而导致性功能障碍。多巴胺是一种神经递质，专门负责运动、性唤起和性高潮。多巴胺系统受损的实验鼠无法交配。研究还表明：提高大脑中血清素的水平会损害多巴胺系统；当血清素上升时，多巴胺会减少。

梅尔策的研究证实了血清素和多巴胺之间的相关性。事实上，他的一位患者因为服用百优解，多巴胺水平迅速下降，以至于出现了颈部僵硬痉挛、下颌紧咬、步态蹒跚的症状，这与帕金森病患者的症状相似，而帕金森病患者通常也严重缺乏多巴胺。他认为，该公司的新型血清素增强剂与旧的抗精神病药物，如氯丙嗪等有相似之处，氯丙嗪也会消耗大脑中的多巴胺。前文提到过，有理论认为多巴胺过量可能导致精神分裂症，因此，服用抗抑郁药以降低多巴胺含量，被认为能缓解躁狂。

对波洛来说，性方面的副作用几乎与她情绪的改善同时出现。她说："如果我是男人，我会觉得并没有什么愉悦感。我觉得我不是 100% 麻木，但至少 75% 是麻木的。我什么都感觉不到。问题主要有两个。第一，我对性的欲望几乎为零；第二，就算瑞恩或者我设法激起一丝欲望，我也没办法达到高潮，根本没办法。"

波洛和她丈夫的性格与癖好截然不同。瑞恩是一名银行家，每天和数字打交道，习惯通过分解问题来解决问题。而作为一名画家和社会工作者，波洛则需要寻找情感的底色、涌动的暗潮，往往利用直觉来理解并解决问题。这种截然不同的问题解决方式往往会让关系变得紧张，当冲突发生时，要么升级为争斗，要么悬而不决。卧室一直是他俩用某种共同语言联系在一起的地方，性是他们为数不多的、可以无声地有效交流的领域之一，它弥合了关系中的裂痕，起到了黏合剂的作用。现在这种共同语言消失了，两人的关系也受到了影响。

波洛说："如果他触碰我，我感觉身体里有什么东西在跳动。我很害怕，因为他的触摸对我毫无意义。我会转身离开。我们的伤痛越积越多，争斗越演越烈。"

对包括波洛在内的很多患者来说，麻木的感觉不只是性方面。"服用百优解后，让我困扰的事情少了很多，"波洛说，"我像一个有特氟龙涂层的不粘锅一样，以前一直粘在我身上的东西从我身上脱落了。我比以前更肤浅了。前几天我和朋友看了场电影。如果没有百优解，我最后肯定会哭的。服用百优解后，我哭不出来。除了我，电影院里的每个人都在哭。我把这种副作用叫'那又怎样'。这让我有点儿担心。但从另一个角度来说，我很欣慰，因为我不再沮丧，我愿意和女强人版的自己和谐共处。"

对于百优解"那又怎样"的副作用，波洛并不是唯一的体验者。许多患者褒贬不一地表示，百优解和其他血清素增强剂给他们的世界涂上了一层保护漆，削弱了他们的反应，使他们远离了生活的紧张感。没有人确切地知道为什么会发生这种情况，但一些理论认为，这是血清素系统受到损害的结果，它使患者的情绪表达范围受到了限制。哈佛医学院临床精神病学讲师、精神病学家约瑟夫·格伦穆伦（Joseph Glenmullen）将百优解与目前已经停产的减肥药瑞达克斯（Redux）①进行了比较。瑞达克斯也是一种血清素增强剂，与百优解不同的是，人们已经对其副作用进行了许多研究。瑞达克斯被实验鼠服下后，会破坏它们的血清素神经元，烧掉它们的轴突。格伦穆伦说："当血清素神经元伸出触角，与其他神经元交流时，这种药会破坏血清素神经元精密的触角。"

然而，一些研究人员推测，血清素增强剂的这种修剪效果可能正是其产生功效的部分原因。人类额叶的尺寸和回路使其大脑有别于其他动物的大脑。这些脑区控制着更高层次的认知和情感程序，而这些程序与人的道德感、判断力和同情心有关。服用百优解的患者有时会变得迟钝冷漠，就像接受了前额叶切除术的患者。约翰斯·霍普金斯大学的研究员鲁道夫·霍恩－萨里奇（Rudolf Hoehn-Saric）在报告中提到，一名患有强迫症的 23 岁男子服用了非常高剂量的百优解——100 毫克的百优解，比 FDA 批准的最高剂量高出 20 毫克。这位患者在连续 4 个月每天服用 100 毫克百优解后，出现了额叶综合征，表现出极度的冷漠无情。

然而，每一个例子都有反例。一些患者喜欢百优解的钝化效果，并不把它视为一种麻木，而将其视为对以前混乱夸张生活的减压方式。埃拉·罗丝（Ella Rose）是一位 83 岁的女性，在服用百优解之前，她曾因重度抑郁症和强迫症入院治疗 8 次。"我的生活里全是黑暗，"她说，"困难太多。我甚至都哭不出来，尽管我真想尽情哭一场。每件事都让我忧心忡忡，我一直不由自主地去检查炉子是不是关好了。我日日都在苦熬。服用了百优解之后，我的压力和焦虑都消失了。大脑为其他情感空出了位置，我终于可以哭了，这

①通用名为盐酸右芬氟拉明。——编者注

是上天的恩赐。抑郁和强迫曾经阻塞了我大脑中的通路，让其他正常的情绪都无法通行。百优解能够疏通精神的管道。"

在从萨尔兹曼医生那里得到处方后，我服用百优解长达 17 年。直到它的作用完全消失，我不得不转向另一种血清素增强剂——怡诺思，它对去甲肾上腺素也能起作用，所以被称为 SNRI。在服用百优解之前，也就是在服用丙咪嗪之前和服用丙咪嗪期间，我的情绪都很疯狂，在极度绝望、极度焦虑和不稳定的狂喜之间摇摆，使我能通宵达旦地写作。我是一个卡在旋转门里的精神患者。从 13 岁到 24 岁，我反复入院治疗，入院 5 次。我对未来没有多大期望。我会不由自主地割伤自己的胳膊，也有很多天根本无法下床。就和波洛一样，我无法和世界和解。我会躺在脏脏的毯子下，想着：我得洗个澡了。但我根本没有能力去做这件事，连把脚挪到地板上的力气都没有。这真是个深奥又复杂的问题。

百优解改变了我的生活，而且见效很快，仿佛就在眨眼之间。我的世界像是被玻璃清洁剂洗过一般，每样东西的边缘都闪烁着精灵般纯净的光芒。愉快，欢欣，快乐。我的精神症状消失后，脑海里突然有了一系列新的感觉空间，百优解没有让我变得迟钝。像埃拉·罗丝一样，我变得容易哭泣，也经常哭泣。我很享受这种简单的、纯净的悲伤。在服用百优解的最初几年里，我时而悲伤，时而快乐，时而愤怒，时而兴奋，时而好奇，时而困惑。换句话说，我正逐渐成为一个健康的人，学会摆脱疾病及其所有症状。那是令人兴奋的、不可思议的时刻。冰激凌很甜，荔枝很香。在我现在能够体验到的悲伤中，有一种甜蜜的东西，与死气沉沉的抑郁截然不同。

同时，我为自己突然不能写作而烦恼不已。这就好像百优解让我内心深处梦想和想象的源泉干涸了。在服用药物的前 18 个月，我没有动笔，但渐渐地，我决定写一两个短篇故事，以及一篇关于我很久以前就喜欢的动物的短文。我发现，虽然服用药物使我的创作速度变慢了，我不服药或是服用丙咪嗪时的写作快感消失了，但我的确还能写作。虽然直到今天，我还不时会担心，药物让我失去了一些写作的能量。

百优解带来的性别影响差异

因为百优解会抑制性欲，精神病学家经常用它来治疗强迫性手淫者和其他性欲过剩或性上瘾障碍患者，这些人的生活往往一塌糊涂。马丁·卡夫卡（Martin Kafka）是马萨诸塞州贝尔蒙特市麦克兰医院（McLean Hospital）的一名精神科医生，我每个月都会去那里做检查。他的诊所里有很多男性性瘾患者。这些人虽大多已婚，但仍然会去找其他异性陪伴自己、看色情作品等，不是一天一次，也不是一天两次，而是 24 小时内二三十次。他们被自己的欲火困扰和蹂躏，被无法控制的欲望吞食。他们的大脑很可能被沿着树突向下的多巴胺浸湿，并在无休止的强迫性回路中被轴突榨干。卡夫卡用所谓的化学阉割来治疗这些人。他让患者服用大剂量的百优解，使其无法或很难再保持勃起。卡夫卡并不是唯一一个以这种方式使用百优解和其他类似药物的精神药理学家。文献记录中，有很多过度手淫、恋物、强迫性注视胯部、无节制滥交的案例，都是通过血清素增强剂驯服的。卡夫卡目睹药物改变了这些男人，见证了他们从沉浸于幻想、色情作品的边缘人变为令人惊讶的传统存在。

因百优解而过上正常生活的性成瘾者大都是男性，他们通常会对这种药物心存感激。由于他们的生殖器大部分时候不工作，他们得以享受正常的婚姻生活，即使多是无性婚姻。报告称大多数性瘾患者乐于以勃起功能障碍换取不受疯狂生理需求控制的自由。效果如此喜人，以至于很少有人想到一个令人不安的事实——他们现在所依赖的药物可能会损害大脑中的多巴胺系统，让他们在以后的生活中更容易患上帕金森病。或许这是他们愿意承担的风险。

然而，服用百优解的绝大多数患者不是男性，而是女性。美国疾病控制与预防中心的数据显示，研究人员估计，在这个国家，女性服用抗抑郁药的概率是男性的 2.5 倍，在 40～59 岁的女性中，服用抗抑郁药的比例高达 23%。在这些人中，如果 75% 的服用者受到性功能障碍影响，那就意味着多达 1 500 万甚至更多的美国女性过着没有性欲或性高潮能力的生活，她们全然麻木了，生活在无忧无虑、与世隔绝的状态中。

金赛研究所（Kinsey Institute）的人类学家海伦·菲舍尔（Helen Fisher）和理查德·道金斯理性与科学基金会（Richard Dawkins Foundation for Reason and Science）的受托人、精神病学家小 J. 安德森·汤姆森（J. Anderson Thomson Jr.）提出了一个令人不安的问题，以及一个关于百优解对女性性欲抑制作用的令人不安的理论。那个问题就是：数百万女性对性漠不关心，意味着什么？菲舍尔和汤姆森担心，随着血清素增强剂的平价版本的普及，越来越多的女性会变得性冷淡。他们写道："众所周知，这些药物会导致 3/4 以上的服用者情绪迟钝，性欲、性唤起和性功能产生障碍。"人脑本质上有三个性系统，一个用于求偶，一个用于解决生理需求，还有一个用于繁育后代。根据菲舍尔和汤姆森的理论，健康的性欲会促使女性去发现多个伴侣，根据她在浪漫吸引方面的能力，一部分伴侣会被剔除，让她最终专注于一个人，从而"节约交配时间和代谢能量"。反过来，依恋的能力则会让人类长期保持一段理想的关系，以完成养育子女的职责。

菲舍尔和汤姆森认为，百优解和其他血清素增强剂会对构成浪漫吸引、求爱、交配甚至养育子女的神经基质造成严重损害。对大脑的 fMRI 研究表明，浪漫吸引和求爱是由多巴胺系统调节的，而百优解和其他血清素增强剂通常会抑制多巴胺系统。菲舍尔和汤姆森写道："因此，增加血清素的抗抑郁药会危害人们的恋爱能力。"他们进一步假设，由于百优解对性欲的广泛影响，药物也会干扰伴侣评估、伴侣选择和伴侣依恋。

这是因为不仅男性性高潮在进化中发挥着显著作用，女性性高潮这一更微妙的现象也有着重要的作用。女性性高潮不仅有助于精子的保留，还能让女性更好地区分以自我为中心的伴侣和有共情能力的伴侣。但是，被百优解抑制了性欲的女性无法区分愿意花时间和精力取悦她的伴侣和不能或不愿意取悦她的伴侣。从某种意义上说，这种药物消除了女性大脑中一个关键的监控设备。服用百优解后，女性有可能选择缺乏关心她需求和欲望的能力的男性，从而陷入一段一开始就缺乏新鲜感或不和谐的关系。这将使她未来的后代面临风险，因为她与配偶的关系缺乏保障和稳定性，而这两者在养育子女的最初几年都是不可或缺的。

研究还表明，女性在身材匀称的男性身上更容易达到性高潮，因为身材匀称是乐观和健康的标志。因此，有性欲的女人会自然地被身材匀称的男性吸引，而性欲受到抑制的女人则在某种程度上是"性盲"。随着多巴胺系统的钝化以及体内血清素的激增，能为她们提供相关提示的关键电流被切断了。如果菲舍尔和汤姆森是正确的，目前，在世界范围内，有数百万女性的性侦查系统失灵了。她们更容易做出糟糕的选择，带来破坏性的多米诺骨牌效应，影响持续几代人之久。因为不幸福的婚姻可能导致离婚，子女将不得不承受家庭破裂带来的冲击。

性关系可能不是百优解影响的唯一一种关系。换句话说，许多成人关系会有某种性或情爱的成分，尽管通常是无意识的。这种成分使人的能量增加，并增强了协同能力。研究表明，触摸会刺激身体和大脑释放催产素（又称"爱的激素"），它能帮助我们与一切人或事物，如表亲、丈夫、妻子、宠物等产生联系。催产素与多巴胺系统紧密相连，而百优解会抑制多巴胺系统，所以在血清素增强剂的推动下，我们很可能也会失去这种重要的结合激素的好处。

有人可能认为菲舍尔和汤姆森的前卫理论是无稽之谈，毕竟无论女性能否达到性高潮，男性的精子都能正常工作。而匀称的身材是一种主观判断，并不能精准地指向具有互补免疫系统的健壮伴侣。即使菲舍尔和汤姆森完全搞错了，他们在本质上仍然是对的。到目前为止，我们已经有了足够多的坊间报道，可以肯定地说，大量服用百优解和类似药物的患者面对生活中的起起伏伏时更加"无动于衷"。这种药让人在坎坷的路面上前行时，全然意识不到柔软的脚掌已被划伤。抛开这些前卫理论不谈，我们知道百优解会让人感觉良好，好到足以对打折的生活和不正常的关系妥协，而在不用药时，人们根本无法接受这样的关系。这当然会产生深远的影响，即使在非常微观的层面上，也令人毛骨悚然。妻子能适应丈夫对自己不忠，丈夫能适应妻子强迫性的消费，儿童能适应糟糕的老师。百优解给生活镀上的光泽不是一种警示，也不是一种可能性，对数百万人来说，那就是真实的生活。

到 1993 年，也就是上市 5 年后，百优解已成为世界上最畅销的抗抑郁药，每年医生开出的处方达数百万张。百优解的风行与管理式医疗的兴起相吻合，所以，波洛并不是特例，不少患者看一两次精神药理学家之后就拿着一年份的处方离开而没有后续治疗。如此看来，礼来制药公司的新药可谓大获成功。《新闻周刊》的封面特写和主流媒体关于百优解的无数文章，引发了公众对百优解的强烈需求，使得百优解仅 1993 年的销售额就超过了 10 亿美元。这种药物甚至可以在大街小巷出售，卖给那些觉得它能让人立刻兴奋起来、会将它碾碎吸食的人。

伤害和自杀

尽管百优解在治疗抑郁症方面取得了巨大成功，但从早期开始，该药的故事就有暗流涌动。马丁·泰歇（Martin Teicher）和乔纳森·科尔（Jonathan Cole）是哈佛大学的精神科医生，他们和一位名叫卡罗尔·格洛德（Carol Glod）的护士在 1990 年共同指出，有 6 位患者在服用百优解前没有任何自杀的想法，但在服药时都出现了严重的自杀倾向，产生了"强烈而暴力的自杀冲动"。一位患者说，她"感觉自己要从皮囊里跳出来了"，这让她觉得"死亡或许是个不错的结果"。另一位患者从医院逃跑，被保安抓回来后，不断用头撞地，试图自残，最后医护人员不得不对她进行人身约束。在精神科医生看来，百优解非但没有让患者康复，反而释放了某种可怕的、极度危险的冲动。一时之间，其他医学期刊上也开始出现类似的报道。一些抑郁症患者似乎对百优解有矛盾的反应，这种药将他们推到了极端暴力的地步。有报道称，患者会来回踱步，敲打墙壁，变得偏执。

在科伦拜恩中学（Columbine High School）枪击案后不久，有报道称案件中的一名年轻枪手曾服用过 SSRI。现实中，最吸引美国公众注意的枪击事件起于一个名叫约瑟夫·韦斯贝克（Joseph Wesbecker）的 47 岁男子。韦斯贝克在肯塔基州路易维尔的标准凹版印刷公司（Standard Gravure）工作了 17 年，直到 1988 年 8 月。他在离职前一年因躁郁症而受歧视的事进行过投诉。随后，他与公司达成了和解，因病休假，并可以在病情好转后重返工作岗位。

但是，韦斯贝克有严重的精神疾病史，在服用了一系列不同的精神药物后完全不见好转。1989 年 8 月，也就是他离职一年后，他的精神科医生开始让他服用百优解。不久之后，他的病情急剧恶化，整个人变得易怒、焦虑、偏执。鉴于他的精神变得如此失常，精神科医生便在他开始服药的次月建议他停药。然而，韦斯贝克尔拒绝了，因为他相信这种药物有助于他的记忆。记什么？他的精神科医生很想知道。服用百优解后，韦斯贝克认为自己回忆起了标准凹版印刷公司的主管强迫他在其他工人面前做了一些令自己丢脸难堪的事情，这一"记忆"让他怒火中烧。他的精神科医生再次让他停止服用这种药物，但韦斯贝克没有听从。

9 月 14 日上午，韦斯贝克带着枪来到办公室开了火……据记者马克·埃姆斯（Mark Ames）说，这是"美国历史上第一起发生在现代私人工作场所的大屠杀"。韦斯贝克不仅杀死了 8 名同事，最后也结束了自己的生命。

又过了 5 年，也就是 1994 年的秋天，遇难者家属和幸存者才将礼来制药公司告上法庭。他们中的一些人拄着手杖或坐着轮椅来参加庭审。他们声称，礼来制药公司将百优解提供给了韦斯贝克——那个曾经被他们视为朋友、昵称为"洛奇"的人，最终导致他们的身心都受到了伤害，百优解对他们而言无疑是致命毒药。礼来制药公司则辩称，考虑到韦斯贝克有长期的精神病史，百优解不应为这次恐怖事件而担责。这种说辞已经成为礼来制药公司对百优解导致的暴力或自杀指控的标准辩护。韦斯贝克案并不是第一起针对百优解提起的法律诉讼。百优解上市不到两年，就有 54 起未决诉讼，而到了 20 世纪 90 年代中期，160 起诉讼合并为针对礼来制药公司的大型集体诉讼。该公司坚称百优解是完全安全的，否则 FDA 为什么会批准它上市呢？有悲剧发生，肯定是因为服药的人有自杀或谋杀的倾向。在韦斯贝克的案件中，要弄清真相十分困难，因为早在发狂的 5 年前，他就曾试图自杀，并且在服用百优解之前就购买了大量枪支。

因此，在法庭上，礼来制药公司的律师声称，早在百优解进入韦斯贝克的生活之前，他就已经脱轨了。相对地，幸存者和遇难者家属的律师请来了一些专家，比如韦斯贝克的精神科医生。专家们声称，尽管韦斯贝克有精神病史，但在服用百优解之前，他从未表现出任何暴力倾向。庭审的一个转折点是，法官裁定，幸存者的律师可以提供礼来制药公司制造的一种名为苯恶洛芬的止痛药作为证据。该药物在英国和美国造成了至少 150 人死亡，礼来制药公司不仅被迫将该药物撤出市场，还被要求支付与 1 500 起诉讼相关的数百万美元的罚款与和解金。但奇怪的是，就在原告获得了以苯恶洛芬作为证据的权利一天之后，幸存者的律师突然通知法官，为了尽快将案件提交陪审团，他们决定在进入涉及惩罚性赔偿的第二阶段审判之前，不再提供任何新的证据。

原来是礼来制药公司想到苯恶洛芬的有关证据可能会改变审判结果，就惊慌失措地与原告迅速达成了秘密和解，法官对此一无所知。礼来制药公司与幸存者及遇难者家属签订了"高低协议"，同意支付他们一笔原告律师口中"数额巨大"的和解金，多到"超出想象"。由于和解金额是保密的，所以准确数字无从知晓，不过礼来制药公司审判前预估的损失就达到了1.5亿~5亿美元。这份高低协议是在数年后该案法官提出诉讼，要求公开这份协议时才被曝光的。根据协议，如果幸存者胜诉，礼来制药公司将支付高低协议中的高价；如果陪审团的裁决对被告有利，礼来制药公司将支付较低但仍不菲的金额。换言之，赔偿金额的高低是由陪审团决定的。因为有了这个协议，幸存者的律师就失去了推动案件的动力，因为如果陪审团意见不一致，导致案件悬而未决，他们将功亏一篑、一无所获。约瑟夫·格伦穆伦写道："这种措施使律师转而倾向于'败诉'，以确保受害者和他们的律师都能得到很好的补偿。"此外，作为协议的一部分，原告还承诺，无论结果如何，他们都不会上诉。后来庭审完全是逢场作戏。回到法庭，双方律师各司其职，一开始剑拔弩张的庭审突然变得温和。反驳与争辩毫无条理，有时甚至直接无视。

整场交易就是对司法体系的严重扭曲，凸显出百优解从诞生之初就一直存在不诚实的行为。据礼来制药公司的说法，这种药物是位点专一的药物，但实际上它对整个血清素系统的神经影响深远，而这个系统与其他神经递质密切相关。礼来制药公司声称它是绝对安全的，但事实是它至少会抑制多巴胺系统，从而导致各种令人不安的副作用，从面部抽搐、步态僵硬到性功能障碍。美国人将这种药视为宠儿，却不能或不愿提出本应提出的棘手问题：该药长期副作用的研究在哪里？为什么礼来制药公司不做追踪调查？在我们对药物的长期影响知之甚少的情况下，让患者服药数年、数十年，这合理吗？具有类似特性的药物，如瑞达克斯，在动物实验中造成了可怕的脑损伤，这一事实意味着什么？如果药物会抑制或损伤多巴胺神经元，那是否会让你现在或以后更容易患上与多巴胺有关的疾病，如帕金森病？

　　由于种种原因，很少有人会问这些问题。在临床试验和法院审理中，尽管礼来制药公司没有进行尽职调查，但他们还是成功地让自己看起来是清白的。该公司在韦斯贝克一案中以陪审团 9 比 3 的优势胜诉，这是他们能够获得并获胜的最低票数，尽管他们的首席执行官称庭审之中除了辩护别无其他，并在《纽约时报》的一篇题为《陪审团已排除药物是杀人因素》（*Jury Rules Out Drug As Factor in Killings*）的文章中声称，礼来制药公司已经"在法庭上证明了……百优解是安全有效的"。他们是如何取得这次胜利的？他们用的是世界上最好的抗抑郁药——金钱来安抚幸存者，尽管"药效"短暂。

低血清素的神话

　　但是，为什么当我们假定药物疗法有效的时候，抑郁症病例的数量却在上升？这个问题还没有答案。精神药理学界认为，血清素增强剂是一种干净、安全、高效的治疗抑郁症的药物。然后这个领域进一步声称，他们终于有了治疗人类绝望的科学和诀窍，哥伦比亚大学精神病学系主任、美国精神病学协会前主席杰弗里·A. 利伯曼（Jeffrey A. Lieberman）写道："我所在的行业正在实践一种开明而有效的精神卫生医学，这带来了精神科医生职业生涯中最可喜的时刻——见证它临床上的成功。"

　　百优解无疑是成功案例之一。但是精神科医生是如何使开明而有效的医学与精神病患者不断增加的事实相一致的呢？在本章前面的内容中，我们考虑了抑郁症和其他情感障碍发病率上升的两种可能的社会学解释。一种可能是，确诊人数增加是由于抑郁症污名化的减轻，这意味着如今患这种疾病的人愿意坦承自己的痛苦并寻求治疗；另一种可能是，抑郁症患者的增加是社会更个人化、更少社区化的结果。

罗伯特·惠特克（Robert Whitaker）是普利策公共服务奖（Pulitzer Prize for Public Service）的最终入围者，也曾因医学和科学方面的文章而获得波尔克奖（Polk Award）。他提出了另一种设想：血清素增强剂可能会导致化学失衡，而不是治疗化学失衡。尽管有制药公司的广告和流行的"神经语言"，但就我们所知，几乎没有证据表明精神疾病是化学物质失衡的结果。科学家们一直在寻找这种证据，但从未找到。也许更重要的是，研究人员比较抑郁和非抑郁受试者的血清素水平后发现，快乐受试者的血清素水平不一定比抑郁受试者的更高。事实上，有时快乐的人比抑郁的人血清素更少。基于精神分裂症是大脑中多巴胺过量所致的假设，科学家们也比较了精神分裂症和非精神分裂症受试者的多巴胺水平。研究结果与血清素的研究结果相似，患有精神分裂症的受试者并不比非精神分裂症受试者的多巴胺水平更高。在一些情况下，前者的多巴胺水平可能更低。

这些研究和其他类似研究的结果彻底颠覆了精神病学中关于精神疾病的主导理论。毕竟，如果没有证据证明抑郁的人体内化学失衡，而仍要求患者服用药物以改变大脑中的神经递质水平，那么这种做法实际上就是在造成化学失衡，而不是治愈失衡。神经科学家、美国国家精神卫生研究所前主任史蒂文·海曼（Steven Hyman）表示，所有精神药物都会"导致神经递质功能紊乱"。这也是惠特克的主要观点。我们正在让数百万人使用这些药物，改变他们大脑中自然的神经传递，有时是根本性地扰乱大脑内部复杂的相互作用，用过量的化学物质堵塞神经通路，使得内部相互关联的大脑以我们尚不了解的方式发生故障。没有用过药物治疗的抑郁症患者的大脑中没有已知的化学失衡，而一旦使用了百优解，就会出现失衡。药物通过血脑屏障发挥作用，将血清素注入突触间隙。惠特克对结果做出如下解释：

> 几周后，血清素通路的运作明显异常。突触前神经元分泌的血清素多于平时。其血清素再摄取通道被药物阻断。系统的反馈回路部分失灵。突触后神经元对血清素"脱敏"。物理层面上，血清素系统已变得相当混乱。

对惠特克、格伦穆伦和其他批评者而言，精神疾病发病率的上升并不是由于社会压力，而是因为很多人在服用血清素增强剂的同时也在服用其他精神药物，因此长期来看，大脑功能的异常就会加剧药物试图治疗的症状。换句话说，抗抑郁药让我们越来越抑郁，因此我们急切地使用它们，加大剂量，导致更多的神经紊乱和功能异常，形成恶性循环。虽然科研人员确实很少研究抗抑郁药和其他精神药物的长期副作用，但他们对服用药物和未服用药物患者的命运进行过比较研究。针对抑郁症的研究发现，从未接受过精神药物治疗的成年患者有 23% 会在 1 个月后症状得到缓解，67% 会在 6 个月后得到缓解，85% 会在 1 年内得到缓解；接受药物治疗的患者往往病情会加重，随着时间的推移，抑郁发作的间隔会缩短。

对服用抗抑郁药"康复"后停止用药的抑郁症患者来说，前途更加灰暗。一系列的研究表明，如果患者服用抗抑郁药后又停药，他们的抑郁症很可能在 18 个月内复发，比例为 50%～70%。"到处都是同样的消息，"惠特克写道，"接受抗抑郁药治疗后不再按时服药的抑郁症患者，往往会再次患病。"更糟糕的是，比起短期服用者，长期服药的人可能会复发得更快、更猛烈。从某种意义上说，随着时间的推移，药物与使用者的生理机能紧密地纠缠在一起，时间越长，患者越离不开药物。这一结论得到了另一项研究的支持。在该研究中，研究人员给大鼠喂食了大剂量的百优解，并在大鼠死后检查了它们的大脑。科学家们发现，大鼠的神经元"肿胀"，"扭曲呈螺旋状"。

这些研究如此令人不安，难怪精神病学领域想要将惠特克的报告和他的论点边缘化。但是因为精神病学高度重视或者理应重视诚实的自我评估，所有在该领域工作的人都被要求解决这项研究提出的问题，并对此保持持续而严肃的关注，然而这种关注的态度至今并未彰显。相反，主流精神病学在很大程度上忽视了惠特克引用的研究，将他与"反精神病学权威"相提并论，将他视为现代的托马斯·萨斯——一个无法超越自己偏见的激进分子。这是个遗憾，因为像惠特克和格伦穆伦这样的思想家提出的假设是完全合理的。由于试图将他们边缘化，该领域失去了一个审视自身并在审视中学习重要东西的机会。如果惠特克引用的研究是正确的，抗抑郁药确实会造成大脑损伤，那么我们至少应该对此有所了解，患者也应该知情。无论如何，许多人可能仍会选择接受药物治疗，就像 20 世纪中叶的许多人为了追求精神上的平静而选择前额叶切除术一样，尽管该手术可能损坏神经，带来普遍且严重的痛苦。

随着精神药理学对精神病学的控制越来越严格，制药公司开始招纳精神科医生代写论文或有偿为药物背书。精神病学领域似乎越来越不稳定，越来越不可能或不能解决其核心的问题、争议和矛盾了。这些问题既是道德问题，也是神经或生化问题。一方面，让患者服用一种可能导致其大脑异常的药物，尤其是在没有明确证据显示化学失衡的情况下就进行这种药物治疗，这对吗？另一方面，面对深重的苦难，什么都不做，这对吗？

抑郁症会损害大脑吗

2013 年，美国埃默里大学（Emory University）的神经学家、首席抑郁症研究者海伦·梅伯格（Helen Mayberg）报告称，从统计数据来看，心理疗法，尤其是认知行为疗法，在逆转抑郁症方面与抗抑郁药同样有效。但是那些病得太重而无法正常思考的患者怎么办呢？除此之外，虽然我们没有在精神病患者的大脑中发现化学失衡，但这并不意味着其大脑中没有严重扭曲的东西，或者说抗抑郁药不能治疗这些东西，尽管是以间接的或不能检测到的方式。也许，对抑郁症患者来说，提高突触间隙中可用血清素的水平会触发 DNA 生成一种新的蛋白质，改变基因表达，从而让患者康复。

如果我们对抑郁症患者袖手旁观，只是坐等他们康复呢？这其中的问题是，无数的研究人员和从业者都认为，抑郁症对大脑的损害至少和抗抑郁症药物造成的损害一样大。如果不加以治疗，抑郁症会使大脑浸泡在应激激素皮质醇中，长此以往会导致大脑前额叶受损。都柏林三一学院的神经生物学研究员托马斯·弗洛德（Thomas Frodl）发现，抑郁发作可能会导致大脑神经可塑性的改变。弗洛德对重度抑郁症的住院患者和从社区招募的对照组进行了观察，分别在试验一开始和 3 年后用 fMRI 研究了两组受试者的大脑。他观察到，"与对照组相比，患者的灰质密度明显下降了"。换句话说，与惠特克的观点相反，抑郁症不加以治疗也会造成脑损伤。还有研究表明，一个人抑郁发作的次数越多，未来复发的可能性就越大。如果不加以治疗，每一次发作都会损害大脑的灰质，使大脑中负责记忆的脊状区域——海马萎缩，使颞叶中负责处理情绪的杏仁状物质——杏仁核变形，并使神经元陷入混乱。

但如果不是为了解决化学失衡，精神药物还能如何帮助我们的大脑？即便抗抑郁药几乎能迅速提高神经递质水平，也需要几周的时间。有研究认为原因在于这种药不仅没有毒，反而能给神经提供养分，从而有利于产生新的神经元和神经连接。这项研究表明，百优解这样的药物可能会增加神经元树突的分支，而这一过程是我们学习、感觉和游戏的基础。因此，抗抑郁药之所以让我们感觉更好，可能是因为它帮助大脑形成了更丰富、更紧密的连接，使我们能更快、更敏锐地思考。这种推理与惠特克和格伦穆伦的许多发现完全相反，他们的研究似乎都表明抗抑郁药会损伤大脑。这两种截然相反的观点，表明了精神病学尚处于起步阶段，在开始理解人和药物的相互作用之前，我们还有很长的路要走。

诊断分散——被泛化的抑郁症

除与精神疾病相关的污名化的减轻，更加个人化、更少社区化的社会风气，以及抗抑郁药永久改变神经递质相互作用的可能性之外，当今时代抑郁症患者急剧增多的另一个潜在原因可能是一种叫作诊断分散（diagnostic drift）的现象。诊断分散指的是一种特定的疾病诊断脱离了最初概念的束缚，比如一种疾病曾经与非常具体的行为紧密相连，但它突然与每个"亲朋好友"都相关了，结果使得这种疾病的内涵被逐渐淡化稀释，几乎不再有任何医学意义。

精神病学作为一个专业领域，已经有过几起诊断分散的案例。创伤后应激障碍（简称PTSD）现在就和椒盐卷饼一样常见，而它原本是饱受战争蹂躏的越战老兵的专属疾病，这些老兵试图重新融入对他们并不友好的社会。后来，由于文化变迁和女权主义的兴起，"创伤"变得家喻户晓，没过多久，患者突然就释放了被压抑的"记忆"，里面都是无恶不作者犯下的滔天罪行。有段时间，"记忆"一度变得难以控制，且迂回曲折，以至于患者开始声称自己有多重人格、自我分裂，说这是严重创伤的结果。这种文化和治疗狂热的顶点是，人们建立了一个全新的诊断类别——多重人格障碍。20 世纪 80 年代，如果你跟医生抱怨自己健忘，或说自己有奇怪的超然感，医生很可能会诊断你患有多重人格障碍，因为以上两种症状都被认为是其他人格像幽灵一样潜伏在患者周围的迹象。

最终，这股热潮退去了，部分原因是心理学家伊丽莎白·洛夫特斯（Elizabeth Loftus）明确表明，通过简单的暗示，就能轻易使很多人产生错误记忆。她的研究也许比其他任何事情都更标志着创伤文化的终结，这种文化泛滥于整个 80 年代。现在多重人格障碍不再作为一个诊断类别存在，它被一种叫作分离性身份识别障碍（dissociative identity disorder）的诊断所取代，这种诊断类别与它的前身有些相同的特征，却很少被使用。虽然这个结果令人欣慰，但这段历史也揭示了精神病学的诊断是多么不稳定且易受影响，它们有时基于文化构造与相关委员会的共识，而不是出于我们最希望的来源——血液、胆汁、撕裂的组织或低水平的神经递质。

安定（Valium）[①] 被宣传为能缓解焦虑和紧张的镇静剂，是另一个诱发诊断分散的因素。1969 年，也就是获批 6 年后，安定便已成为美国最畅销的药品。在接下来的 14 年里，它的地位一直不可撼动，并在 1978 年达到顶峰，销量超过 20 亿片。这种药物进入市场之后，突然有成千上万的女性患上了严重的神经衰弱。这并不是说焦虑在安定出现之前不存在，而是安定的诞生

---

① 通用名为地西泮片。——编者注

给了大量天生紧张的人一个"机会"，把他们的性格特征变成了一种疾病。一旦这种特征被命名为疾病，具有这种特征的人变为患者，新药就变得必要了。

尽管安定和其他苯并类药物很受欢迎，百优解的诞生却在美国引发了一场文化变革，影响之大超过了此前任何精神病学领域的转变。诚然，氯丙嗪永远改变了疯狂的面貌和命运，但它只适用于罕见疾病的患者，也就是那些被社会边缘化的人。这种药从未成为家喻户晓的东西。同样，三环类药物和MAOI 也从未深入流行文化。大多数情况下，这些药物是为伴随罕见抑郁发作的剧烈精神痛苦而保留的。更常见的疾病是心境恶劣。这是一种较温和的抑郁形式，相当于持续的低烧。心境恶劣的患者性格悲观，虽然通常表现正常，但几乎没有快乐的能力。

百优解在 1988 年初上市时，是心境恶劣患者让它获得了巨大的成功，好像每一个有抑郁倾向的人都走上前来表达需求、索取该药。研究人员意外地发现，这种药物与重度抑郁症并没有紧密的联系。事实上，就像之前的人将氯丙嗪用于药品说明之外的治疗，百优解不仅能成功治疗心境恶劣患者，还能成功治疗那些没有记录在 DSM 中的疾病。例如，《时代周刊》曾报道过一位名叫苏珊的患者。她自称是工作狂，一到经期就会变得易怒，曾用结婚戒指砸自己的丈夫。在服用百优解后，她尖锐的人格被打磨得更平滑、运转得更正常，生活充满了乐趣。抑郁的概念不断膨胀，直到包括易怒的"苏珊"们、工作狂、悲观主义者、恐慌者和不满者；抑郁症的诊断包括了任何特定的精神综合征所展现出的人格类型。该领域的从业者用百优解治疗从惊恐发作到猝倒等各种疾病，这表明，也许所有这些疾病都与抑郁症有共同的神经基质。

当然，这些发展都对礼来制药公司有利，这家制药公司推动了诊断分散，鼓励初级保健医生和精神科医生用他们的新药治疗哪怕是最轻微的症状。礼来制药公司设立了一个"抑郁症意识日"，在这一天任何人都可以拨打一个1-800 的电话号码，检测自己是否患有抑郁症。人们只需要在键盘上输入数字，回答 10 道判断题，包括"我是否会无缘无故感到累"等就可以得到结果。一些精神病学家冷酷地将这种检测称为"电话购百优解日"。

颇有影响力的精神病学家彼得·克雷默在其畅销书《倾听百优解》中，粗略描绘了一幅能够消除任何人性格中独特之处的药物的生动画面，却没有驱散人们对百优解的热情。相反，这本书不仅提高了这种药物的普及程度，还扩大了抑郁症的定义。如果百优解是一种抗抑郁药，那么每天的失望和日常的困难都必须被纳入抑郁症的概念中，才能证明大量人服用这种药的现象是合理的。多伦多大学历史学家爱德华·肖特（Edward Shorter）的《精神病学史》（*History of Psychiatry*）一书被许多人奉为该领域的圭臬，书中对百优解研发中所涉及的真实科学与推广百优解时所使用的科学主义进行了区分。肖特写道："与丙咪嗪和其他三环类药物相比，氟西汀（百优解）作为一种更安全、见效更快的第二代抗抑郁药，其发现是有科学依据的。"与此形成鲜明对比的是：

> 科学主义的背后是把人类的许多困难转化为抑郁程度，使之看起来都能用特效药治愈。这种转变之所以成为可能，是因为临床精神病学已经大规模地融入了制药行业的企业文化。结果，像精神病学这样的科学学科培育了一种药理学享乐主义的流行文化，因为数百万没有精神疾病的人渴望获得这种新药，觉得它能减轻自我意识的负担。

　　精神病学是如何精确地融入企业的药物文化的，这个话题值得单独写一本书。其中错综复杂的关系虽不违法，却不道德。精神科医生不仅如前文提到的，为制药公司代写论文并收取了大量的费用。他们还将自己的名字和信誉让渡于制药公司撰写的旨在尽可能以最佳方式呈现特定药物的论文，从而获取大笔的报酬。一些精神科医生还愿意进行"药物展示"，通过与其他医生交谈、兜售药物的有益效果以换取金钱。这样的例子数不胜数，如此腐败的纠缠和如此明显的利益冲突导致了他们的言不由衷。精神科医生从制药公司赚取高额的报酬，帮助推广药物。这样一来，他们在诊断分散中就扮演了重要角色。他们鼓励同事先用百优解治疗，然后才称患者患有抑郁症，以证明药理学上的选择是正确的。

　　精神病学似乎特别易受腐败问题影响，而这是一个非常严重的问题。其他医学领域就少有这类问题，比如肺科专家就不会向患者兜售药物牟利。这让人不禁质疑，究竟是什么让精神科在财务和诊断上都如此容易受到腐败的影响。精神科医生要对抑郁症诊断的泛滥负责。与罗伯特·惠特克所写的相反，这种诊断的泛滥可能就是抑郁症会如此之多的一种解释。事实上，我们更希望抑郁症患者数量神秘增加是诊断分散的结果，这虽然是一个令人不安的现象，但至少在理论上病症是可逆的，总比脑损伤患者吞食精神药物的想法要好。因为后者真的没有其他选择，他们的神经元是紊乱的，以至于陷入抑郁的速度越来越快，间隔的时间也越来越短，直到复发不可避免，上瘾几乎成为必然。

并不干净的百优解

百优解和其他血清素增强剂被认为是精神病学在治疗抑郁症方面的第二大药理学突破。人们认为这些药物比 20 世纪 50 年代发现的三环类药物和 MAOI 更先进、更有效，最重要的是更干净。然而，经过仔细的研究，SSRI 虽然在某些方面比以前的抗抑郁药有所改善，但说是该领域声称的重大突破，未免言过其实。因为血清素系统的分布非常广泛，所以药物不能真正针对大脑中的某个特定部位，自然也做不到定义所说的干净。因此，要真正理解抗抑郁药不应只关注特定的副作用，比如 SSRI 通过让不同的神经系统失效而导致性功能障碍，也应看到它们令人惊奇的"积极"影响。例如，让已经不抑郁的受试者使用血清素增强剂后，他们会变得更活泼、更健谈、更善于社交，整个人更乐观。你可能会问："这有什么错吗？"总的来说没有。只是，这个结果一方面似乎是可取的，但另一方面也明确地表明，这些据称更好的药物实际上覆盖了整个大脑，就像治疗头痛的布洛芬。虽然百优解可能对痛苦有缓冲作用，但它并不能从根源上解决抑郁症，因此，它并不能帮我们了解这种疾病的起源。

在动物身上进行的试验表明，百优解被喂给远离母亲的幼鼠后，会降低超声检测中它们叫声的频率，这再次表明该药物更像吗啡或可卡因。换句话说，它能够减轻一般的痛苦，但不能像早期的药物，如丙咪嗪那样告诉我们更多关于抑郁症的信息。与之形成鲜明对比的是，三环类药物除了严重的副作用，对已经不抑郁的受试者没有任何作用。三环类药物只对抑郁症患者有效，而且只能缓解抑郁症状，因此它们可能是研究病理性抑郁机制的一盏明灯。

我最后一次和波洛聊天时，她刚刚庆祝完女儿的一岁生日，也终于戒掉了百优解，因为她再也无法忍受它对她性功能造成的副作用了。这种药物虽号称不会上瘾，但波洛发现事实并非如此。"戒掉百优解是我做过最困难的事情之一。"她描述了让她震惊的持久的戒断反应：大脑中有被电击的感觉、眩晕的偏头痛、剧烈的恶心，以及深深的绝望——觉得自己没有非凡的力量和决心来摆脱这一切。波洛说："一开始的几周，我常常想，算了吧，我继续去吃药吧。但我的婚姻危在旦夕，而且在生下宝宝之前，我也没得过抑郁症，所以我坚信能让过去的自己回来。"她确实做到了。然而，其他人就没这么幸运了。许多患者服用 SSRI 长达数年、数十年，当他们试图停药时，却无法忍受戒断反应。惠特克写到，其他人在服用药物时，如果病情复发就会增加剂量，而这只会进一步扰乱已被药物侵袭的大脑。

尽管如此，精神病学界仍然将 SSRI 类药物作为其迄今为止最大的创新来吹捧，甚至进一步声称他们终于能以真正科学的方式行医了。杰弗里·A.利伯曼甚至断言，在 21 世纪的第一个 10 年里，"曾经停滞不前的精神病学领域显示出了应有的知识复兴迹象"。这一观点与威尔康奈尔医学院（Weill Cornell Medical College）精神病学家、纽约 – 长老会医院精神药理学诊所（Psychopharmacology Clinic at NewYork-Presbyterian Hospital）主任理查德·弗里德曼（Richard Friedman）的观点截然相反，后者直截了当地指出："我很难认为在过去 30 年里出现了一种真正新颖的精神药物。"

如果我没有服过药

我认为利伯曼这样的精神科医生是正确的。我对充满活力、理智诚实的精神病学很感兴趣，因为我每天都在服用精神药物。从 25 岁起我就一直在服用血清素增强剂，此前的 6 年里，我一直在服用三环类药物。我现在 54 岁了。35 年来，我一直试图用精神病学的药物来安抚我的大脑，但我不能自信地说我有所好转了，只能说喜忧参半。在服用 SSRI 之前，我服过丙咪嗪，但没有康复，而且似乎连康复的前景都看不到。然而，在 SSRI 的帮助下，我得以远离精神病院，写了 9 本书；生下了两个孩子，他们现在已经是青少年，各自都有浓厚的兴趣爱好；结了婚又离了婚；同样重要的是，我有了自己的朋友圈子。这简直可以作为精神病学的活广告了。

不过当涉及精神药理学这个棘手的课题时，总是会有个"不过"。29 年前，我第一次服用了 10 毫克百优解，然后体重超标的症状神奇地消失了，我的整个世界都闪着光，但这种作用非常短暂。没过多久，我就需要 20、30、60、80、100 毫克的百优解来达到最初 10 毫克的效果。不断增加的剂量和加量之前的复发表明，我的大脑正在适应这种药物，而我的症状非但没有得到缓解，反而在百优解的"庇护"下更加肆虐。

尽管我对被迫不断提高剂量感到恐惧，但百优解对我躁狂的强迫行为和抑郁症产生了巨大的影响，以至于我在心理甚至生理上都对它产生了严重的依赖。一想到有一天它可能对我不再起作用，我就感到恐惧。我会整晚整晚地担心，担心我的过去会在未来重演，那里满是我曾经住过的精神病院，灰色的泥墙上焊着铁窗。一想到这些，我就吓呆了。我迫切需要药物起效，但越来越多的迹象表明，我不能指望百优解，它最多只能起临时作用。我不得不给自己不断加大剂量，这对代谢药物的肝脏和肾脏造成了很大的伤害，可能也伤害了我的大脑。

100 毫克的百优解已是很大的剂量了。即使这样，2005 年我的病情还是复发了，于是我开始服用另一种血清素及去甲肾上腺素增强剂——怡诺思。我是怀着强烈的遗憾和恐惧服用怡诺思的，它没有起效。诊治我的精神药理学家用非典型抗精神病药再普乐来加大药效，这种药也能增加突触间血清素的含量。正如前述，有一段时间，我用锂取代了再普乐，但最终锂没有像我所希望的那样消除我的抑郁。于是我又开始服用再普乐。这种组合对我的精神状态产生了奇妙的效果，但怡诺思让我患上了高血压，我不得不服用另一种叫赖诺普利的药物，以使血压恢复正常。

无论是在服用锂之前还是之后，再普乐的问题都是它会让我食欲大增，以至于一提到食物我就会流口水。我会直接从罐子里拿棉花糖吃，狼吞虎咽下许多塞满了圆豆的卷饼，上面还蘸满了墨西哥巧克力酱。有人警告过我服用再普乐会导致体重增加，但我当时没法理解我的身体会因此膨胀多少，也没想到内部脂肪的积累会怎样损害我的器官，使我面临中风或心脏病发作的危险。当我处于绝望的深渊中时，医生的警告并不能让我完全明白：服下这种新药，实际上是在严重损害我赖以生存的身体。再普乐先是影响了我的新陈代谢，然后影响了我的身体。我的体重不断上升，最后我成了一个超重的糖尿病患者。高糖破坏了我的视力，不戴眼镜时，一切看起来都很模糊，于是我配了更高度数的镜片。我害怕自己会失明。我去看医生的时候，他会非常仔细地检查我的脚，因为糖尿病患者经常会因为血液循环不良而出现足部溃烂，严重的话还会有截肢的风险。高糖也导致我的肾脏功能紊乱，所以我的嘴总是很渴。我的尿液里常常有大量的沉淀物。因为再普乐，我的血脂非常高，有患胰腺炎和冠心病的风险。

坦白说，我的状况越来越差。我不健康很大程度上是由于精神药物，但没有这些药我就活不下去。三十多年来，我服用的药物剂量不断增加，种类也不断增多，我确信我的大脑已经发生了永久性的改变，如果没有每天服用的这些药物，我的神经系统将无法正常运作。有时，我怕自己见不到孙辈出生就会死掉，因此试着远离这些精神药物，但停药对我的身体和精神都是可怕的。我的抑郁是如此严重，以至于有一次我买了一把枪，还有一次我给孩子们写了一封遗书，后来我把信封在了一个有拉链的袋子里，没有寄出。最终，我放弃了，重新开始服用药物。这些药物在搞垮我身体的同时，又让我找回了自己的大脑，这也印证了笛卡尔关于身心分离的说法。我经常想，如果我没有服用过丙咪嗪或百优解，会发生什么。我有可能独自走出抑郁吗？当然我没办法知道。但根据我的经验，考虑到我虽然活着，但也正在死去，而且比不服药的我死得更快，我实在没办法无条件地为这些药鼓掌。

收集人脑的研究中心

哈佛 / 麦克利恩脑组织资源中心（Harvard/McLean Brain Tissue Resource Center）俗称"大脑银行"（Brain Bank）。它收集逝者的大脑并对其进行研究，寻找精神分裂症的缺陷、阿尔茨海默病的线索，也寻找标志着健康皮质的美丽又丰富的树突。

有一天，我给它打了一个电话。对方用清脆的声音说："大脑银行。"我突然不知道该说什么，结结巴巴地说了声"你好"，然后就沉默了。在沉默中，线路上的静电音是唯一连接我们的东西。

"大脑银行。"那人又说了一遍，怕我没听见似的。

"是的,"我说,"我知道。"

"有什么能帮您吗?"我意识到自己分不清对方是男是女,突然很害怕自己是在和一台电脑说话,而我需要的是一个人,一个无论我要说什么、给予什么都能帮我解决的人。

"我打电话是因为我想……想……捐赠我的大脑。"我的最后几个字都连在了一起。

电话那头的人没有反应,我站在那里听着电话线里的噼啪声,望着窗外的苹果树。一颗颗红了的果子点缀在漂亮的树枝上。

"捐赠,我的,大脑。"我重复着,清晰地说出每个字,仿佛突然就有了胆量。

"好的。"那个虚无的声音说,"你可以在网上捐赠。"然后给了我个网址,噗的一声就消失了。

我站在那里目瞪口呆,拿着手机。几秒钟后,手机开始疯狂地响。我挂了电话去上网,一旦我填写了网站上的表格,在我死后,麦克利恩公司就有权在我的头顶上开一个大洞,把我的大脑取出来,然后他们会把棉花塞进我的空头骨,把切口缝好,这样我的开棺葬礼上就不会有人看出异常。与此同时,在他们的实验室里,我的大脑将被切成两半,每个半球都保存在甲醛中,直到科学家准备切割神经组织的精细切片。在使用精神药物几十年之后,我的大脑切片可能会为其研究提供一些线索。这是我能对精神药理学乱象所作的贡献，这是我能想到的唯一真正有帮助的方法。就这样，我多了个理由来忍受血糖升高、视力下降、记忆力衰退，以及偶尔会出现的奇怪且令人不安的运动性抽搐。

当抑郁离去之时

我离婚了。我有时和两个孩子住在一起，但大部分时候则是和我的新伴侣住在马萨诸塞州的菲奇堡。那里有 30 多万平方米的田野和森林，苹果树排列在车道的两侧，果园沿着高大的谷仓在山峦上上下起伏，延伸到远方，谷仓涂着明亮的红漆和清新的白漆。我们还养着马，马匹像来自画中一般被洗刷得闪闪发亮。我们没有邻居，这里夜晚的黑暗很深。晚上，橘色的方形小窗户散发出一种温暖的气息。在乡下很难见到人，但我们的房子刚刚建成，还留有许多人帮我们一起建房子的感觉。

如果你出门左转，穿过摇曳着黑心金光菊的牧场，跋涉过耸立数千年的岩石，爬上山坡，穿过森林，唯一的声音就是脚踩在金色松针上的声响。最终你会走进一个小公墓，那里有一扇精致的门，看起来像黑色的蕾丝，触摸起来却硬邦邦、冷冰冰的，四周是黑色的铁栅栏。打开大门，铰链发出刺耳的抗议声。这里的墓碑被风霜雨雪磨损，每块上面都刻着不同的内容，但都表达着爱。它们都来自 18 世纪和 19 世纪。我和我的孩子们在石头间穿行，在石头表面描摹诗歌、天使和时钟的图案，把描图纸贴在坟墓上，用秃秃的铅笔在图案边缘涂抹。这些蚀刻画给人一种幽灵般的感觉。它们在风中飘扬，提醒着我们，即使是在小小的乡村小镇，在这个古老的世界上，也有成千上万的人比我们早到。这世界的第一缕光在很久很久以前就像燧石撞在钢铁上一样，是蓝色的。在家里，我会看着这些蚀刻画，想象着那些躺在墓碑下的人们。当他们的视力减退，却还没有矫正镜片时，他们做了什么？当他们的牙洞腐烂，神经在疼痛中跳动时，他们又做了什么？

我知道，自有文字以来就有抑郁症的记载，而其治疗方法对我们现代人来说十分奇怪。在公元前几世纪的著名希腊医生菲洛提默斯（Philotimus）所处的时代，感到头晕的人会被要求戴上铅头盔，希望能被治愈。同时期克尼多斯（Cnidus）的克利西波斯（Chrysippus）认为，抑郁症患者应该多吃花椰菜，同时避免食用罗勒，因为罗勒可能会诱发精神错乱。

随着时间的推移，抑郁症的治疗方法发生了变化，就像这种疾病本身一样。它提醒我们，痛苦从来都不是停滞不前的，即使是毫不相干的疾病也会受到文化潮流的影响。公元 1 世纪，抑郁症通常被认为是一种严重的身体畸形。另一位希腊医生以弗所的鲁弗斯（Rufus of Ephesus），在不同时间治疗过很多困惑的心灵：有个人觉得自己没有头，有个人觉得自己是一件陶器，还有个人觉得他能像蛇一样蜕皮。有些患者似乎被精神性的妄想所控制，有面包师相信自己是黄油做的，会在阳光下融化；还有一些患者认为自己是玻璃做的，因此非常不愿意坐下来，生怕自己会裂开碎掉。鲁弗斯采用的治疗方法有草药和放血，偶尔还会对生殖器进行性刺激，因为据说生殖器中"未释放的腐坏液体"会释放出"有毒气体"，从而扰乱大脑。一千年后，随着基督教的兴起，中世纪的人认为抑郁症是一种罪，人们用驱魔或更糟的方法来治疗它。人们认为，抑郁症患者的身体里住着恶魔，只有通过宗教仪式或惩罚才能治愈。

以前治疗抑郁症的方法着实古怪，甚至带有某种诗意。比如，鲁弗斯的

"圣药"是一种液体混合物，是将"药西瓜、黄喇叭、石蚕、木耳、阿魏、野欧芹、马兜铃、白胡椒粉、肉桂、甘松、藏红花和没药"混合在一起，加蜂蜜，"将 4 钱的药物混入蜂蜜酒和盐水中"。如果这种药物有效，那一定是因为患者相信它有效。我们现在知道，各种香料、香草和蜂蜜混合在一起，是无法对抗抑郁症的深深绝望的。但在当时，它却做到了。很可能在将来的某一天，当人们回顾我们现在的治疗方法时，会认为它们只是原始的妄想。我们现在服用的药，始于化学家工作室里一串简单的数字。可能在将来，我们可以直接操纵基因表达，到时抑郁症就类似一个按钮，我们可以轻易地将它关掉；或者，当脑深部电刺激、经颅磁刺激（deep brain stimulation，DBS）等神经干预措施出现后，消除抑郁症就好像擦去写在大脑黑板上的零乱标记一样简单。谁知道未来会发生什么呢？又是何时发生？怎样发生？

现在，我们拥有的是不那么完美的药物，我们的选择也和药物一样有限。人们可以等待抑郁消失，并祈祷在此期间大脑不会因为化学物质混乱而留下不可修复的伤，也可以接受药物干预，并祈祷在此期间不会受到药物的伤害。难道我们没有第三条路，没有别的选择和别的出口了吗？别的疗法呢？是的，它们都有可能，但也可能对重度抑郁症无效，对那种在光天化日之下将你击倒的抑郁症不管用。

我摸着我和孩子们从墓碑上描来的蚀刻画。纸张很薄、很脆弱，就像我在废弃的伍斯特州立医院 332 号房间枕头下看到的那张求救纸片一样脆弱。我不相信天堂，也不相信基督教描述的地狱。但是，我觉得人有可能失去理智，而且没有比那更痛苦的了。正因为如此，当你从深度抑郁中走出来时，整个世界仿佛都焕然一新。你温柔地、惊奇地抚摸着一切。街灯闪烁，汽车像棒棒糖一样闪闪发光。树木向上生长，无比繁茂。

　　这种感觉不是由于你正在服用百优解、丙咪嗪或任何其他化学合成药，而是因为当抑郁离你远去时，感恩取代了抑郁。你的生命变成了一株新芽、一片新叶。没有任何药物能达到如此的高度，在这里你是最好的、最有人性的、最健康的。温柔地庆祝、歌唱吧！我正是这样，即使我知道自己正在逐渐凋零，但每天结束时，我仍满怀感激。

第 5 章

安慰剂：赶走绝症的纯净水

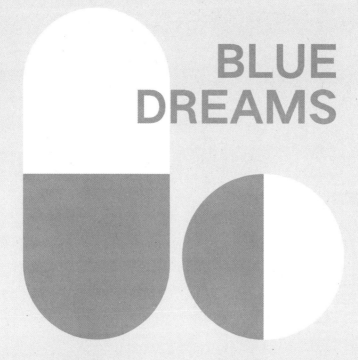

BLUE
DREAMS

夕阳西下，阳光把草地变成了一片更深的绿色，松树背着光，云层镶上了火苗。我的刺痛感神奇地消失了。我的手和手腕边缘的血管恢复了原来的颜色，红肿在被一个陌生人简单的触摸后就被抹去了。

安慰剂是一种非凡的药物。它们似乎对人类已知的几乎所有病症都有一定的影响，并且通常对至少 1/3 的患者有作用，有时比例高达 60%。它们没有严重的副作用，也不存在过量服用的问题。简而言之，它们是世界药典中适应性最强、变化最多、最有效、最安全、最便宜的药物。不仅如此，它们已经存在了几个世纪，所以其血统也无可挑剔。

——罗伯特·巴克曼（Robert Buckman）博士、

卡尔·萨巴格（Karl Sabbagh）（1993）

癌症晚期的赖特先生

1957 年，心理学家布鲁诺·克洛普弗（Bruno Klopfer）报告了一起令人震惊的病例。赖特先生患有晚期淋巴结癌。他的骨骼上布满了橘子大小的肿瘤，各个器官上布满了伤口。他已然生命垂危。他的脸像病床上的枕头一样惨白，一支注射器插进了他细绳一般的静脉。

有些人在与癌症斗争到尾声时，头发掉光了，牙齿也松了，因为苛刻的治疗、放疗的灼热和化疗的毒害而疲惫不堪，随时都可能离世。但赖特先生因为严重的贫血，不能接受当时所能提供的放射治疗和氮芥治疗。他没有接受那些可能有帮助也可能致命的疗法。尽管日渐衰弱，但他想活，他的求生意志很强烈。死亡的阴影笼罩在他的病床上，就像一个黑洞，很快就会将他拖入其中，这让他很害怕。

据医生说，赖特先生"发烧，喘不过气，完全卧床不起"，后来他无意中听到人们谈论一种新的癌症克星——一种叫克力生物素（Krebiozen）的马血清正在他所在的那家医院进行临床试验。希望在他心中滋生。他请求医生给他用药，而对方虽然怀疑这种药不一定能对他这种晚期患者起效，但还是在他瘦弱的手臂上注射了药物。

之后两天，赖特先生每天仍静静地躺在病床上。然而，第三天一早，医生来给他做检查，竟然发现了不可思议的事。在医生来之前，赖特先生已在病床上晃悠他的脚了。几个月来，他第一次站在了地板上，不仅有力气支撑自己的身体，还能大步走路。他走出自己的房间，沿着病房一路走到了忙碌的护士站。医生发现这个原本濒死的患者现在能够讲笑话，还能找乐子了。他的 X 光片显示，他体内的肿瘤已经从橘子大小缩到高尔夫球大小了，就好像"热炉子上的雪球"一样融化了。

所有人都难以置信，但也不能否认，毕竟事实就摆在眼前。赖特先生曾经奄奄一息，现在却逐渐康复，面色因充满希望而红润。不到 10 天，他就出院了，癌症痊愈了。他回到家，继续之前因癌症而中断的事。他重新回到日常生活，就像穿上了一件合身的衣服。他又回去工作了。也许他还出去用了餐，去吃鲜嫩的牛排和黄油土豆泥，以及生菜和西红柿做成的沙拉。也许他喝了上等的葡萄酒和香槟，瓶塞被打开，发出令人愉快的砰的一声，泡沫瞬间涌到瓶口。他就在这里，他还活着，享受生活。

几天过去了，几周过去了，赖特先生一切无恙。然而，不到两个月，新闻报道就出来了，针对克力生物素的试验已经结束，结果证明这种药毫无价值。之后不久，赖特先生的肿瘤就复发了。他又住进了医院，再次眼睁睁地看着死亡迫近，看着阴影落在他的床上。

然后，赖特先生的医生做了一件在今天绝对难容的事——对患者撒谎。医生说，新闻报道其实错了。克力生物素实际上是一种很有效的抗癌药物。听了这些，赖特先生问，那为什么他的癌症会复发？还如此严重？他的医生说，这是因为他很不走运，被注射了一剂药性较弱的药物，医院正在等新一批药的到来，而且保证新药的药效是目前最强的克力生物素的两倍。医生没有马上就给赖特先生注射，以便让他越来越期待药物的效果。又过了几天，赖特先生伸出手臂，医生给他注射了一剂新药——纯净水。

又有希望了。赖特先生所有的肿瘤再次萎缩，直到消失得无影无踪。他又一次出院了。不难想象他是多么兴高采烈。第二次逃出鬼门关！赖特先生又健康地生活了两个月。不幸的是，他又看到了新闻报道。美国医学会（American Medical Association）在对患者进行了多次试验后，对克力生物素做出了最终裁决——他们宣布这种药物是无效的。赖特先生的肿瘤再次出现了。而这一次，他入院两天就去世了。

古代医学之谜

请记住，2/3 服用 SSRI 的患者的病情可能在单独服用安慰剂的情况下得到改善。这可能在某种程度上解释了为什么古代医学虽然不科学，但是很有效；因为古代医学几乎完全是由安慰剂组成的。例如，苏美尔－巴比伦－亚述编年史上记录了 265 种药；在古印度，则有 600 多种药。这些不同的药剂和混合物的使用有悠久的历史。精神病学家兼研究者阿瑟·夏皮罗（Arthur Shapiro）和伊莱恩·夏皮罗（Elaine Shapiro）说，17 世纪第一次出版的《伦敦药典》（*London Pharmacopoeia*）包括了以下所谓的药物：

> 松萝（暴力致死的死者头骨上长出的苔藓）、比戈药膏（毒蛇肉、青蛙和蠕虫）、加斯科因粉（牛黄、琥珀、珍珠、蟹眼、珊瑚和蟹爪的黑色顶端）、死刑犯头骨上矢状和人字形缝线连接处的三角缝间骨、解毒糖剂、马特奥利、万应解毒剂、胆汁、血液、蜂胶、骨头、骨髓、爪子、乌贼、公鸡鸡冠、蛇蜕下的皮、狐狸肺、脂肪、皮毛、羽毛、毛发、角、蹄、鱼胶、风干毒蛇的鳞片、砖油、蚂蚁、狼、宝石粉末、海藻纤维、海绵、蝎子、燕窝、蜘蛛网、生丝、牙齿、内脏、蠕虫、木虱、紫河车、人的汗液、斋者的唾液、性器官和各种排泄物。

清单里所说的解毒糖剂是一种特别受欢迎的安慰剂。它有 33～100 种不同的成分，主要成分是毒蛇肉，有时还有少量阿片。独角兽角则是其中最贵的，约合今天的 50 万美元。医者称，牛黄石是被毒蛇咬伤的鹿眼睛里结晶的泪液，实际上是胆结石，或在牲畜胃里发现的黏液沉积物。虽然如今所有的医生都表示，上面列出的那些治疗方法都是骗人的，但过去的几个世纪里，许多患者确实是被干粪便、结晶眼泪或毒蛇肉治愈的。这怎么可能呢？

答案很简单——安慰剂效应。

我们脑中的制药厂

20 世纪 70 年代，人们发现了内啡肽。内啡肽是一种类似阿片的化学物质，人体可以自行制造。它在安慰剂效应中起着关键作用，对于疼痛尤其有效。这一发现使科学家们发现了连接大脑和免疫系统的丰富神经，反过来又导致了一个新的医学分支——心理神经免疫学的兴起。新学科的研究表明，安慰剂或许可以通过增加大脑中的内啡肽来减轻疼痛，这是安慰剂最擅长的。

1978 年，加州大学旧金山分校（University of California，San Francisco）对一组刚刚拔掉智齿的年轻人进行了一项双盲实验，结果大多数受试者服用了安慰剂后称疼痛明显减轻了。有一些受试者服用的是纳洛酮，一种通常在急诊室给过量服用海洛因或吗啡的患者服用的药物。纳洛酮通过阻断阿片类物质发挥作用，从而立即逆转其致命的效果。在这项研究中，智齿患者一旦服用纳洛酮，安慰剂带来的疼痛缓解效果就会突然消失，他们又会感到疼痛。这一结果为研究人员提供了关于安慰剂如何发挥作用的宝贵信息。一定是安慰剂致使大脑释放了天然的阿片——内啡肽，而只要这种释放没有被纳洛酮或其他有机方式阻断，内啡肽就能缓解疼痛。

蓝色药片和粉色药片有区别吗

安慰剂的形式对其功能有影响。例如，科学家发现蓝色药片的安慰剂往往会让人昏昏欲睡，而红色或粉色药片的安慰剂则会让人警觉。20 世纪 70 年代，辛辛那提大学的几位教授将 57 名二年级的医学生分成四组。两组服用粉色药片，另两组服用蓝色药片。服用同色药片的两组学生一组服用一片，另一组服用两片。所有的药片都是无效的。然后，学生们听了一小时的讲座，接着回实验室填写情绪评估表。

结果如何呢？服用两片的学生比服用一片的学生反应更强烈。服用蓝色药片的学生中，66% 的人在讲座后感觉不那么清醒，而服用粉色药片的学生中，这一比例仅为 26%。医学人类学家丹尼尔·莫尔曼（Daniel Moerman）认为，胶囊或药片的颜色对服用者有很强的暗示性。蓝色和绿色是冷色，而红色和粉色是暖色。得克萨斯州的一项研究表明，红色和黑色的胶囊效果最强，白色的胶囊效果最弱。"颜色是有意义的，"莫尔曼写道，"这些意义会影响医疗结果。"蓝色药片会使我们昏昏欲睡，深红色药片则会使我们精神振奋。此外，大药片比中等大小的药片对我们更有效；在它们还是多色的时候，尤为如此。

对药片大小和颜色的研究，引出了药片上刻的字是否也会对我们产生深刻影响的疑问，比如泰胃美（Tagamet）[①]、再普乐、安立复、专注达（Concerta）[②]等。制药公司谨慎又机智地为他们的新药命名，难道不就是希望获得购买者更多的信任吗？显然，好名字很重要。药物名字通常是多音节的，暗示着技

---

① 通用名为西咪替丁片。——编者注
② 通用名为派甲酯片。——编者注

术上的优势。比如，你肯定不能把某种安慰剂叫作蒂姆（Tim）。药物的名字应该能让人们联想起试管，或是会燃起花瓣形火焰的本生灯。药物的名字还应该有某种寓意，应带有健康、安乐、纯净的意义。阿立哌唑能带给你能力，专注达能带来专注，这些名字都有实际的意义。

在治疗头痛方面，注射的安慰剂比药片更有说服力。一种名为舒马普坦的药物最初引入时只作为注射剂，后来也做成了胶囊和鼻腔喷雾剂。针对该药的汇总分析显示，在用舒马普坦和安慰剂治疗偏头痛的 35 例试验中，只有 25.7% 的安慰剂药片服用者报告他们的头痛减轻或消失了，相比之下，接受安慰剂注射治疗的患者中，有 32.4% 的患者报告头痛缓解了。看起来两数似乎相差不大，但这种差异在统计学上是非常显著的，而且如果试验重复 1 000 次，出现这种结果的概率只有 2 次。重复研究表明，当给患者注射一种无效药物时，他们报告的疼痛缓解程度要比只是吞下一粒药丸的人高。也许这跟针头有关。通过它，所谓的神奇液体从皮肤下渗入肌肉，进入循环系统，最后进入大脑。虽然药片是安静的、简单的，但注射带来的魔力很微妙、很独特，还很有戏剧性。

如果安慰剂能有效地缓解疼痛，那么它对阿尔茨海默病患者肯定不起作用。进化生物学家兼社会生物学家罗伯特·特里弗斯（Robert Trivers）在追溯欺骗的历史必然性时发现，大脑对不久后发生的事情的预期会影响其当下的生理状况。这在一定程度上解释了为什么接受安慰剂的人在被告知自己服用的是一种强效的止痛药后感觉疼痛减轻了。事实上，他们在服用之前就感觉好多了。我们的大脑是预言家，能为已知的未来做准备。在疼痛的情况下，大脑会释放内啡肽。阿尔茨海默病的患者失去了预见未来的能力，因此他们的大脑和相关的神经递质不能为治疗做准备。

被希望治愈的人

当然，到目前为止，这些都不能解释内啡肽究竟是如何被释放的。这似乎与信心、希望和信仰有关。即使是最微小的火花也能帮助大脑分泌令人舒适的化学物质，而它们的人造类似物在世界各地都是非法的。有的人以为自己在喝酒，实际上就算他们喝的不是酒也会感到微醺。希望的反面也很能说明问题。如果没有足够的心理建设，药物有时也会失效。比如安定，只有当服药者知道自己在服用安定的时候，药物才能起作用。

虽然有很多研究预测对安慰剂有反应的患者的性格类型，但至今没有定论。我们当然想知道答案！那样的话，我们就能有一个明确的患者分级表，确定哪些人只吃安慰剂就好，而哪些人必须吃真正的药。然而，还没有研究能够找到这样特定的性格类型，更准确地说，现有的研究结果相互冲突。一些人声称对安慰剂有反应的人具有神经质的性格类型，另一些人声称内向的人更有可能对安慰剂有反应，而英国的研究发现外向的人最容易被安慰剂影响。科学家称对安慰剂有反应的人安静又热情；他们的"自我"构成很差，但"超我"构成又巨大无边；他们很武断，也很容易动摇；他们既容易轻信，又充满怀疑。总的来说，没有哪种明确性格的人一定会对安慰剂产生反应。安慰剂在每个人身上都能起效，但不是每一次都会起效。也许，在某些时候、某些情况下，在巨大的痛苦或恐惧中，或者在需求超越了控制需求的自我时，它就能起效。我们唯一可以肯定的是，30%～60% 的人会被谎言、糖丸、纯净水、生理盐水或手掌中闪着亮粉色光芒的药丸所欺骗。

比真手术更有效的假手术

比名字最好听的药片和最灵巧的注射器更有效的，是假手术。这种手术在历史上进行过不止一两次，并取得了很好的效果。这么做当然涉及职业道德的问题，但抛开这些，假手术确实存在。20 世纪 50 年代末及 60 年代初，两个不同的外科团队为严重心绞痛的重病患者做了结扎手术的双盲试验，一个团队在堪萨斯城，一个团队在西雅图。这些患者由于心脏供血不足而导致从胸部到四肢都处于疼痛状态，而这种手术需要用夹子闭合体内的导管或血管。外科医生进入手术室后才知道哪些患者要进行真正的结扎，哪些不需要。所有的患者不管是否需要结扎手术，胸腔都被打开，心脏都被架起来。但实际上只有一半的患者接受了动脉旁路移植术，以使血液能更有效地供给心脏。每个患者的刀口都以完全相同的方式缝合，随后由一名不知道患者接受的是假手术还是真手术的心脏病专家进行随访。

结果如何呢？67% 接受真冠状动脉结扎手术的患者称自己感觉好多了，疼痛减轻了，精力更充沛了；而 87% 接受假手术的患者感觉更好了。这些患者对硝酸甘油的需求都减少了，接受真手术的患者用量减少了 34%，而接受假手术患者的用量减少了 42%。两组人都能锻炼更长时间。总而言之，接受假手术的患者比接受真手术患者的反响更好。其中一个接受假手术的患者说："我立刻就感觉好多了，甚至能深呼吸了。"他预计自己的病情已经好了 95%。他术前每天服用 5 剂硝酸甘油，而术后前 5 周总共只服用了 12 剂。

为了达到更好的效果，假手术可以使用高科技激光而不是手术刀。有一种手术叫作激光心肌血运重建术（简称 TMR），被称为"最前沿的心绞痛外科手术"。在 TMR 中，医生需在两根肋骨之间做一个切口，然后剥开心脏外层，让心肌暴露出来，之后再将激光直接射入心肌，以此开辟出一条血液通道，从而疏通堵塞的心脏，让富含氧气的血液进入其中。最后，医生会把心脏外层归位，缝合伤口。

在 2000 年发表的一项美国研究中，300 名重病患者被纳入了 TMR 相关程序的安慰剂对照试验。其中，90% 的人之前做过心脏搭桥手术，65% 的人有过心脏病发作的经历。所有患者被分为三组。模拟手术组只接受模拟激光治疗，低剂量组接受 15 次激光治疗，高剂量组接受 25 次激光治疗。手术后的 6 个月里，三组患者的结果惊人地相似。每一位患者不管在哪个组别，病情都有了显著的改善。接受模拟手术的患者比接受高剂量激光治疗的患者改善率高 8%。患者的运动耐力全面增强，心绞痛发作次数也逐步减少。一位科学家写道："电子设备对患者很有吸引力。任何与'激光'相关的东西都能引发人们的遐想。"

在治疗心脏病、椎间盘突出、坐骨神经痛、膝伤，以及由梅尼埃病引起的眩晕、耳鸣和听力受损方面，假手术都取得过成效。对于由多巴胺缺乏引起的帕金森病，假手术取得的成就也非常有说服力，研究人员甚至发现术后患者的多巴胺水平有所提高。帕金森病中可怕的肌强直症状可以通过手术刀和夸张的故事来改善。比如，身体部分瘫痪的帕金森病患者被告知他接受了一场重大的外科手术，以恢复不正常的四肢活动。他看到手术后的刀疤，听到别人说起这场手术多么高科技，那么有一段时间，他会变得更自在、更有活力。类似内啡肽的释放，对手术的希望和信念刺激了黑质（substan-tia nigra）中多巴胺的分泌。黑质是大脑的一部分，决定我们什么时候跳华尔兹、跑、走或摔倒。

很明显，安慰剂疗法受形式和感知的影响。如果蓝色药片能使患者昏昏欲睡，红色药片能使患者警觉，大药片比小药片效力更大，那么为什么精神药理学在研究和发展时没有考虑这些信息呢？为什么不把所有的抗抑郁药都制成美丽的朱红色，让人想起威尼斯的日落或佛罗里达的暖阳？还有像赖特先生那样快走到生命尽头的患者，以及那些无论什么形状大小的药片都无法治愈的顽固灵魂，为什么没有在他们身上进行更多假手术呢？在这个领域，医生甚至可以做假的前额叶切除术和假的 DBS。

更吸引人的或许是实施假的经颅磁刺激。经颅磁刺激是一种高科技治疗手段，它通过刺激患者的脑磁，让电流与大脑的磁场发生碰撞，改变神经细胞的路径，使神经细胞的黏滞状态最终缓解直至解除，带走抑郁的残骸、狂躁的碎屑，让患者恢复理智。经颅磁刺激和迷走神经刺激术（将电池组置于皮肤下，通过电路与身体的迷走神经相连，向大脑输送恒定电流）似乎能帮助抑郁程度较轻的患者缓解病情，并且都很适合转化为安慰剂疗法。这两种疗法都可能成为极其有力的干预手段。

药物研究的重点往往是如何使药物的药效在试验中战胜安慰剂。几十年来，精神病学领域总是在哀叹安慰剂是阻挡其研究发展的庞然大物，因为在一半以上的双盲试验中，糖丸的疗效都和百优解、左洛复、怡诺思相同，甚至更强。即使在成功的试验中，药物对安慰剂的优势也微乎其微。但从另一个角度来看，安慰剂本身就可以被作为治疗方法，而不是被蔑视为精神病学必须与之竞争的东西。比如，为什么没有人提出这样一个显而易见的问题："如何加强安慰剂的疗效，使其更有规律、更显著地胜过药物？"一个相关的问题是，即使精神药物确实击败了安慰剂，研究人员也没有考虑到服用药物的患者可能或至少在一定程度上是受到了他们自己的"安慰剂"的影响，就像古老格言说的那样——"和药物一起努力"。

心理治疗是安慰剂吗

有人说心理治疗是我们所拥有的最纯粹的安慰剂。这是因为接受心理治疗的患者似乎都有所改善：他们的情绪变好了，也能更好地照顾自己了；他们有了希望，失落的情绪也减少了。但是，这些改善并不来源于某种特定形式的治疗，或者正如我们将看到的，也不是由于医生的任何专业知识。那么，到底是什么让患者的病情得到了改善呢？答案是：没什么，或者说至少不是医学的作用。人们之所以在心理疗法中感觉更好了，似乎只是因为他们自己赋予了这种治疗某种意义。他们将希望和痊愈的愿景投射在治疗上，然后获得了和糖丸、注射生理盐水或假手术一样的效果。

安慰剂通常被定义为惰性物质，但安慰剂其实并不是惰性的。当患者把药拿在手里、卷起袖子打针或者看着戴金属框眼镜的医生的圆脸时，"魔法"就开始了。这种惰性的糖丸变成了"信徒"眼中的圣物。闪着银光的注射器针头、医生庄重的表情，就连医生下巴上的凹陷都成了严肃、智慧的象征。所有这些符号和它们带给痛苦的人的感觉，都被赋予了意义，这种意义直接来自内在的某个入口。安慰剂是释放内源性阿片类物质的关键，这种物质是我们复杂免疫系统的一部分，而我们的免疫系统总会自我调节然后开始工作。安慰剂是推动我们跨过某道门槛的动力，一旦我们跨过去，治疗的过程就开始了。

当然，心理治疗不是糖丸、注射器、手术刀或激光，不能作为补药装在瓶子里。但谁说安慰剂一定是有重量和尺寸的实物呢？治疗师英俊的脸和他挂在墙上、有金色印章的权威证书，难道不能让患者安心吗？治疗师和患者之间的眼神交流本身不就是一种安慰吗？是这样的，而且通常都是这样的。

心理疗法有很多不同的流派，仅在美国就有 400 多种不同的治疗方法。有一种是心理动力疗法，通过这种疗法，你可以探索你的过去如何消极地影响了你的现在。有一种是格式塔心理疗法，你可以通过与医生的角色扮演，和你爱的人对话。还有现在很流行的认知行为心理疗法，通过这种疗法你可以学会重组你的消极思想。此外还有辩证行为疗法、哲学疗法、弗洛伊德疗法、阿德勒疗法。如此多的不同流派和方法，人们该如何选择？

虽然治疗选择几乎多到离谱，但研究或多或少地表明，你可以放心选择任何你喜欢的、负担得起的或者保险公司能报销的心理治疗方法，因为所有 418 种不同的治疗方法都能产生几乎相同的结果。研究表明，不仅所有的心理治疗流派似乎都是有效的，而且它们起效的程度也是一样的。不管是哪个流派的心理治疗，接受过治疗的人中有 75% 感觉比没接受过治疗的人更好。这个结果表明，如果你碰巧有几百块或是几千块的闲钱，花在心理医生身上也许是不错的投资。

研究表明，即使是只接受过几次治疗的人，也能有所收获。这是因为倾诉行为似乎对健康和幸福有着深远的影响。20 世纪 80 年代，南卫理公会大学（Southern Methodist University）的心理学家詹姆斯·彭尼贝克（James Pennebaker）在大学生中组织了一系列倾诉的试验，他后来被美国联邦调查局请去研究基地组织的通信。大学生试验中有两组受试者：一组被要求描写日常事件，如描述他们写作的实验室，或清洗、烘干盘子的行为；另一组被要求写一个关于他们生活中创伤事件的故事。第二组受试者全心投入到他们写的故事中，文字有力且引人入胜，许多人边写边哭。他们讲的故事很有吸引力，因为读者能够感同身受。然而，这并不是最引人注目的结果。彭尼贝克在试验结束后对两组学生进行了跟踪调查，查看他们在试验结束后的几个月里去大学健康服务中心的频率。事实证明，写创伤经历的学生去的次数比写普通细节的学生要少。

研究人员在新西兰、荷兰、比利时、墨西哥等不同的国家对不同的受试者重复了这个试验，结果总是一样的。倾诉本身对健康和幸福有保护作用。这可能就是任何一种心理疗法都能帮助大多数人的原因。这与临床医生的技术无关，而与患者选择讲述的故事有关。这在一定程度上是因为单纯思考生活中的事件并不能提供意义、心理成长或健康，只有当使用"因为""所以""结果"之类的"因果词"时，我们才能找到问题的根源，健康才能有所改善。我们自己的话就是强有力的药物，它们可以增强我们的免疫系统、抑制炎症细胞，并在大脑中释放内啡肽，从而让我们生活得更好。

在这一点上，进行治疗的临床医生是谁并不重要。有研究表明，人们无须心理治疗师就能获得谈话疗法的好处。另一项研究则表明，治疗师的经验和治疗结果之间的效果相关性为 0.01。其他研究得到的结果也都类似。换句话说，二者完全没有关系。你的邻居、你的姑姑，可能和你花了大价钱去看的像弗洛伊德一样的治疗师同样在行。

这是怎么回事呢？1979 年另一项针对大学生的研究解释了这个难题。这次的受试者都为精神疾病所困扰。研究人员让一半学生去看平均有 23 年经验的高水平治疗师，另一半学生去看友善的大学教授，如英语、哲学、历史或数学教授。这些教授之所以被选中，是因为他们热情、智慧、迷人，而且他们不仅愿意吸引别人，还愿意倾听，与别人共情。研究中还有两个对照组，其中一组完全不接受治疗，另一组只接受少量治疗。结果，与治疗师或教授进行长达 25 小时对话的学生治疗效果明显优于对照组，但在接受高水平治疗师治疗和与友善教授对话的两组之间，并没有明显的差异。因此研究人员将学生的积极变化归因于"良性人际关系的治愈作用"。

这和温情有关，和连接有关，和与另一个关心你的人一起创造意义和故事的过程有关。这种积极变化可以缓解恐慌带来的创伤，可以驱散心境恶劣带来的寒意。在我们生活的时代，每 5 个成年人中就有 1 人服用精神药物，以治疗不能被称为疾病的症状，因为他们没有附属的病变组织可显示精神状态，也无法依靠血检和尿检。尽管精神痛苦的病理生理学机制远未被理解，但没有人怀疑它的真实性。

大约 4 个世纪前，笛卡尔就假设灵魂位于大脑的松果体中。松果体是一个松果形状的微小结构，深嵌在雉堞状的糊状物中。通过将灵魂和其所处的空间分离，笛卡尔创造出了心身问题的概念。如今已没有人承认心灵和肉体是两个同时存在的实体。我们知道，我们完全是肉体的，而身体是惊人的、不可思议的、永远值得探索也很重要的。我们知道，我们所有的情感纠结，无论是看了日落还是想要自杀所产生的情感，都是神经化学现象，都是突触和液体在大脑中共同作用的产物。然而，这些真实的、发自肺腑的伤痛都可以被治愈——只要有一只温柔的手握住我们的手，只要有一位善于倾听的数学教授。讲故事能让我们的痛苦变得可以忍受，这难道不是安慰剂效应的本质吗？安慰剂的英文 placebo 来自意为"为了取悦"的拉丁短语。当我们的数学教授放下粉笔，穿着皱巴巴的西装坐下来，头微微歪向一边倾听时，坐在他对面的人就会感到愉悦。他获得了安慰剂。他得到了帮助。

安慰剂不只是糖丸或假的手术缝合线。安慰剂可以是一样东西，也可以是一件事。当一个人赋予某件事物意义的时候，无论那是一段感情还是一件事，他都会被热情地接受；除梦想、希望和期望之外，能帮助他的东西并不存在。安慰剂的功效很大程度上来自受伤的人本身，这意味着我们可以在生病时看到纯粹的能量，可以看到我们在失意、失败时能做什么，能变得多强大。即使在最脆弱的时候，我们的大脑也总是准备好要为我们找到一些信念。

反安慰剂与舞蹈瘟疫

如果治愈的力量来自我们身体内部，那么伤害的力量也是如此，这才说得通。来看看下面这个奇怪的故事：一名 26 岁的男子参加了一项旨在测试一种新型抗抑郁药的双盲临床试验。他不知道自己服用的是真药还是安慰剂，不过事实表明，他认为自己服用的是真正的抗抑郁药，因为有一天他服用了过量的药物——总共 29 粒胶囊之后，他病得很重，血压下降到需要到医院静脉输液的程度。但当他知道自己服用的是过量的安慰剂而不是真药时，很快就没事了。

这不是个例。土著文化中有许多关于巫术死亡的记录。例如，1845 年出版的由威廉·布朗（William Brown）撰写的新西兰土著民族志中讲到一个毛利妇女的故事：有人告诉这个妇女，她刚刚吃了来自禁忌之地的水果。她听了之后就认为自己玷污了神圣的首领，必将因报应而死去。结果，仅在一天之内，这个女人就死了。书中还讲到另一个故事：在澳大利亚昆士兰州北部，一位著名的巫医用一根骨头指着他的一位当地同胞，因为这名同胞皈依了当地的教会，成了传教士的得力助手。这个年轻人自此之后就变得非常虚弱，然后就生病了，痛苦不堪。当医生被叫去给他看病时，却发现他其实没有发烧，也没有任何疾病的迹象和症状。可年轻人却愈发痛苦，人也愈发消瘦。当医生得知巫医曾用一根骨头指着年轻人时，医生找到了巫医，告诉他如果他不解除咒语，就切断他的食物供应。巫医立刻同意去看望年轻人。在病床边，巫医向年轻人保证他不会受到伤害，声称之前的一切都是"一场错误，仅仅是个玩笑"。听了巫医的话之后，年轻人很快恢复了健康。

巫术死亡是一种反安慰剂效应，与安慰剂效应有很多相似之处；事实上，两者的作用方式是一样的，只是方向完全相反。和安慰剂一样，反安慰剂的英文 nocebo 也来自拉丁语，原语意思是"造成伤害"。这种说法有点儿过于轻描淡写了，因为反安慰剂效应足以杀死人，就像子弹击中大脑一样。反安慰剂再一次展示了人类思想完全拥有影响其身体系统的力量。研究人员认为，反安慰剂会在我们的大脑和身体中沉淀大量有毒激素。比如，应激激素皮质醇（过量可以致死），又如肾上腺素（和兴奋剂有一些相似，过量时也会致死）。这些有害激素的混合物可以缩短生命长度。事实证明，反安慰剂和安慰剂不仅揭示了期望、信仰、恐惧和信念的作用，还揭示了我们的身体本身在很大程度上就是个制药厂，可以生产大量精神药物。

反安慰剂是存在于我们身体内的不可思议的力量，也是致死的力量。然而，这种力量在本质上是社会性的；它属于我们每个人，却在与他人的互动中被激活，并阐明了接触和联系的重要性。我们的生活不能与世隔绝，至少不能完全与世隔绝。所有灵长类都是群居动物。事实上，几乎所有的动物都是群居动物，而智人可能是所有动物中群居性最高的。报纸上一篇关于自杀的报道也可能导致自杀率突然上升。玛丽莲·梦露于 1962 年 8 月自杀。之后一个月，美国的自杀率上升了 12%。同样，当一份很受欢迎的报纸报道了一起致命车祸后，车祸数量也会陡然增多。

关于这种奇怪的消极事件扩散现象，最引人瞩目的例子当属发生在 1518 年的致命舞蹈瘟疫。阿尔萨斯斯特拉斯堡市曾因严酷的寒冬和夏日的酷暑爆发一系列饥荒。在致命的舞蹈瘟疫开始之前，这座城市就已陷入了《圣经》所描述的灾难中，冰雹不断从云层中砸下来。不难想象，斯特拉斯堡的市民们当时正处于疲惫不堪、奄奄一息的极端境地中。就在那一年的 7 月，特洛菲太太突然在街上狂热地跳起舞来。她连续跳了 4～6 天，最后被人们带去了神庙。这时候，其他人也放下随身携带的法式面包和苹果，在日光和月光下开始翩翩起舞。一周过去了，有 34 个人加入了进来，在街上跳来跳去。从此，传染病开始蔓延。一个月之内，400 多个人都在跳舞，像中了魔咒一样。一些人死于中暑，另一些人死于心脏病发作或精疲力竭。即使有越来越多的人倒下或即将倒下，舞者也不能或不愿停下来，仍然绕着倒下的尸体旋转。

随着瘟疫的恶化，一些贵族请来了受人尊敬的医生。一开始，他们认为这是星象和超自然原因引起的，在排除了其他原因之后，最终将舞蹈瘟疫归因于"血热"。也许是因为无法给成百上千人持续放血，当权者决定采取一种完全不同的治疗方法：他们鼓励跳舞，想要让这种疯狂达到顶点，然后自动消退，就和海浪潮起潮落一样。他们清空大谷仓，为更多的舞者腾出地方，并为他们建造了舞台。他们雇来了演奏家，鼓励人们继续跳舞。舞蹈变得越来越疯狂，受尽折磨的居民日夜不停地跳舞。直到最后，正如当权者预测的那样，瘟疫疯狂蔓延后，居民终于停止了跳舞。但在事态平息之前，已经有数十人死亡。是的，这些人死于跳舞，但真正的原因是这种舞蹈行为具有社会传染性，能人传人。

疗愈患者的体贴医生

正如前文所述，尽管我们已经有了高级的对症药物，如 SSRI，但抑郁症的发病率仍在攀升。越来越多人患上了抑郁症。而疾病通常是一种社会行为，几乎总会传染，那么抑郁症的高发病率是否与反安慰剂效应有关呢？如果有关的话，难道我们就没有解决的办法了吗？也许我们能主动握住他们的手或者让医生为他们注射生理盐水？这些很可能是最有效的治疗方法。

哈佛大学研究员特德·卡普特查克（Ted Kaptchuk）对安慰剂效应的研究显示，你对某个人越关心，他的症状就缓解得越快。卡普特查克进行了一项针对肠易激综合征患者的假针灸试验。试验中，两组患者都接受了假针灸治疗。不同之处在于，其中一组的假针灸由一名粗暴冷漠的医生进行，而另一组的假针灸由一名温柔和蔼的医生进行，后者在治疗开始前会花时间与患者交谈。第二组中，体贴的临床医生被要求在面对患者时"态度热情友善"，要对患者的艰难处境充满同情，并要若有所思地凝视患者大约 20 秒。第一组中，粗暴的医生则被要求在治疗过程中尽量少和患者讲话。结果如何呢？在随后的几周里，接受体贴的临床医生治疗的患者在疼痛和肠易激症状方面都有显著改善，而接受粗暴的临床医生治疗的患者症状改善状况就差得多。换句话说，友善才能让安慰剂起效。同时该研究也证明，友善和同情具有强大的生物学效果。

然而，医学可能还不能接受这些发现，尤其是精神病学这个长期以来一直在争取科学地位的学科。让它心甘情愿地倒退回柔和、模糊，甚至是多愁善感的关爱状态，几乎是不可能的。那么 PET、fMRI，以及暗示精神分裂症、躁郁症等精神综合征具有遗传基础的研究呢？二分法在这里并不适用，我们不需要为了让精神病学接受安慰剂而把科学抛在一边。毕竟，安慰剂是一种值得科学研究的生物现象。此外，即使有了成功的安慰剂，我们仍然需要药物。安慰剂不是万灵药；它对痴呆不起作用，对精神病带来的幻觉和妄想估计也不会起作用。

但安慰剂仍然可以成为我们对抗各种剧痛的重要武器。精神病学必须从其对神经科学的钟爱之中后退一步，回溯一下精神病的根源，即其生物－社会－心理根源。这个领域从一开始就旨在治疗人的整个身心，而不仅仅是人的神经元。我们在药物治疗的狂热中，已经失去了太多东西，两个人交谈或触摸所产生的魔力就是其中之一。

被陌生人抚平的刺痛

我离婚前用的书房窗外，长着一棵巨大的苹果树。两年前的秋天，它第一次结果，那时树上挂满了累累果实。在树叶的薄雾中，红色的果子压弯了树枝。风一吹，几个苹果就会甩开枝干，跌落在地，撞得碎裂，露出里面白色的果肉。随着深秋的来临，落在地上的苹果不断腐烂，在秋老虎强烈的阳光下发酵，让空气中弥漫着一股苹果酒的香味。蜜蜂和黄蜂饿得头晕目眩，落在烂掉的苹果上，吮吸着它的甜。空气中充满了它们令人兴奋的嗡嗡声。我从书房窗户望出去，能够看到二十多只穿着黄色外衣的蜂儿，将螫针插在这片盛宴里，采集着花蜜和果汁，身体微微颤动着。

有一天，我想在霜冻来临之前吃一个成熟的苹果，于是爬上了一架摇摇晃晃的梯子，把手伸进交错的树枝。当我的手触到一个光滑的球体时，立刻就遭到了暗处的黄蜂的攻击。我从梯子上跳下来，扔下苹果，被黄蜂追赶着奔向我的房子。我边跑边弓着背拍打自己的头发，向四面八方驱赶着似乎无处不在的黄蜂。一进屋，我就把门砰的一声关上。黄蜂在门的另一边飞旋着，就好像有绳子把它们吊在了半空，过了很久才飞走。

　　我的手被蜇了不知道多少次，肿得好像棒球手套。那是一种纯粹的火辣辣的痛。我把手放进水龙头下冰冷的水流里，但疼痛仍以一种怪诞的方式加剧着。已经绷得很紧的皮肤变得更紧，上面有无数恼人的深红色肿块。真的太疼了！我把水开到最大，但再多的冷水仍然不及那些伤痕带来的持久疼痛。我独自站在水槽边，没有人来帮忙。我觉得我的嘴唇有一种奇怪的刺痛感，然后它沿着我的舌头跳起了舞，我的舌头肯定也肿了。刺痛感又蔓延到我的喉咙。我用另一只手摸着喉咙，想搞清喉咙是不是也肿了起来。我很害怕，因为听说有人因为过敏性休克引发的喉咙闭合而死亡。我以前从没被黄蜂蜇过，更别提是一群愤怒的黄蜂了。难道我对黄蜂过敏？而且是以最糟的方式发现这一点的？我应该去医院吗？我应该给正在上班的丈夫打电话吗？我吓坏了，脑袋一片空白，寸步难移。我只是站在水槽边，手还在冲水，试着去感受刺痛感的轨迹。我感觉我的嘴唇变成了两个巨大的猩红色新月。我用手指压着上面浮肿的地方，心里想：要喘不过气了，要喘不过气了，要喘不过气了。

　　就在这时，门铃响了。一个送货员拿着一个包裹来了。透过一扇爬有黄蜂的玻璃门，我看到他的卡车在我们的车道上隆隆作响。我摇摇晃晃地走过去，打开了门。送货员穿着联邦快递的制服，这种官方的制服莫名让我感到很安心。他拿着一个巨大的用硬纸板包裹着的方盒子，上面还有塑料套，写着我的名字。我寻思着，如果我在心中不停重复自己的名字，会不会让我平静下来？

送货员拿出他的电子签名簿，但看到我的脸后又把签名簿收了回去，问我是否还好。

我告诉他我刚被一群黄蜂蜇了，"我整个人都肿起来了。"我说。但我已经说不出完整的句子，不是因为喘不过气，而是因为有泪水在我的喉咙后面灼烧。

送货员放下包裹和签名簿，轻声说："让我看看。"我伸出手，他检查了我的手掌和指关节。"我之前做过很多年的急救员。"他解释道。

"为什么不做了呢？"我问。

"时薪 10 美元。"他说。

"你怀念那份工作吗？"

"怀念。"之后他没再说别的。他用食指摸了摸我凸起的红色肿块。

"我的喉咙也是，"我说，"我觉得我的喉咙也肿了。"

他摸了摸我的脖子，然后凑近看了看我的嘴唇。他站在门槛的另一边，我站在门内。"没事。"他宣布。

"没事吗？"我如释重负，轻松了许多。

"在红肿部位涂些可的松乳膏就行，"他说，"你没有过敏。"

我问他是怎么知道的。

他看了看表，说："我们已经在这里站了 4 分钟了。过敏性休克发生得非常快，而你现在还安然无恙。"

"哦。"我说，并向他道了谢。

"不用谢。"他说。

"真的很感谢，"我说，"非常感谢。我本来以为自己快要死了。"

"不是今天。"他笑了笑，又拿出了电子签名簿。"请在这里签名。"他说。我拿起电子笔，在感应屏上写下我的名字，看着它变得真实无误。

送货员离开了。他送来的包裹很大，里面是一个大号，给我丈夫的。我如释重负，我不会死了，送货员的到来让我感到安慰和兴奋。我在厨房地板上撕开了包裹，把那个巨大的黄铜乐器举到光下。大号的形状很复杂，音乐流出的地方犹如张开的喇叭花。音乐从此处上升到空中，与其他演奏者演奏的音乐融合，形成交响乐。我的耳边仿佛响起了那样的音乐。

我把大号挂在肩上，让肺部充满气体，然后使劲吹那冷冰冰的圆形吹口，直到它用有力的声音回应我。那声音低如雾号，没有颤动，是只有身体健康的人才能吹出的声音。我就是那个健康的人，在一个秋日的傍晚，站在厨房里，空气中弥漫着苹果的味道，黄蜂在窗外飞舞。夕阳西下，阳光把草地变成了一片更深的绿色，松树背着光，云层镶上了火苗。我的刺痛感神奇地消失了。我的手和手腕边缘的血管恢复了原来的颜色，红肿在被一个陌生人简单的触摸后就被抹去了。

第 6 章

PKM-ζ / ZIP：
左右记忆的神奇药物

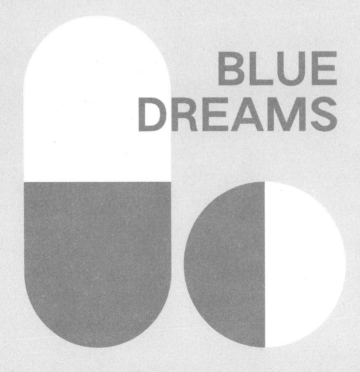

BLUE
DREAMS

最终，我们都非常清楚，一切都会有终点，无论取得了多少进步，我们都不得不屈服于变幻莫测的衰老。也许正是这一事实推动了记忆研究领域的发展，因为人们知道未来会发生什么，所以清楚如今该向记忆领域投入大量资金。

心灵的橡皮擦

　　奇怪的事情在我身上发生了。当朋友来拜访我时，我会说："我带你们四处转转吧。"他们看着我的奇怪眼神让我意识到，我已经在几个月、几周甚至几天前带他们参观过我的新家了。这个新家对我来说就像一个迷宫，到处是弯弯曲曲的走廊和深色的门。我记不住房子的平面图，即使我已经在这里生活了 6 个月，这么长的时间足够我记住这栋四室两卫的平层别墅的布局，只是它丑得让人想要主动忘记。"我们重新装修浴室吧。"我对我的丈夫说，然后开始阐述我的想法。已经听我念叨过无数次的他会哼哼哈哈地应付我。但上一次我是什么时候说的呢？我的心似乎正走向我梦寐以求的那片粗糙、坑坑洼洼、历经风吹雨打的树林。我觉得我的脑袋里好像有个洞，事实和虚构的东西都钻进里面迅速地消失了。

　　据估计，到 2050 年，美国 65 岁以上的人口将比 2012 年增长近一倍，从大约 4 300 万增至近 9 000 万。在一个快速老龄化的社会中，记忆不仅仅是一个热门话题。虽然我可能表现出了某种形式的早期认知衰退，但用不了多久，我的同龄人就会承认，他们的大脑也不再像以前那么灵光了。我们正在集体衰老，可以延缓甚至逆转与年龄有关的健忘的临床干预具有巨大的市场潜力。研究人员正在加速寻找治疗可怕的阿尔茨海默病及其伴随的轻度认知损害的方法，后者是一种易发展成阿尔茨海默病的疾病。

然而，记忆研究不只针对阿尔茨海默病。科学家们正在利用 fMRI 深入研究我们的心理机制，并对果蝇的大脑进行研究，这一切都是为了更好地了解我们是如何记忆的，又是如何忘记的。他们的目标是研制一种药物，给成瘾者或创伤幸存者使用。虽然已有化学品可以改变创伤的情绪基调，使记忆不再煎熬或恐惧，但一些科学家希望更进一步，开发出一种药物，可以彻底消除可怕的事件记忆和成瘾者无法摆脱的一系列根深蒂固的联想和行为。

目前的记忆研究反映了我们自身需求的矛盾。一方面，我们的社会害怕失去过去；另一方面，我们又在寻找抹去过去黑暗的方法，如果不能擦干净整块黑板，那么至少要擦掉噩梦般的涂鸦，无论那是双子塔倒塌带来的集体创伤，还是雨中强奸带来的个人创伤。我们渴望拥有一个特别的、技术精湛的记忆洗涤器，在不影响其他情节的情况下清洗某些特定的地方。目前，这还只是一个梦、一个夙愿。科学家们正在探索当记忆违背我们的意愿而衰退时，当我们对一些想要摆脱的东西念念不忘时，可以在我们记忆的雷区中起到导航作用的方法。

但是，科学家们至今还没有找到我们所希望的魔法，并不意味着他们在记忆方面没有做出相当惊人的发现。例如，蒙特利尔麦吉尔大学（McGill University）的临床心理学家阿兰·布鲁内（Alain Brunet）认为有种常见的药物可以被用作心理橡皮擦。布鲁内发现的药物是在美国的几乎每个初级保健医生都能拿得出来的。这种药物被称为普萘洛尔，是一种常用于治疗高血压与表现焦虑的 β 受体阻滞剂。这种药物通过阻断去甲肾上腺素的作用而起作用。去甲肾上腺素会引起强烈的情绪，尤其是在战斗或逃跑模式下。布鲁内明白，创伤记忆之所以能长期存在，是因为每当我们回忆起事件时，就会重新激活我们的恐惧回路——手心冒汗、心跳加快、出现惊吓反应。布鲁内想知道，如果让受创伤的人回忆起他们可怕的经历，同时抑制使创伤持续的或战或逃反应，会发生什么？

普萘洛尔不会提高催产素的水平，催产素是一种促进和平与爱的感觉的激素。但普萘洛尔能抑制肾上腺素，使创伤幸存者回忆时没那么恐惧。2011 年，布鲁内给 19 名受创伤的患者服用了普萘洛尔，要求他们在服用药物前先详细描述自己的创伤经历。一周后，布鲁内让受试者回到实验室，给他们看他们自己对创伤事件的书面描述。服用安慰剂的受试者表现出和以前一样的创伤后应激反应，而服用 β 受体阻滞剂的受试者则有所变化，当听到人们大声朗读他们的创伤故事时，他们的应激反应明显降低了。布鲁内和该领域的其他科学家认为，β 受体阻滞剂通过抑制与创伤记忆相关的恐惧和焦虑，使记忆不再刺激大脑中的恐惧中心杏仁核，从而稀释创伤记忆。

虽然普萘洛尔不是一种"遗忘药丸"，不会破坏记忆，只会改变情绪，但这仍是一个巨大的进步，并为接下来的发展打好了基础。第二年，也就是2012 年，当我第一次与神经学家托德·萨克特（Todd Sacktor）交谈时，他正在纽约布鲁克林的一个实验室里忙着研究与记忆和遗忘相关的最微小的化合物颗粒。萨克特的父亲是一位生化学家，曾在大约 30 年前就向儿子建议，应该研究一组叫作蛋白激酶 C（Protein Kinase C）的分子。萨克特听从了他父亲的建议，开始研究这类酶。首先，他花了 3 年时间纯化、分离它们，最终发现了记忆分子 PKM-ζ（又作 PKMzeta）。它是一种在使记忆生效方面起着重要作用的蛋白激酶 C。

脆弱的记忆系统

许多人认为记忆就像是摄像机，将事件记录在人脑的皱褶中，而这些记忆依据事件的重要性要么闪现，要么消退。这种普遍存在的想象可以追溯到柏拉图，他把记忆比作蜡版上的印痕。这个比喻随着人们对记忆的理解的改变而不断调整和放大，但它始终存在于人们的内心深处，直到它让位于一套关于个体如何以及为什么会回忆其所回忆的东西的长久信念。20 世纪 70 年代，记忆研究员伊丽莎白·洛夫特斯是第一批对摄像机 / 蜡印概念进行分解的人之一。她证明了目击者的记忆极不可靠，很容易受到暗示。在一个开创性的实验中，洛夫特斯表明，让人们创造有关从未发生过的事情的记忆是有可能的。她告诉受试者他们曾在商场里迷了路；之后，那些不知情的受试者会自信而详细地向人们描述这件实际上从没有发生过的恼人事件。

最近，纽约社会研究新学院的心理学教授威廉·赫斯特（William Hirst）和纽约大学的伊丽莎白·菲尔普斯（Elizabeth Phelps）进行了一项关于闪光灯记忆的研究。闪光灯记忆是和极端事件有关的强烈记忆，比如当你得知约翰·F. 肯尼迪遇刺或挑战者号航天飞机爆炸之类的极端事件时，你身在哪里。2001 年 9 月 11 日，几乎每一个美国公民都沉浸在以下的闪光灯记忆中：双子塔倒塌，一架低空飞行的飞机在灿烂的蓝天下飞过，四处都是烟柱和灰烬。

这是一场悲剧，同时也为研究闪光灯记忆到底有多牢固，提供了一个前所未有的机会。

　　菲尔普斯和赫斯特对数百人进行了为期 10 年的调查，调查内容是他们对"9·11"事件的回忆。调查发现，受试者的记忆在恶化，即使没有任何线索表明他们内心深处的故事在发生变化。菲尔普斯和赫斯特的所有受试者都形成了对"9·11"事件的闪光灯记忆。事实证明，大多数的遗忘发生在事件发生后的第一年，具体表现是信息的遗漏或添加。这些偏差有简单的调整，也有大规模的修改，而在有极大改动时，受试者甚至也没有意识到他们正在解构和重建在他们看来非常稳定的故事。研究人员认为，重复叙述故事的行为会在某种程度上影响记忆。这意味着我们的大脑中没有任何永久的、未被篡改的记忆，尽管有时它看上去非常完整。他们的理论后来成了记忆研究的核心概念。比如，如果你在非常饿的时候回想你的成人礼，那么你的记忆可能会更多地集中于那天成人礼上供应的甜三明治，而不是有关仪式的那部分，这种心理重量的变化会改变记忆编码的神经元网络，随后每一次的回忆都是如此。我们以为过去的碎片被储存在神经角落里，就像一个我们握有唯一钥匙的保险箱，而当我们知道自己的记忆其实并非如此的时候，着实会伤感。实际上，人的记忆脆弱不堪。

"清洗"大脑

　　让我们回到萨克特的试验室，回到他对 PKM-ζ 进行的多年研究上来。我们之所以会回忆起一件事，是因为一系列相连的神经元在相互触发、放电，进行交流：记忆的听觉部分储存在大脑听觉部分的神经元中；记忆的嗅觉部分与嗅觉部分的神经元相连；记忆的运动部分与运动皮层的神经元相连。所有这些神经元连接起来形成了记忆的完整形态。萨克特意识到：PKM-ζ 这种酶似乎总是存在于大脑中，特别是当细胞在制造记忆的过程中相互交谈时；它会通过神经元之间的间隙相互联系，形成允许记忆存在的桥梁，一个连一个，人的过去就这么被创造出来了。

通过分离、纯化 PKM-ζ，看到它在记忆神经元网络中的持续存在和活性后，萨克特感觉自己有了一些发现。但这种发现到底是什么呢？PKM-ζ 是记忆的黄金圣杯吗？是让我们保留记忆的关键化学物质吗？似乎是这样的。最近《科学》杂志上的一项研究报告称，在老鼠的大脑中加入更多的 PKM-ζ 后可以增强它们的记忆。威斯康星大学的神经学家杰里·尹（Jerry Yin）用果蝇做实验，也得到了类似的结果：果蝇大脑系统中 PKM-ζ 的含量越高，记忆的时间就越长。波多黎各大学的生理学研究员玛丽安·尤金妮娅·维莱斯（Marian Eugenia Velez）发现，PKM-ζ 在产生和维持成瘾行为方面发挥着关键作用——它会巩固导致强烈渴望的联系，从而将行为深深植入大脑柔韧的糊状物质中。

萨克特将 PKM-ζ 比作牧羊犬，因为这种分子会持之以恒地做一件事——"聚集" AMPA 受体。AMPA 受体是接受神经信号的关键膜蛋白。一旦 AMPA 受体被夹在神经细胞之间，记忆分子就要确保其受体不会漂移，进而确保记忆在化学级联过程中保持内聚。

然而，最近，萨克特和他的 PKM-ζ 记忆维持理论遇到了严峻的挑战。约翰斯·霍普金斯大学神经科学系主任理查德·休加尼尔（Richard Huganir）做了一项研究：他删除了胚胎小鼠的两个基因，一个是 PKM-ζ 基因，另一个是与之相关的名叫 PKC-ζ 的蛋白质基因。另一位在得克萨斯大学管理着一间药物实验室的研究人员罗伯特·梅辛（Robert Messing），也培育出了缺失关键记忆基因的小鼠。结果呢？经过基因改造而不产生 PKM-ζ 的小鼠完全没有记忆衰减或丧失的现象。梅辛的老鼠同样缺少关键的记忆基因，却能够毫无困难地回忆起物体，并形成对恐惧和地点的嵌入式记忆。最能代表健康记忆的迹象是科学家所说的"长时程增强"，它与神经元之间突触的生长强度有关。这一特征被认为是所有学习和记忆发展的基石。通过测量该项特征，休加尼尔的小鼠也显示出它们的记忆能力处于正常的标准水平。

萨克特并没有因为这些研究结果而动摇。他毕业于哈佛大学和阿尔伯特·爱因斯坦医学院，为人非常自信。2006 年之前只有一小部分人对他的工作感兴趣，但他仍然坚持了下来，背后的动力可能就是这种自信。因此，虽然上述的研究引发了人们对 PKM-ζ 与记忆之间关系的重要作用的质疑，但萨克特认为，这些结果"并不太令人惊讶"。也许有一种不同的基因可以解释为什么小鼠能够记住它们所做的一切。换句话说，当 PKM-ζ 受损或丢失时，它们记忆的备份系统就会启动。萨克特认为，这个备份系统是由 PKM-ζ 缺失时形成的与 PKM-ζ 密切相关的分子生成的。他写道："事实证明，当小鼠体内的 PKM-ζ 基因被删除时，另一种叫作 PKCι/λ 的基因接管了 PKM-ζ 的长期记忆存储功能。"

尽管萨克特对自己的假设很有信心，但他仍然坚持进行严谨的科学实践。他说他讨厌上学。在学校时他是个胖乎乎、聪明又害羞的男孩，总是在书本和功课中寻求慰藉。虽然他相信，基于他的观察，PKM-ζ 在记忆的形成和维持中起着关键作用，但他仍找到了一种真正新颖的方法来验证他的假设。萨克特使用 ζ 抑制肽（zeta inhibitory peptide，ZIP）来阻断

PKM-ζ，然后观察结果。他将 ZIP 直接注射到两组实验鼠的大脑中。一组大鼠经过训练，知道躲避笼子中有微量电击的地方，另一组则被训练为不会去食用会使它们感到恶心的食物。大鼠迅速而彻底地吸收了这些教训，小心翼翼地在它们的微型雷区周围行走或小跑，空间记忆清晰地刻在了它们的大脑中。

但当 ZIP 开始阻断大鼠大脑中的 PKM-ζ 后，萨克特和他的研究生们怀着敬畏的心情看着大鼠的记忆消失了。他们惊讶地发现大鼠完全忘记了笼子里有电击的位置和它们不喜欢的食物，大嚼着它们吃了会恶心的食物。更令人惊讶的是，它们漫无目的地四处走动，并因此受到轻微的电击，显然它们的记忆已经被 ZIP 抹去，就像大脑被清洗过一样。与普萘洛尔不同的是，ZIP 完全摧毁了记忆，而且是有选择地摧毁。而普萘洛尔具有弥散而微妙的作用，最重要的是，即使它稀释了与创伤相关的情绪基调，也能完整地保留创伤记忆。换句话说，实验鼠里那些被训练过的大鼠能对很多状况做出反应，它们并不是完全忘记了一切，只是忘记了笼子里有电的位置，以及与某些食物的负面联想。这表明 ZIP 不仅是一个微调的记忆橡皮擦，还是某种记忆编辑器，只会删除啮齿动物大脑中的某些区域。萨克特和他的同事们随后还证明了 ZIP 不会造成大脑的损伤，因为大鼠还能够重新学会被 ZIP 消除的技能。

啮齿动物和人类相差甚远，至少看起来是这样。它们的体型是我们的1/165，大脑不及我们的小拇指指腹大。我们与实验室里的白色大鼠看起来有很大不同，但我们和它们的 DNA 却令人难以置信地相似。这意味着 ZIP 的变体很有可能以相同的方式在人类身上发挥作用。多亏了萨克特，我们可能已经掌握了第一种真正为遗忘而研发的药物，可是要怎样使用呢？

最终，这门科学会深入到一个庞大、务虚的哲学问题上，即我们会如何使用 ZIP 这样强大的东西，以及自由使用 ZIP 的伦理意义。可想而知，这种药物可以用于那些严重成瘾者，消除"唤起"成瘾者极度渴望的神经元关联；它也可以在创伤事件后使用，让幸存者绕过可能的 PTSD 记忆障碍。令人惊讶的是，它还可以用于治疗慢性疼痛。研究人员发现，慢性疼痛与记忆密切相关。ZIP 可以消除一个人的痛苦记忆，从而让长期被痛苦折磨的灵魂得到深入且急需的解脱。萨克特本人提出，ZIP 可以代替扣带回切开术，后者是一种破坏大脑中小部分区域，希望借此彻底摧毁患者所患抑郁症和强迫症的手术。萨克特说，与其破坏神经组织，"不如通过注射 ZIP 来尝试'重置'该区域的突触"。因为 ZIP 的扩散范围只有注入点外的 1～2 毫米。

除此之外，如果 ZIP 被心怀叵测之徒所掌握，就会有更加邪恶的用途。PTSD 是毁灭性的，可以毁掉一个人多年的积极生活。但即便如此，我们真的想要将其从人类大脑中抹去吗？如果帮一个突然良心发现的罪犯编辑了记忆，会怎么样？如果这让他摆脱了良心的困扰，他会不会更有可能再次犯罪？不好的回忆是否能促使我们做出更好的行为呢？痛苦的记忆中是否藏着能让我们应对当前和未来环境的蛛丝马迹，帮助我们避免过去的错误？进一步说，完全抹去哪怕是最不想记起的事件的记忆，其实就是剥夺了一个人生命中的关键部分，剥夺了使其了解这些事件的意义的机会，而这正是人类努力追求的，也是给存在带来尊严的一部分原因。如果让 ZIP 抹除了所有不好的记忆，那么代价很有可能相当巨大，超出人类所能承受的范围。

南卡罗来纳的精神病学家迈克尔·米瑟弗（Michael Mithoefer）对 ZIP 的潜力感到不安。有了 ZIP，情感的内涵、寓意和明暗色调都消失了，因为记忆掉进了某个黑洞，彻底瓦解，不复存在。有许多人与米瑟弗持相同的保留意见。2009 年 4 月《纽约时报》发表了一篇关于萨克特和 PKM-ζ 的文章，诺贝尔奖得主、集中营幸存者伊利·威塞尔（Elie Wiesel）在文中表示了自己的怀疑。他写道："我有些犹豫，是否应该相信这种将遗忘作为疗伤手段的治疗方法。""一旦遗忘开始，应该在何时何处停止呢？"

我们现在很可能已经拥有删除记忆的手段，这让我们处于从未有过的境地，我们因此变得强大，却未必已准备好善用这份强大。除了理论和哲学层面的问题，即使只是失去一小部分的记忆也会产生实际的问题。哈佛大学记忆研究员丹尼尔·沙克特（Daniel Schacter）认为，我们需要过去才能塑造未来。他说："最近越来越多的研究表明，对未来的想象在很大程度上基于记忆过去所需的神经机制。"

考虑到所有潜在的缺点，你可能会认为像 ZIP 这样的药物会吓到普通市民。但事实似乎并非如此，因为在 2009 年 4 月 13 日《纽约时报》发表对萨克特的采访的一周后，民众发表的网上评论如下：

> 我对这个很感兴趣。在我们的有生之年，它是否能被广泛应用？或者不久之后就可以了？我是有过悲惨经历的人……我需要消除一年之前的所有记忆，否则我余生都将无法正常社交……我想知道这个方法能不能尽快应用起来。
>
> ——扎克

> 我想抹去我的记忆。我的焦虑症很严重，还患有抑郁症。我自杀过 3 次，我想你能帮我。如果你想在人类身上试验这种药，我愿

意做第一个志愿者。请尽快回复我，谢谢！

——弗朗西斯科·维莱斯

我想知道我能不能抹掉我的婚姻。它毁了我的生活。我满脑子都是他，这影响了我的健康。我想忘掉他。

——德布拉

你们要开展人体试验吗？我愿意参加，因为我有很严重的创伤，25 年的治疗仍然无法将它消除。我患有严重的 PTSD，生活几乎没有任何质量可言。

——康妮·伯根

你是否曾经因为某件事而受到精神创伤，以至于几周都不能下床，几个月都不能说话，即使经过多年的精神和药物治疗，早上起床时仍会有严重的惊恐发作？……这让人没办法正常生活，更别想从中"吸取教训"了……所以我愿意马上接受这种试验，绝不后悔。

——塞拉伯格

我想知道怎样才能成为这种试验的受试者。我真的需要抹去我的记忆。就算抹去我的全部记忆，也没有关系。我只想重新生活，不想让我的记忆再伤害我。

——丽奈特

我每天都被糟糕的记忆压得喘不过气，我曾多次考虑自杀。拜托，如果你们将来要做任何人体试验，我非常乐意参加，反正结果不会比我现在的感觉更糟。

——T.

你们什么时候需要志愿者参加临床研究？我很愿意参加。我有一段两年前的记忆需要被抹去。是感情方面的，不是违法犯罪的记忆。

——鲍勃·T.

请拿我做试验吧！我真的想抹去我的记忆。

——斯黛拉

我自愿参加这种关于消除记忆的药物的人体试验。我是百分之百认真的。我愿意做这个产品的测试对象。请通过电子邮件联系我。

——托马斯

可以的话，我想参加这个试验项目。我住在洛杉矶，但是为了这个机会，我可以去世界上任何地方，我愿意自己支付过程中产生的任何费用。请联系我，谢谢，上帝保佑！

——理查德

我个人认为，这对普通大众来说是一件非常好的事情……我自愿参加研究。我希望能够摆脱一些仍然困扰着我、让我失眠、让我从日常琐事中分心的童年记忆。

——大卫·M.

　　我对你们的研究很感兴趣。请告诉我南非哪里可以买到这种药。我真的需要你们的帮助。

——塔里罗·瓦基萨

阿尔兹海默病可能得到根治

　　关于遗忘，我们绕了一圈，现在又回到了最初的话题——阿尔茨海默病。该病是一个多世纪前在德国一家精神病院工作的医生阿洛伊斯·阿尔茨海默（Alois Alzheime）发现的。他当时打开了一名生前饱受疾病困扰、刚刚去世不久的患者的头颅。阿尔茨海默在她的大脑中发现了奇怪的蛋白质纤维缠结和一种叫作淀粉样蛋白的黏性斑块。这些物质完全充斥着她的大脑，模糊了她的记忆，以致到最后她完全丧失了吞咽的能力。

　　好消息是，如果我们很快能拥有编辑个人历史的医学能力，也就能做相反的事情。ZIP 可以摧毁记忆，PKM-ζ 便有可能增强记忆，而这种可能性正变得越来越必要。如果阿尔茨海默病无法治愈，到 2050 年，将有超过 1 600 万美国人患有这种疾病或其他与年龄相关的痴呆。神经科学家们正在进行头脑风暴，研究如何使细胞制造更多的 PKM-ζ。理论是，如果大脑可以有更多的 PKM-ζ，神经元的记忆回路可能就不会衰退。萨克特说："在目前阶段，这还只是一个想法。"但人们可以从他的话语和这个领域中，听到些令人兴奋的声音。

　　目前市场上治疗阿尔茨海默病的药物只能够治疗其症状，而无法阻断疾病的根本机制。它们最多只能在 6 个月到 1 年的期间内，减缓失忆的过程。

可能正是因此，PKM-ζ 的发现才如此令人兴奋。如果科学家能找到一种方法，将 PKM-ζ 制成一种药物，使大脑产生更多这种分子，那么我们可能就首次找到了突破这种困扰很多人的毁灭性疾病的方法。

在这次记忆探索中，科学家们不仅仅是在寻找药物。最近，一种被简称为 DBS 的技术在治疗阿尔茨海默病等记忆障碍方面显示出了希望。约翰斯·霍普金斯大学老年精神病学及神经精神病学部门负责人格温·史密斯（Gwenn Smith）称，尽管她的研究只有 6 个样本量，而且主要是为了确认安全性，但"目前，其他针对阿尔茨海默病的治疗方式对大脑都没有显示出有这样大的影响"。

奇怪的是，用 DBS 治疗记忆障碍的想法是在科学家试图用它治疗一个过度肥胖的男子时产生的。当时，他们将电极植入了被认为与食欲抑制有关的大脑区域。这名男子并没有变瘦，但令人惊讶的是，他的记忆力显著增强了，这促使在寻找痴呆治疗方法的研究人员将目光转向了电流和化学物质的研究。在多伦多大学神经外科系主任安德烈斯·M. 洛扎诺（Andres M. Lozano）主持的研究中，研究人员将电极植入了阿尔茨海默病患者的大脑，向大脑发出连续的电脉冲。PET 扫描显示，轻度阿尔茨海默病患者的葡萄糖代谢随后持续增加。这一发现意义重大：因为阿尔茨海默病往往伴随着葡萄糖代谢的下降，所以这一发现意味着电极及其发出的电流能够扭转阿尔茨海默病的主要症状之一。

我们当然不是第一代专注于遗忘的人。16 世纪，耶稣会传教士利玛窦在其撰写的《记忆艺术论》（*Treatise on Mnemonic Arts*）中，阐述了一种记忆方法——将思想与图像联系起来，再将图像放置在"房间"中，借此打造一座"记忆宫殿"，以保存实际上虚无缥缈的记忆。这种记忆宫殿理论至今仍在使用，在所谓的记忆高手中尤为常见。这些人会训练自己记忆大量的任意信息，如扑克牌的花色数字，以便在世界各地举行的比赛中获胜。

普通人不需要为了保存记忆而去参加记忆锦标赛的训练。研究表明，只要做一些努力，包括玩备受吹捧的填字游戏，就可以帮助我们回忆事件。最近的研究表明，持续学习新技能，比如演奏乐器、学外语，活到老学到老，可能是避免头脑迷糊的最佳补品。这些新技能可能有助于在大脑中构建新的神经通路，使其在死亡前都保持可塑性。学习不是为了满足我们的好奇心，而是为了让我们保持好奇心。好奇的人更有可能拥有强大的社交网络，因为人们需要分享学到的东西，而这可能也有助于预防与年龄有关的痴呆。

最终，我们都非常清楚，一切都会有终点，无论取得了多少进步，我们都不得不屈服于变幻莫测的衰老。也许正是这一事实推动了记忆研究领域的发展，因为人们知道未来会发生什么，所以清楚如今该向记忆领域投入大量资金。很可能会有那么一天，纯化的分子被制成药物，控制你快速消逝的过去和解决问题的能力，即使这类"编辑型"药物会给你的大脑造成创伤。如果未来真的变成那样，作为几千年来制造工具的智人，我们将会拥有更加强大的武器。问题是，我们是否有足够的智慧和悟性来很好地使用它们。至少自工业革命以来，人类的历史已经表明，我们很难对自己的发明负责。有人可能会说前景是严峻的，即使科学正在其最令人振奋的边界闪闪发光。

第 7 章

脑深部电刺激：一种遥控大脑的疗法

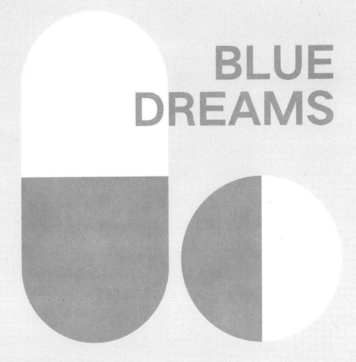

也许终有一天，神经修复术也会变得平平无奇，看到大脑手术时，人们将不再感到惊叹和恐惧。然而，外科医生到时将握有可怕的力量，有能力迅速地让记忆消失、让梦想出现、让手指冻结、让希望破灭。

大脑修复术

2005 年，我第一次和 36 岁的马里奥·德拉·格罗塔（Mario Della Grotta）交谈时，他留着平头，右臂上文了一朵玫瑰，脖子有大腿那么粗，戴着一条大金链子。他是那种会在工人社区酒吧里遇到的人，嘴角叼着一支香烟，手里拿着一个小酒杯，里面装满了琥珀色的液体。他看起来无所畏惧，其实并不然。直到 4 年前，他都倍受惊恐的困扰，每天都要花 18 小时完成他的刻板程序。他总是不停地数数，不停地检查。因为怕脏，他每天洗很多次澡。凡事他都要追求对称。他锁车门了吗？数数对了吗？他所患的病学名叫强迫症。法国人用一个恰如其分的短语表达了这种担忧的核心——folie de doute（怀疑性精神病）；这是一种根深蒂固的多疑，凌驾于证据、经验主义和普通常识之上。对马里奥来说，他的整个生活都被塞进了一个带着锯齿的问号里。

14 年来，马里奥一直深受焦虑之苦，一切治疗方法都对他毫无成效，最后，罗得岛州普罗维登斯巴特勒医院（Butler Hospital）的精神病医生建议他进行一种精神外科手术。在当前的医学环境下，这种手术通常被更中立地贴上"针对精神疾病的神经外科手术"的标签，以便与前额叶切除术及其新版本——扣带回切开术等被污名化的相关技术区别开来。20世纪30年代中期以来，老式的精神外科手术一直被用于治疗焦虑性障碍，如强迫症及其"近亲"抑郁症。那时人们从手术中获得的好处都是伴有风险的，精神疾病的缓解常常伴随的是情绪低落和人格缺失。然而，今非昔比。20世纪90年代，为治疗帕金森病患者的运动障碍而开发的大脑微型植入物，已被用于治疗一些最棘手但很常见的精神问题——焦虑和抑郁。如今，这些神经起搏器仍具有很强的试验性，仅适用于其他治疗都失败的患者。尽管如此，人们仍相信在不久的将来，这两种疾病的严重患者除药物之外，可能还有其他的选择。

与过去的精神外科手术不同，新手术不需要破坏神经组织，也不需要像拆除电话线一样切断连接这里或那里的整个神经束。现在的外科医生会为大脑安装一种相当于假肢的东西，即植入电极，通常一套总共8个，每个脑半球4个。如果正确编程，这些电极会发出恒定的电流，理论上会阻塞那些恼人的大脑回路，那些总在不停地说"你很差劲、你很差劲、你很差劲"或者"完了、完了、完了"的脑回路。

这对马里奥来说是一个很有意义的建议。为了打破他疾病造成的恶性循环，他同意手术，部分原因是他知道，如果他不喜欢神经植入物，可以直接把它们关掉。因此，马里奥成为第一批接受这种手术的美国精神病患者之一。

精神外科手术的先驱

神经植入的概念并不新鲜，只是被重新启用了而已。1861 年，法国神经学家皮埃尔·保罗·布罗卡（Pierre Paul Broca）首次证实了大脑功能和由此引发的功能障碍可以被定位。通过对一位生前只能发出一个"tan"音的患者的尸检，布罗卡发现了他认为是语言中枢的器官的损伤。但是 75 年后，葡萄牙神经学家埃加斯·莫尼兹才将布罗卡的语言定位理论应用于陷入疯狂的患者。莫尼兹因发明前额叶切除术而获得了诺贝尔奖。他在里斯本精神病院寻找适合额叶手术的患者，他的外科同事进行手术。手术过程如下：首先注射乙醚，让大脑活动暂停，然后切除白质，用一种类似冰锥的装置，加上可伸缩的金属丝来清除灰质。莫尼兹最初是在伦敦的一次神经学会议上产生这个手术概念的，当时他观察到一只黑猩猩的额叶被切除后变得温顺了。

1936 年，在里斯本进行第一次前额叶切除术后不久，这种手术就传到了美国，并进行了本土化。到 20 世纪 50 年代末，超过 2 万名患者在美国接受了前额叶切除术。这种手术被用来"治疗"众多疾病，从智力迟钝到同性恋再到刑事诉讼中判定的精神错乱。这种手术最热心的推动者沃尔特·弗里曼最终以流水线的方式为多名患者进行了手术。接受前额叶切除术的患者术后通常都是平静的，就像成了复制人，虚弱而糊涂。

莫尼兹和他的助手开锯头骨后不久，第一批给精神病患者进行植入实验的研究人员之一罗伯特·希思（Robert Heath），在杜兰大学（Tulane University）医学院研究了另一种精神外科手术——DBS。希思从路易斯安那州精神病院里挑选患者，之后切开他们的头骨，将电极深深植入他们的脑内。在 20 世纪 50 年代精神外科手术还是一个庞大产业的时候，希思在 6 年的时间里为患者植入了 100 多个电极。通过使用手持式刺激器，希思发现，放置在海马、丘脑和被盖上的电极可以产生愤怒或恐惧的情绪，而放置在大脑隔区和部分杏仁核的电极可以产生愉悦的感觉。希思"治疗"了一名代号为 B-19 的同性恋患者，方法是在他的愉快中枢开启电极，同时让他观看描述异性恋邂逅的电影。17 天之内，B-19 成了一个"全新"的男人，并通过与希思雇来的女性深入接触向希思证明了这一点。

无论实验是否道德，动机高贵或卑贱，神经植入技术从一开始就是很有意义的，不仅因为它为痛苦的人带来了希望，还因为它证实了布罗卡定位理论，改变了我们对大脑的认知。虽然在某些方面，希思和许多像他一样的研究人员受到了误导，但他们证明了，刺激一小块皮层组织，可以得到一个特定的反应，比如让嘴里有李子的味道，或者看到空气中的一抹黄色。这是一个重大的范式转变。在早期的几个世纪里，人们相信思想和情感是通过中空的隧道在大脑中传递的，但现在大脑变成了一系列离散的部分，像不动产一样，它们有些是陋室，有些是豪宅，但人类都可以对其加以改造。

与前额叶切除术不同，这些改造是可调节的，不必是永久性的。在西班牙斗牛场的一次公开展示中，耶鲁大学的研究员乔斯·德尔加多（Jose Delgado）用斗牛士的红斗篷激怒了一头被植入电极的公牛。愤怒的公牛低着头朝他跑过来。在最后一秒，德尔加多按下按钮启动了植入电极，公牛瞬间停下来，攻击性消失了，接着自己跑开了。神经植入的潜在用途和滥用显而易见——你可以控制别人，但也能有效地消除暴力。

到 20 世纪 60 年代末，神经植入吸引了医学界和执法界的工作者。他们认为城市暴乱并非源于贫穷和压迫，而是源于可以被监控或改变的"暴力倾向"。联邦执法援助管理局（Law Enforcement Assistance Administration）向研究神经植入和其他行为矫正技术的研究人员提供了大笔资金。1972 年，加州大学洛杉矶分校的路易斯·乔里恩·韦斯特（Louis Jolyon West）根据一项拨款提议，成立了研究和减少暴力中心，并在加州的多所监狱进行研究。该研究的计划是对囚犯进行神经植入，然后监测他们出院后的大脑活动。《华盛顿邮报》的一名记者调查这个计划时发现，这个手术是有先例的。1968 年，加州瓦卡维尔监狱的官员在军医的协助下曾对 3 名囚犯（包括一名未成年人）进行了电极植入手术。

20 世纪 70 年代中期的一系列参议院听证会，引起了公众对政府的神经植入和其他行为矫正尝试的关注，人们对于将精神控制作为解决社会不公或犯罪的可行性方案的想法感到非常不安。与此同时，有传言说，美国中央情报局正在试验用神经植入来瓦解战俘的心智，诋毁反叛人士的声誉（希思承认，中情局曾联系过他）。迈克尔·克赖顿（Michael Crichton）的畅销书《终端人》（*The Terminal Man*）中，主人公接受了神经植入以治疗癫痫，却因此变得精神失常。所有这一切，加上反精神病学运动的兴起，使得神经植入声名狼藉。

寻找最佳的治疗点

然而，神经植入在 1987 年又复活了。当时，法国神经外科医生阿里姆–路易斯·本纳比德（Alim - Louis Benabid）在给一名帕金森病患者做手术时发现，如果他用电探针触碰患者的丘脑，患者的颤抖就会停止。10 年后，FDA 批准神经植入疗法用于治疗震颤、肌张力障碍和某些形式的疼痛，此后全球有 15 万名患者因运动障碍进行了神经植入。

但是，在帕金森病患者身上，人们还观察到了其他一些现象，他们中许多人经历了积极的情绪变化，或感到忧虑消失了，控制身体震动的回路似乎也与精神震动有某种联系。还记得 MAOI 的前身异丙嗪吗？还记得它是如何在治愈结核病的同时，使结核病患者更快乐、更有活力的吗？马萨诸塞州伯灵顿市莱希诊所（Lahey Clinic）的神经外科医生杰夫·阿尔（Jeff Arle）告诉我："很多药物都是这样通过反向推断出现的。然后就有人胆大妄为地提出，'哎呀，也许我们应该用这种方法来治疗某些精神疾病。'你觉得这种药值得冒险，但只有试了才知道它是不是真的值得。"

到 20 世纪 90 年代中期，一支由精神病学家、神经学家和神经外科医生组成的小型国际团队开始考虑将神经植入技术用于治疗精神疾病。他们面临的一个主要问题是：电极究竟应该放在精神病患者的哪个部位？虽然希思和德尔加多已经证明，通过刺激边缘系统的区域，可以粗略地触发广义的情感状态，如恐惧和愤怒，但迄今为止，还没有人发现有什么脑回路如研究人员所寻找的一般，毫米大小，纠缠在一起，是精神健康和精神疾病之间更细微差别的所在。埃默里大学中脑深部电刺激治疗抑郁症研究的带头人海伦·梅伯格说："我们最想要的是找到那个最佳击球点，然后直击目标。"

如果找到抑郁症或强迫症在大脑中的确切位置有困难，科学家难道不能简单地通过刺激人们的愉快中枢来消除他们的精神痛苦吗？神经学家认为，这样做太粗糙了，就好像只是为了让患者兴奋起来一样。纽约州精神病学研究所的哈罗德·沙克海姆（Harold Sackheim）补充说，这种侵入式手术确实有较小的出血和感染风险，并称："如果除了手术，你有其他办法能够缓解病情，那么你可能会优先考虑其他办法。"

那么别的办法是什么呢？当然是吃药——这条我们一直在走的老路。然而，对消费者来说，已知的与抗抑郁药相关的自杀风险对于青少年是非常危险的，因此 FDA 要求在标签上使用黑框警告，提醒医生和患者注意。还有令人信服的数据表明，数量惊人的患者在服用抗抑郁药之后，病情完全没有缓解。内布拉斯加大学医学中心的抑郁症研究人员威廉·伯克（William Burke）说："这就好像我们一直在寻找圣杯，却从未找到过。"这是真的。美国国家精神卫生研究所在追踪抑郁症患者的症状缓解情况时报告，患者 14 周后缓解率为 31%，6 个月后缓解率为 65%。但约翰·哈尔彭（John Halpern）说，即使在 65% 症状缓解的患者中，也只有 30%，即不到总人数 20% 的药物服用者感觉自己的病情有了强烈的缓解。对于剩下的人，症状似乎有所缓解，但进展缓慢。医生建议这些效果不明显的患者转为混服多种药物，但仍有 10%～20% 的患者无论服用什么药都没有好转。

马里奥尝试过 40 种不同的药物组合，非常清楚上面的情况。他想要感受一下普通的草坪，那种一周只修剪一次的草坪；他想要拥有能够忍受混乱、忍受孩子们触摸的能力。他认为神经植入值得一试。

最后的希望——电极植入颅内

2001 年 2 月初的一个周一，当马里奥在怀孕的妻子身边醒来时，巴特勒医院的神经外科医生正在为他的手术做准备。大约一周前，为了准备手术，马里奥去找了一位文身师，在手腕上文了"孩子"两个汉字。他告诉我："如果我没能活下来，如果我没能看到女儿出生，那么至少我还有这个文身——'孩子'。有它在我的皮肤上，我知道我进入坟墓时也并非一无所有。"

一进手术室，马里奥就接受了局部麻醉。他的头发被剃光，大脑的核磁共振成像精确到毫米。他的头部安装了一个立体框架，为外科医生提供精确的坐标和绘图图像。他接受了大量的神经心理测验，以确定电极植入的位置，并提供术前功能基线。外科医生根据过去前额叶切除术和扣带回切开术的结果选择大脑靶点，并注意哪些损伤能够带来疾病的缓解。问题是，减轻了绝望患者焦虑和抑郁的损伤是多种多样的，有的在左，有的在右，有的在这，有的在那。没有一个最佳点，可能性又多到令人不安。如果船长不确定航向，头脑正常的人是不会上船的。这当然是重点。选择做这个手术的精神病患者已经不是头脑正常的人了，他们选择上船，是因为这是他们最后的希望。

马里奥的手术在巴特勒医院完成，医生将电极植入物放在了内囊前肢。过去的神经外科医生更青睐的位置是扣带回，还有一些人青睐尾状核下。这些是大脑边缘系统的部分，边缘系统本身折叠在额叶下。海伦·梅伯格的研究目标为 25 区，即亚属扣带，位于前肢的前方。马里奥的精神科医生之一本杰明·格林伯格（Benjamin Greenberg）和克利夫兰诊所的唐·马隆（Don Malone）也选择了相同的部位。马隆告诉我："我们选择了前肢，因为那个位置很适合安电极。"这个说法有点儿令人不安，可见有时这些决定是很武断的。

成功治疗重度抑郁症

手术后，接受了 DBS 的患者将会重新接受测试，以考查以下几个核心问题：症状改善了，恶化了，还是没有变化？通过植入电极，患者的认知功能发生了怎样的变化？截至 2017 年，美国约有 70 人通过接受 DBS 来治疗强迫症，格林伯格与他在世界各地的同事对 26 名患者进行了研究，其中 73% 的患者的耶鲁 – 布朗强迫量表（Yale-Brown Obsessive Compulsive Scale）得分下降了至少 25%。其中一些人的严重焦虑症状完全缓解。尽管成功率很高，格林伯格仍在努力联系临床医生，招募患者参加临床试验，但接受手术的人数并没有迅速增长。"在现实世界中，"格林伯格说，"符合适当选择标准的患者群体确实很小。"

而抑郁症的情况就不同了。接受 DBS 治疗的抑郁症患者是强迫症患者的 4 倍。埃默里大学的海伦·梅伯格参与了许多此类手术。她最早的 DBS 手术是在多伦多进行的，有 6 名患者接受了手术。梅伯格将电极放置在 25 区的白质中，她认为该区域在调节消极情绪状态中起着关键作用。支持她假设的事实是，SSRI 和其他抗抑郁药似乎通过减少该脑区的活动而起作用。她的 6 名患者都报告在手术中电流的影响下体验到了"剧烈反应"。他们描述自己有一种"轻盈的感觉"，"空虚消失了"。患者觉得躺着的房间突然变得明亮了，视力也更敏锐了。在家里，患者的家庭成员注意到他们的精力增加了，对以前似乎不可能参加的活动重新产生了兴趣，并且有了计划和尝试的能力，而这两种能力都曾因抑郁症而钝化。在 1 个月的随访中，6 名患者中有 2 名不再符合抑郁症的诊断标准；2 个月后，6 名患者中有 5 名好转。在 6 个月的随访中，梅伯格发现，6 名受试者中有 4 人持续出现了强烈的相当于服用抗抑郁药的反应，2/3 的反应率表明 DBS 可能是治疗严重难治性抑郁症和强迫症的有效手段。梅伯格说，这是一个"非常令人鼓舞"的结果。

她的研究对象拓展到了 20 名难治性抑郁症患者，研究人员对这些患者进行了为期1年的跟踪研究。在这项规模更大的研究中，60%的患者在6个月后对DBS有反应，55%的患者在1年后有反应。经过3年的慢性刺激，研究人员发现患者有60%的反应率和50%的缓解率。梅伯格再次受到研究结果的鼓舞，继续对患有严重难治性抑郁症的患者进行神经植入治疗。从2008年开始，她扩大了样本范围，纳入双相II型抑郁症的患者，并为30名该病患者进行了神经植入。

抑制大脑25区

梅伯格数十年来一直在研究大脑，试图找到导致抑郁症的一个或多个脑回路。她首先用PET扫描观察抑郁型帕金森病患者的大脑，然后观察没有帕金森病但有重度抑郁症患者的大脑。她将注意力集中在25区。当人情绪低落时，该区域的活动会增强，额叶和边缘区域的活动同时会减弱，后两个大脑区域掌管推理、情感、记忆和学习。梅伯格研究服用抗抑郁药后抑郁症有所改善的患者后发现，他们曾经抑郁的额叶活动增加了，而25区的活动降低了。她研究了非抑郁受试者，让他们在接受脑部扫描时回想悲伤的记忆。得到的结果惊人地一致：他们的额叶活动减少了，而那个恼人的小区域——25区的活动增加了，这个区域显然对我们能否在日常生活中找到快乐起着重要作用。梅伯格认为，对于难治性患者，尽管有药物和电休克疗法，但他们25区的活动仍然保持高水平，而额叶的活动保持低水平。她说："如果我们不能用语言疗法、药物或电击来抑制抑郁，那么我相信我们可以直接进入大脑的25区来抑制它。"在自己已经研究了几十年的大脑区域里放置电极，梅伯格并不认为自己是一个冒险家。到目前为止，她已经做过余200场植入手术，而且越来越精准，因此临床成功率也越来越高。

最近，她开始关注 DBS 到底是如何达到效果的。谈到大脑研究，梅伯格并不是一个局部论者。比如，她不认为 25 区的过度活动是我们情绪低落的唯一原因。"我从没想过抑郁症只与 25 区相关，"她说，"抑郁症一直是大脑多个区域之间交互作用的结果。"梅伯格对 25 区的理解是，它就像一个"接线盒"，与大脑其他区域协同工作，以减轻负面情绪和抑郁的影响。

除了亲自参与的 200 多场神经植入手术，梅伯格还对其他 90 场针对 25 区和约 80 场针对大脑其他区域的神经植入手术有所了解。一名荷兰中年患者曾接受了长达 22 年的精神药物治疗，2013 年，他决定尝试 DBS 治疗海洛因成瘾。这名患者在阿姆斯特丹大学接受了手术，梅伯格没有亲自参与。研究人员在患者的颅骨两侧钻孔，并在两端插入带有电极的长探针，将电极放置在他的伏隔核中（伏隔核是大脑中负责成瘾及其相关渴望的区域）。电极放置好后，研究人员将连接电线接到了嵌在他胸部的电池组上。电极打开后，会发出恒定的电流，以扰乱研究人员假定与成瘾有关的大脑回路。一开始，电极似乎增加了患者对海洛因的渴望，他摄入海洛因的剂量几乎增加了一倍。但研究人员着手调整电极和它们发出脉冲的时间后，患者对海洛因的渴望减轻了。他虽然没有完全停止使用海洛因，但用量已减至微乎其微。

DBS 有多安全

目前除有约 15 万人因运动障碍接受 DBS 治疗以外，截至 2017 年，全球有超过 500 人接受了实验性植入手术，以治疗各种精神障碍。一方面，有人可能会说，在过去约 15 年的时间里，全球只有 500 名患者接受手术，说明这种治疗方法并不是很有望被频繁地使用，特别是考虑到前期需要经过很多环节才能获得手术资格。无论精神外科手术多么安全，总有人觉得它不是精神药物真正可行的替代品，至少对很多人来说不是。另一方面，我们应该记住，高达 30% 的抑郁症患者对任何抗抑郁药治疗都没有反应。如此惊人的数目不仅意味着数百万美元的社会生产力损失，在最极端的情况下，还会导致悲剧性的自杀事件。从这个角度来看，DBS 对精神疾病的治疗是有实际意义的。虽然 DBS 现在还不常见，但随着相关研究越来越多，它可能会变得普遍。毕竟，它为那些仍在承受痛苦的人提供了另一种选择，带来了一线希望。

不幸的是，虽然很多时候，手术后人们听到的是好消息，但也有很多患者的经历并不太好，比如自杀的念头和倾向、没有任何动机的行凶欲望、极端冷漠、睡眠障碍、抑郁恶化、惊恐发作等。一名在加州大学洛杉矶分校参与 DBS 扩展试验的患者经历了严重的副作用，差点儿丢了性命。一天晚上看电视的时候，他突然站起来，把开水倒在自己身上，好像自己是个机器人。还有一次，他觉得必须用刀割自己的身体，而当伤口滴血时，他歇斯底里地大笑起来。这位不愿透露姓名的患者已将该装置移除，但他认为自己的大脑在此过程中受到了不可逆转的伤害。"我给埃默里大学写了一封电子邮件，说，'你们参与 DBS 效果的研究。所以，请研究我吧。有人从船上掉了下去，你们却不回来救他们，不愿意回头看看到底出了什么问题。'但是他们没有回复我。"

医生急于将 DBS 与过去的精神外科手术分开，这是可以理解的，当初的手术中，冰锥状的器械插入患者的眼窝，刀片在他们的大脑中滑动。虽然大脑功能的细节之处仍不清楚，但现在手术的精准度和技术手段远超莫尼兹或希思的希望。然而，有些事实还是一样的。任何脑部手术都是可怕的：手术中，巨大电钻的扭曲钻头会穿过骨头，在头骨的两侧钻出两个小孔。

在马里奥的头骨上钻孔只花了几分钟，而外科医生用了几小时才将植入物安装到位。和脑外科手术一样，马里奥在手术过程中始终保持着清醒，并不断被问道："你还好吗？你的意识还清醒吗？"他的头被头骨上的 6 个螺丝固定在一个钢环里。外科医生将两根只有 1.27 毫米粗的导线穿过串着铂 / 铱电极的小孔。你可以把它想象成冰上钓鱼：在光溜溜的湖面上，人们开了一个洞，黑色的水环绕着洞口，然后人们慢慢地放下绳子，不断寻找，再寻找，寻找有鱼的地方。

马里奥感觉不到这些，因为所有感觉的所在——大脑本身并没有感觉神经。接下来，外科医生在马里奥的每根锁骨下植入了两个 2 英寸乘 3 英寸的电池组，并用电线将电池组与植入物相连。这种电池组由远程编程设备控制，医生打开开关、调整电流，就能为电极供电。电池每隔几个月就要更换一次。马里奥躺在那里，等待着。

他得等一会儿。精神科医生不会在手术后立即打开电极。要等头部的肿胀消退，受伤的大脑逐渐自行愈合，皮肤封住钻孔时，才能打开电极。那时，格林伯格会通过程序调控器启动放在马里奥前胸的电池组，电路就此被激活。

重新成为受人尊敬的疗法

随着神经植入这种唯一具有可塑性和可逆性的精神外科手术的重新出

现，以及高科技成像设备和立体定向设备的发展，精神外科手术有望卷土重来，从早期前额叶切除术的阴影中走出来，成为一个受人尊敬的领域。更重要的是，它给患者带来了可能性。现在，患者可以从精神外科手术中获得真正的好处，而不必经历前额叶切除术常常导致的人格钝化和不可逆的脑损伤。如果你觉得这个想法有些牵强附会，那应该记住，首例开胸手术和器官移植手术也曾经历过这些质疑，而现在，这些手术每天都在进行。

但是，精神外科手术回归，被社会日益接受，并不仅仅是因为这种治疗的全新灵活性。这种现象也可能源于我们对药物局限性日益普遍的认识，以及对制药公司日渐清醒的认识。尽管我们现在知道 SSRI 带有黑框警告，并且对 30% 的使用者没有任何缓解作用，美国人每年在精神药物上的花费仍高达数十亿美元。生产这些药物的公司声称，他们定出的高价是合理的，因为这些都是研发所需的费用，然而，正如我们看到的，在过去几十年里，几乎没有任何真正的原创药物上市。大多数所谓的新药都是业内所谓的二代药物，只是对市场上流行药物的小修小补，而这些修补旨在将原药改造成会带来很大利润的药物。更重要的是，我们了解到，制药公司有时会选择性地只发布有良好结果的研究，有选择地省略相关信息，这是严重的欺骗行为。我们还知道制药公司是如何通过邀请入住豪华酒店和赠送其他高端产品来讨好医生的。一些公司甚至迫使他们的销售代表销售几乎完全未经测试的药物，比如辉瑞公司（Pfizer）生产的镇顽癫（Neurontin）[①]。如果一种药物的原始版本都不可靠，你又怎么能轻易相信那些跟风的新药呢？

精神外科手术刚在美国流行起来的时候，沃尔特·弗里曼和他的同事们

---

① 通用名为加巴喷丁。——编者注

进行了前额叶切除术的流水线作业。他们从一个诊所到另一个诊所，去解救那些拳打脚踢、尖叫着走向手术台的患者，有时甚至为了做手术而租用酒店房间。没有内部审查委员会，没有道德委员会，也没有可靠的科学研究支持这项工作。最重要的是，这些手术与患者的意愿也无关，只有像哈里·德鲁克（Harry Drucker）等患者的热情证言——他在 1938 年声称，"精神外科手术治愈了我"。它确实治愈了一些人，或者至少让他们的生活变得更好了，但有时代价是巨大的，有时这种手术对人类尊严的损害是骇人听闻的。接受了精神外科手术的患者可能失禁，或者更糟的是，失去莫尼兹所说的"生命的火花"。

当代精神外科医生迫切想要规避弗里曼等早期前额叶切除术执行者的过度行为，并付出了巨大的努力以将自己与声名狼藉的前辈区分开来。当代精神外科医生意识到，他们有必要塑造一个光鲜亮丽的形象，以免遭到外界的非议和恶意的眼光。用动物实验来判断 DBS 能否治疗抑郁症和焦虑症是不可能的，这意味着唯一可用的"试验小白鼠"是马里奥这样的人。但为了获得神经植入的资格，马里奥不仅需要尝试一切可用的药物且达到最佳或最佳以上剂量，还必须接受至少 20 小时的行为疗法和多次电休克疗法。他必须了解手术的风险和影响，并签署同意书。他的病例须由三个不同的审查委员会进行审查。监管医疗项目的 FDA 批准这类试验。被前额叶切除术过去的"黑历史"困扰的格林伯格说："我们不想重蹈覆辙，我们希望确保这种疗法不但不会被滥用，而且只用在其他所有试验都失败的人群身上。"

为什么要采取这么多预防措施呢？毕竟，如果你在服用药物，那么理论上你对大脑进行的改造要比神经植入更大。当你和许多精神病患者一样，多种药物混用时，你就在将自己置于药物诱发的帕金森病和一系列其他严重后果的风险之中。格林伯格告诉我："确实如此。我同意你的说法。"但他的同意并没有影响他的谨慎。对他来说，过去的事还历历在目。

遥控器在谁手里

三周后，马里奥回到格林伯格的办公室。两人面对面坐着，格林伯格的腿上放着程序调控器。他啪的一声打开这个类似笔记本电脑的装置，用一个手持控制器激活了植入装置。马里奥记得刚开始的那一刻。他说："我感到一种奇怪的悲伤贯穿全身。"他回忆起格林伯格的手指敲击键盘，调整电流、脉冲持续时间和频率。敲击了几下之后，悲伤消失了。马里奥之前的另一名精神科医生史蒂文·拉斯穆森（Steven Rasmussen）说："一方面，DBS 具有一定的即时性，可以非常迅速地改变行为；另一方面，它也有危险性。它真的是一种精神控制。"

这种坦承是很罕见的。大多数情况下，研究人员会坚称 DBS 与精神控制、社会塑造无关。他们说，他们只是对症下药的精神科医生。他们见过严重的精神疾病带来的痛苦，知道病情的缓解总归是一件好事。当然，任何时候，只要精神科医生试图调整患者的心智，都会按照社会期望来做。

咔嗒咔嗒。马里奥感到内心一阵激荡。接着，他看向窗外，发现世界变了，变好了，看起来完全不同了——草是欢快的绿色，水仙花是明亮的黄色。回到家后，马里奥想找人谈谈。他有好多事要做，完全不想睡觉。

"你就像精力充沛的兔子。"他的妻子对他说。

"我觉得很兴奋。"马里奥表示同意。

马里奥并不是唯一一个接受治疗后变得过于开心的人。格林伯格说："这是手术的危险之一。"唐·马隆对此表示赞同："我们不想要轻躁狂。有些患者喜欢这种状态，它可以是愉快的。但这就像开处方，我们要决定开多少、什么时候开，以及怎样开。"

但这和药物处方不一样。患者可以决定不服药，也可以服多种药；患者可以和配偶分享药物，拿药喂狗，或者干脆换一个药剂师。尽管有处方规定，但服用药物还是有很大的自由。而那些做了神经植入手术的患者就不一样了。诚然，现在再不会有患者被强行拖到手术台上。术前和术中如果不经过精心的考量，医生是不会随便开刀的。仪器已经经过了磨砺，成像设备也很先进了，但患者并不能完全理解或感恩手术后他们受医生控制的程度。强迫症患者每个月必须去看一次精神科医生，进行所谓的调整。（梅伯格说，对于抑郁症患者，规则是"设置它，然后抛之脑后"。）患者在主观症状强度的纸笔测试中的得分情况是调整"刺激参数"的依据，但调整的最终决定权仍在治疗提供者手中。

在 2004 年总统生命伦理委员会（The President's Council on Bioethics）的一次会议上，当马萨诸塞州总医院（Massachusetts General Hospital）神经外科医生、哈佛大学教授 G . 里斯·科斯格罗夫（G.Rees Cosgrove）结束关于 DBS 的演讲后，另一位哈佛教授问他："遥控器在谁手里？"

科斯格罗夫的回答是："医生。"

"这就像一个奇迹"

马里奥的好心情还在继续。如今他虽然仍有强迫观念和强迫行为，但都很轻微，并且整个人都被他体内的巨大能量所支配。两周以来，他每天都去见格林伯格。格林伯格会调整设置，将频率、电流和脉冲调高或调低。有时，当设置改变时，马里奥会感到一种特殊的悲伤，然后又很快恢复正常。

六周过去，马里奥的女儿凯莉出生了。她是那种典型的婴儿：她尖叫、拉屎、流口水，不受控制的小身体就是一个混乱的小旋涡。当马里奥换尿布，看到金黄色的污迹时，他很害怕。毕竟，他有清洁的强迫行为。在接下来的几个月里，他的情绪开始变得低落。他给女儿喂奶时很难受。有时，他似乎才给她喂完早餐，就到了吃午饭的时间，又得从头再来。完美是必须的。他必须每件事都做到完美。当那个被困在儿童椅上的小婴儿尖叫起来，满嘴都是果汁时，"擦干净，"他想，"马上擦干净。"他确实好多了，但还不够。

马里奥又去见格林伯格。在几个月的时间里，马里奥不断报告自己的症状，格林伯格最终找到了正确的定位。马里奥能够捡脏东西了。终于，他的病好转了。

当马里奥谈到康复初期的那段时间时，他热泪盈眶。"这就像一个奇迹，"他说，"我仍然有一些强迫症的症状，但轻得多了。格林伯格医生和拉斯穆森救了我的命。有时他们会乘同一架飞机去开会，我请他们不要那么做。如果飞机坠毁了，谁来调整我的神经植入系统？这个国家没有其他人知道该怎么做。他们这样就好像总统和副总统，不应该坐同一架飞机出行。"

位于明尼阿波利斯的美敦力公司（Medtronic），是第一家神经电极开发商，他们的希望就和他们想象中的市场一样大。他们预测有一天神经植入技术将治疗各种各样的精神问题，从进食障碍到药物滥用再到精神分裂症。然而，随着这些设备的激增，围绕着它们的道德旋涡也将蔓延。严重精神病患者能否提供知情同意书？通过直接控制大脑，我们能把自己变成家电生产公司美泰克（Maytag）的技术人员，立刻掌握编写洗衣机转速和漂洗程序的技术吗？真的有可能控制另一个人的思想内容，而不仅仅是他的情感状态吗？抛开这些科幻小说里的担忧不谈，医生在对精神病理尚没有精准定位的情况下，是否应该干涉看起来健康的脑组织？

不止反对神经植入的人在担忧，神经植入的支持者也承认相关伦理问题非常棘手。在 2004 年的会议上，科斯格罗夫就表示他相信这种治疗方法有很大的前景，但也承认存在一些难题，比如不可能进行大规模的双盲安慰剂试验。他承认："我们不知道 DBS 是如何工作的，也不清楚最佳目标位置在哪里。我们甚至不知道最佳的刺激参数是多少，也不知道其长期影响是什么……事情并不像我们想象的那么简单。"

除此之外，一些批评者担心，神经植入物行业不仅无法解决抗抑郁药未能解决的问题，还可能会重复那些一度震撼制药界的大问题。尽管神经外科医生和精神科医生用神经植入治疗焦虑和抑郁时非常谨慎，取得的结果也令人印象深刻，但人们仍然害怕 DBS 有可能被政府操控，或被监管过度的监狱系统用作管理工具。毕竟，这两种情况在历史上几乎都发生过。科斯格罗夫指出："现在任何一个优秀的神经外科医生都能做到这一点。最危险的部分就在这儿。"如果这么容易，又有什么能阻止唯利是图又充满好奇心的神经外科医生对那些渴望解脱的人实施手术呢？科斯格罗夫曾描述了一位在神经植入手术后变得更有创造力的患者。我们以前在关于百优解的大辩论中就听说过这种情形，但在彼得·克雷默那本颇具影响力的著作出版 25 年后，人们似乎并没有变得更好。百优解的前景已经黯淡。很有可能，神经植入也会被证明是一样的。

然而，对马里奥·德拉·格罗塔来说，这件事很简单。"我的生活很艰难。我父母离婚了，父亲去世了。我的脚摔断了。我还患有强迫症。"他停顿了一下，继续说，"但是，我最后得救了。"

早在 20 世纪 50 年代，鲁恩·埃尔姆奎斯特（Rune Elmquist）和阿克·森宁（Ake Senning）研制出了世界上第一台植入式心脏起搏器，这让一些人感到紧张。他们预计手术会引起人们广泛的关注，于是将首次手术安排在了晚上。现在，心脏起搏器就像开胸手术和器官移植一样，即使不算太常见，至少也不算罕见。也许终有一天，神经修复术也会变得平平无奇，看到大脑手术时，人们将不再感到惊叹和恐惧。然而，外科医生到时将握有可怕的力量，有能力迅速地让记忆消失、让梦想出现、让手指冻结、让希望破灭。因为虽然我们和我们的肾脏不是一回事，但我们却完全生活在我们的头盖骨内。

对马里奥来说，这些都是纸上谈兵，与他的处境无关。"我不在乎它意味着什么，"他说，"我在乎的是自己感觉好不好。我并没有完全好起来，但我的确好多了。"格林伯格说，情况好转了不少，他有时甚至会关掉植入的电极，但就此确定 DBS 能治愈或只是缓解强迫症，还为时过早。

不管怎样，马里奥对自己手术后的进展感到自豪。在此期间，他的妻子生下了他们的第二个孩子。他随身带着小女儿的照片，那是一个美丽的小女孩。父女俩经常在早上玩帐篷游戏。他们爬到被子下面，马里奥给小女儿比画手影：这是正在飞的鸟，那是爬来爬去的蜘蛛；这是教堂，那是尖塔；这些是走来走去的人。当马里奥的妻子洗澡时，水打在墙上的声音就像静电噪声，汽车在外面的街道上呼啸而过，在被子帐篷下，马里奥和小女儿靠得很近，都能听到彼此的呼吸。他不怕握着她的手了。有人可能会说，接受了神经植入的马里奥其实是接受了一种奇怪的束缚，但他不这样认为。他认为他自由了，可以自由地去爱了。

无尽的可能性

　　未来我们要做什么？这个问题的答案取决于询问的对象。杰弗里·A.利伯曼标榜精神病学已经摆脱了植根于纯粹猜想的弗洛伊德理论的枷锁，终于成了真正的科学，并且采用了高科技手段，使这一专业与其他医学分支拥有了同样的地位。我们看到精神病学与PET和fMRI结合在一起。借助这些技术，医生可以透过颅骨的窗口观察，捕捉记忆、语言、恐惧和爱的瞬间。未来的精神病学将使用这些工具和其他工具，使我们与大脑边缘系统的关系更加紧密，而医生将有能力打开人们的头骨，把由电池组供电的微型电极放置在可能导致我们精神痛苦的大脑区域。

　　有人说，大脑非常复杂，其中神经元的连接比银河系的恒星还多，这使它成为宇宙中已知最复杂的结构之一。那么，我们怎样才能真正掌握它呢？大脑可以理解大脑吗？还是需要更高的智慧才能理解我们的灰质？更高的智慧是什么呢？是某种拥有足够的带宽、RAM 和处理速度，比我们更了解我们，还能解释那些造成我们生活混乱的疾病的病因、那些目前的精神病学仍然知之甚少的疾病的超级计算机吗？

是什么导致了精神分裂症？多巴胺假说能盛行多久？对精神分裂症患者而言，抑制多巴胺的药物似乎能减少幻觉，而增加多巴胺的药物似乎会使症状恶化，但研究人员在比较所谓的正常受试者和精神分裂症受试者的多巴胺水平时发现，普通人群的高多巴胺水平和精神问题没有相关性。这意味着什么？也许更令人信服的事实是，低血清素的假说也遭遇了同样的命运。我们已经知道，抑郁症和强迫症是大脑中血清素过少的结果，这也是百优解等血清素增强剂起作用的原因。但是，一些抑郁的人体内血清素含量很高，而一些健康状况良好的人体内血清素则较少。

未来的精神病学将解释这些现象。未来的精神病学——一个可能只存在于我脑海中的理想的精神病学，最终将能够针对大脑的某些受损、过剩、畸形的分子或断裂的神经通路，通过药物、手术甚至仅仅是锻炼的手段来修复患者。对我来说，治疗本身并不重要，重要的是病因学知识。在这个理想的精神病学体系里，精神障碍最终会变成与组织样本、试管里的血液、脸颊内层的脆弱细胞相关的疾病。也许未来的精神病学能够足够好地掌握基因，根据 DNA 准确地预测人们会遇到什么样的麻烦。

大约一个世纪前，即 20 世纪 30 年代初，神经外科医生怀尔德·彭菲尔德（Wilder Penfield）打开了一名癫痫患者的头骨，用探针触碰了他的大脑。尽管这名患者的头骨像南瓜一样被锯开，顶部被锯成了个圆圈，但他的意识是清醒、警觉的。彭菲尔德将探针移动到患者大脑的不同部位。当触碰运动皮层时，患者的脚趾蜷缩了起来；当触碰语言中心时，患者开始喃喃自语。彭菲尔德还能够刺激患者唤起对景象、声音和气味的记忆。想象一下，在彭菲尔德的操作下，患者在回忆起一堵低矮的石墙时，开始低声哭泣；当把探针移到左边时，患者勃然大怒，浑身疼痛。这是大脑特异性的首次展示，证明了这个不到 1.5 千克重的器官是一系列区域的组合。每个区域负责不同的事，它们连接在一起，形成了一张惊人的复杂网络。笑声存于我们大脑的某个地方。记忆很狡猾，而且出了名地不可靠，但它也有自己的物理位置。记忆隐藏在海马中，然后被上传、长期存储到一个像被锈蚀、打洞了的脆弱文件柜中。未来的精神病学将洞察这些方面，并探明短期记忆如何演变成有意义的长期记忆，从而经受住阿尔茨海默病的破坏。

但现在，这一切都还只是个梦。虽然利伯曼和其他人觉得他们从事的是一个新兴的职业，抛开弗洛伊德，正坚定地走近科学。其他精神病学家，比如丹尼尔·卡拉特（最早揭露精神科医生可以通过推销某种精神药物获得报酬的医生之一），质疑精神科医生去医学院学习的必要性，因为他们做的大部分事情实际上就是在收费不断上涨的 15 分钟内开出他们根本不理解的药物。事实上，在未来，精神病学可能会变得分散，放弃其地位意识，因为我们可能不单能从精神药理学家那里获得药物，还可能从心理学家那里获得药物（目前在美国的好几个州，一些心理学家已经拥有开处方的特权了）。此外，任何诚实的精神药理学家都会告诉你，他开处方时很大程度上就是在玩猜谜游戏——也许来士普（Lexapro）[①]有用，也许西酞普兰有用；有的医生爱用百优解，也有医生一听到恐惧、绝望的症状就会开出帕罗西汀。既然有很多患者需要治疗，而开药只是一个猜谜游戏，那么似乎没有什么好理由拒

[①] 通用名为草酸艾司西酞普兰片。——编者注

绝其他人的参与。

　　我是一名接受过专业训练的心理学家，但并不想在未来拥有开处方的特权，即使这可能对我的银行账户有益。如果我得到开处方的特权，精神病学将会辜负其作为一门科学的使命，更严重的是，辜负其作为一门医学的使命。我更希望精神病学能提出一些最终可以被证实的理论，这些理论能阐明抑郁症的病理生理学或病因学、精神分裂症的结构，以及孤独症频繁消失的原因。至今这一领域的从业者发展出了一些理论，其中一些相当引人注目，但都被证明是错误的、有误导性的或不全面的。

　　例如，我们之前讨论过的抑郁症的单胺假说。该假说认为抑郁症是单胺缺乏的结果；单胺是神经递质，包括多巴胺、肾上腺素、去甲肾上腺素和血清素等。但单胺假说未能成为一种理论存活下来，其中至少有三个原因。首先，提高人脑中单胺水平的药物会立即起作用，但其效果可能需要6～8周才能在患者身上显现出来，该假说一直未能充分解释这种差异。其次，单胺假说无法解释一些抗抑郁药，如三环伊普吲哚，为什么尽管并没有提高大脑中单胺的水平，却取得了成功。最后，一旦百优解和它的化学同类物质被研制出来，单胺假说就被更简单的血清素假说所取代，后者认为抑郁症和强迫症是血清素这种单一神经递质水平低的结果。然而，血清素假说与单胺假说有同样的缺点，即它也不能充分解释为什么药物能立即提高血清素水平，但有时患者需要经过8周才会感觉好些；它也不能解释为什么不是所有的抑郁症患者脑脊液中的血清素都偏低。

　　缺乏血液、组织或细胞证据，精神病学别无选择，只能退回到纯粹的描述。因为该领域不可能拿起一个血液试管，就在里面找到导致绝望和错觉的病毒或低水平神经递质，所以只能依赖没有任何已知原因的症状。精神科医生小组一直致力于描述各种精神疾病的症状，他们的工作被记录在 DSM 中。1952 年出版的第一本 DSM 充斥着精神分析的语言，神经质地咬指甲的患者被贴上了反应性抑郁症的标签，这与当时的主流观点一致。此后 DSM 进行了多次迭代，随着诊断的出现、消失和转变，大约每 10 年一次。结果是该手册变得愈发难以捉摸了。西奥多·米伦（Theodore Millon）是《人格障碍杂志》（*Journal of Personality Disorders*）的创始编辑，也是负责编写 1980 年出版的第三版 DSM 的委员会成员之一。他承认："我们在做决定时所依据的良好且可靠的科学数据是相当有限的。"这并不是说没有任何研究，用米伦的话来说，这是"一个分散的、不一致的、模棱两可的大杂烩"。

20 世纪 70 年代初，斯坦福大学教授、心理学家戴维·罗森汉恩（David Rosenhan）设计了一个巧妙的实验，以说明精神病诊断的脆弱本质。他叫来了 7 名同事，加上他自己，分散前往全美各地的精神病院。在那里，他们告诉医生，有个声音在他们耳边回响，先是砰的一声，然后是无尽的回音。这是这些假患者描述的唯一症状；除此之外，他们的行为完全正常。基于这个单一的"症状"，8 名假患者都被诊断为精神分裂症，还有一名被诊断为躁郁症。这些假患者被分别关在各自的病房里，平均住院时间为 19 天，在此期间他们的行为一如往常。他们做笔记时，工作人员倾向于视其为他们病理的一部分（"患者有书写行为。"一名病房护士写道），没有任何精神病专家怀疑他们在作假。相对地，真正的患者很快就发现了这个诡计，指责这些假患者是记者或来检查医院的教授。所有的假患者都出院后，罗森汉恩发表了他的研究，在该领域引起了相当大的骚动，因为他证明了精神病学诊断完全不可靠，而且非常主观，几乎不存在有效性。

这引起了一位精神病学家的注意，他就是哥伦比亚大学的罗伯特·斯皮策（Robert Spitzer），他把彻底修改 DSM 作为自己的唯一使命。由此，1980年出版的第三版 DSM 与之前的两个版本截然不同，因为它试图得出一幅更符合人口普查统计的图像，而不是依赖于简单的心理动力学诊断。斯皮策将人类的痛苦分解成可量化的部分，例如，列出所有已知的重度抑郁症、广泛性焦虑症、精神病性障碍的症状，并向临床医生提供指导，说明患者需要多少症状才符合任何给定的诊断。斯皮策和他的同事有效地制作了一份真正可靠的诊断手册，但问题是，新手册的有效性依旧。对抑郁症的描述就像其他诊断一样，是由一个委员会心血来潮议定的。到今天，你在 DSM 中也找不到任何关于"为什么"的解释，只有"如何"的指示。手册描述了各种痛苦，但完全没有阐明其根源和原因。

在 2013 年出版的最新版手册 DSM-V 中，许多神经学家、生物精神病学家和知名医生向 DSM-V 的心境障碍委员会请愿，要求考虑一种新的诊断，他们称之为"忧郁症（melan-cholia）"。忧郁症已经存在很长时间了，希波克拉底就曾写过关于它的文章，并将其归因于黑胆汁过多。请愿的从业者认为 DSM-V 中没有忧郁症是一个很大的疏忽，因为它的症状与其他类型的抑郁症，如被定义为低度沮丧的心境恶劣明显不同。忧郁症患者不仅表现出心理症状，如内疚心理和高度的沮丧，还表现出身体症状，如精神运动性抑制（身体和大脑运动的放缓）、明显的睡眠模式紊乱，以及应激激素皮质醇代谢的"超速"状态。这与非抑郁症者和其他类型抑郁症患者的情况截然不同。与抑郁症其他症状的诊断不同，我们有一种实际的方法可以测试一个人的皮质醇水平。地塞米松抑制试验（dexamethasone suppression test，DST）能够测量皮质醇这样的应激激素，因此它可能是针对精神疾病的第一种实际、客观的生物学测量方法，这是精神病学一直在寻找的东西。作家兼治疗师加里·格林伯格（Gary Greenberg）说："即使忧郁症不是精神病学的圣杯，它至少也是科学圣杯中的几滴圣水，是超出表象的精神障碍。"

尽管这种疾病可以为该领域提供证明精神疾病是内科疾病的生理测试，但 DSM-V 的心境障碍委员会没有同意将忧郁症作为新的类别或列入亚型抑郁症。委员会成员威廉·科里尔（William Coryell）写信给请愿的从业者，告诉他们他本人认为他们是正确的，但是"加入生物测量后将很难说服相信心境理论的团体"。这是为什么呢？科里尔解释说，问题不在于 DST 的可靠性（他认为 DST 的可靠性是很高的），而在于 DST 会成为"在诊断任何精神疾病时所能采取的唯一生物测试"。格林伯格进一步写道："主要的障碍正是你们眼中忧郁症的优点——可以进行生物测试，尤其是 DST 测试……换句话说，这种唯一能满足当今科学需求的疾病，只会让 DSM 中无法满足这些需求的病症更加引人侧目。" DSM-V 的委员会有机会涉及未来的精神病学领域，但他们拒绝了，而是选择回到过去的模式。事实上，根据康奈尔大学精神病学家理查德·弗里德曼的说法，在过去的 30 年里，没有任何新型药物问世。本书试图描述的药物大多是出于偶然的、出乎意料的发现，而且大部分是在 1949～1959 年发现的。只有百优解是在 1987 年出现，攻克了抑郁。但从长远来看，即使获得了大肆宣传，这种药也并不比三环类药物更有效。

我个人很难相信，我们在精神药物方面已经几十年没有任何真正的创新了。根据我自己的经验，三环类药物让我口干舌燥，而百优解就好像是抱着我转了几圈后又把我带去了热闹的舞会，我就那样在无比幸福的状态下轻松度过了本该忧心忡忡的而立之年。事实证明，我应该多一点儿担忧。假使不考虑罗伯特·惠特克和约瑟夫·格伦穆伦关于人们缺乏药物长期副作用知识的警告，那我的最大问题就是药效会逐渐消失，或者说我会对它产生耐受性。

我对那些漂亮药片的需求越来越大，到最后服用的剂量高得离谱，却仍然没有效果。

精神病学界解决耐受性问题的措施是多重用药。对我和其他许多人来说，这意味着两件事。首先我把 SSRI 换成了一种 SNRI 怡诺思，它能刺激去甲肾上腺素受体和血清素受体。然后我又服用了第二种药物，一种旨在增强怡诺思疗效的抗精神病药。然而，我不认为精神病学的未来是多重用药，让患者少服用点儿这种药物、多服用些那种药，然后坐等结果。但我也不完全同意弗里德曼等人近 30 年来都没有新药问世的说法。虽然从严格的技术意义上说，精神药物领域最近很少或确实没有真正的发明，但重大的创新还是有的。有一群精神科医生在做着很边缘化又很惊人的研究，不是用新的药物，而是用旧的甚至是古代的药物。他们正以新的方式使用这些药物，而我认为精神病学的未来就在其中。

我们已经看到艾丽西亚·丹福思（Alicia Danforth）和查尔斯·格罗布（Charles Grob）是如何让加州大学洛杉矶分校的许多孤独症患者第一次体验到，毫无恐惧地与世界互动是什么样的。这些经验的有益影响远远超过药物带来的实际"快感"。正如我们所知，3, 4- 亚甲基二氧基甲基苯丙胺（简称 MDMA）已经被证明对 PTSD 患者非常有效。丹福思也想看到它被用于治疗边缘型人格障碍（简称 BPD），这是一种通常发生在极度害怕被抛弃、有自残行为、长时间伴有空虚感的年轻女性身上的疾病，其特征为自我憎恨和沟通能力受损。在过去的精神病学中，BPD 要么能渐渐消退，要么始终摆脱不了；然而，未来的精神病学有可能用 MDMA 来解决 BPD，为 BPD 患者提供一种新的世界观，在其中他们的价值能得到保护和保留，对自我和他人的尊重也可以保持完整。

在精神病学遥远的边缘勇敢实践的从业者，求助于古代的或合成的致幻剂。他们发现这些药物对受孤独症、成瘾、PTSD、抑郁症甚至死亡恐惧等各种各样痛苦折磨的人产生了真正的影响。尽管目前有几种不同的致幻剂正在不同的患者群体中进行测试，但它们似乎都能给受试者提供同样的东西——洞察力。致幻剂让陷入自我毁灭思维或行为模式的患者，以一种完全不同的眼光来看待自己及其在宇宙中的角色。致幻剂似乎会阐明死亡或生命的极限，并以此强调它的宝贵。时间既被强调又被抹去，让患者真正明白，虽然他们生活在一个永恒的宇宙中，但在这个地球上他们只有一小部分时间可以用来爱和工作。像死藤水这样的致幻剂让患者看到自己酗酒或吸毒的行为是毫无意义的。他们的同理心增强了，知道自己的行为可能伤害到身边的人，于是做出了新的决定。

精神病学界现在研究的致幻剂是氯胺酮。氯胺酮常用于手术麻醉，但从 20 世纪 90 年代开始，一些研究人员开始研究在其他治疗手段都不能奏效的情况下，氯胺酮是否可以改善患者的心境。氯胺酮治疗与标准的抗抑郁治疗有很大的不同。在美国各地越来越多的诊所里，氯胺酮通过静脉注射的方式进入体内。目前，氯胺酮输液疗法只适用于难治性患者。这些患者在几个月甚至几年间尝试了许多其他药物组合，并接受了间歇性电休克治疗，均未起效。

在美国，自杀是十大死亡原因之一，而自杀的人往往患有难治性抑郁症。如今，一些难治性患者可以去离他们最近的氯胺酮诊所，这种诊所可能不是由精神科医生负责的，而是由有多年用药经验的麻醉师负责。患者在这里不会拿到处方，而是会被带到一张躺椅上，针头插入静脉，在 45～60 分钟的时间里进行药物注射。他们会有或多或少的游离感，但基本不会出现幻觉；

有可能会略感头晕或意识不清，但不会很严重。患者通常都能在 1.5～2 小时后出院。接受氯胺酮治疗后，他们不能马上开车或操作推土机，但有人认为，这个代价小到可以忽略不计。

迄今为止，氯胺酮最引人注目的是它起效的速度。与传统的抗抑郁药不同，氯胺酮会立即起效，注射后几分钟或几小时内就能清除绝望的污泥。这种缓解能持续多久？尚不清楚。这种治疗方式太新了。大多数在氯胺酮诊所接受治疗的患者会在 12 周的时间里接受 4～6 次注射，然后根据需要再接受增强剂治疗。氯胺酮很可能成为精神药理学治疗抑郁症的未来。它没有明显的副作用，而且可以与许多其他药物一起使用，这意味着你可能不需要停掉任何其他正在服用的药物就能接受氯胺酮治疗。

和所有其他精神药物一样，没有人真正清楚氯胺酮为什么会起效，尤其是为什么会如此迅速地起效。一些理论认为，这种药物有神经营养性，这意味着它使得神经元与相邻神经元产生新的连接，可以从本质上重塑大脑，于是接受治疗后，患者将突然以一种全新的方式看待生活。在静脉注射氯胺酮几分钟后，大脑中的神经组织就开始发芽生长，这些嫩芽能将全新的、具有适应性的认知和表象从一个神经元传送到另一个神经元，黑暗和绝望的情绪将被清除。氯胺酮潜在的神经营养性使它不同于其他致幻剂，没有任何一种致幻剂能促使大脑在其皱褶组织中萌发出新芽。虽然已有一些赛洛西宾治疗难治性抑郁症的研究，但氯胺酮是第一种专门用于这种治疗的致幻剂。由于抑郁症困扰着许许多多人，这意味着氯胺酮将在未来产生显著的影响。一项研究甚至表明，氯胺酮可以有效地减少或完全消除自杀念头。但这是一种全新的治疗方法。尽管已经有一些研究，但 FDA 还没有批准这种药物。对于需要将氯胺酮作为最后手段的人，自掏腰包是唯一的获取方式，每次注射大约需要 500 美元。

里克·多布林（Rick Doblin）说过，他的目标是到 2021 年使致幻剂，尤其是 MDMA，成为合法的处方药。这是一个雄心勃勃的目标，需要跨越的障碍非常多，因为所有的致幻剂都被 DEA 评为"目前没有公认的医疗用途，而且极有可能被滥用"。然而，毫无疑问，一些不引人注意的变化和骚动也在逐渐出现。2016 年 11 月，FDA 批准致幻剂多学科研究协会（简称 MAPS）开展了 MDMA 辅助心理治疗 PTSD 的第三阶段试验。在这个迷幻的角落，精神病学正在振兴它本身，不仅消除了精神分析理论的糟粕，也逐步从百优解创造的蔚蓝却苍白的天空下进入了另一种境地。在那里，神秘而强大的化学物质——带有 20 世纪 60 年代反主流文化光环的非法化学物质，正以极端谨慎的方式，带着点滴欢乐复活。它们的影响非同寻常。

致幻剂为精神病学提供了一种全新的药物作用模式，以及一种全新的精神药理学思考方式。在目前的模式中，患者每天服用一种或多种药物的事实让制药公司受益匪浅，可以从患者的痛苦中赚取数十亿美元。如果致幻剂比 SSRI 和其他抗抑郁药更广泛地被使用，那些赚钱的大型制药公司将会大大减少，取而代之的是小型的非营利组织，如 MAPS。他们愿意推广利润不大的药物，因为人们不需要长期服用这些药就能获得有益的效果，而且，就像锂一样，它们是自然产生的。

未来的精神药理学应该真正以洞察力为导向，具有讽刺意味的是，从这种意义上讲，这代表着开历史的倒车。患者服用一种具有强大能力和深远影响的化学物质，将大脑彻底颠覆，然后再花 10 个疗程的时间谈论从中得到的认识。包括普利策奖得主、哥伦比亚大学肿瘤学家悉达多·穆克吉

（Siddhartha Mukherjee）在内的许多研究人员注意到，即使是抗抑郁药，最好的效果也往往是与谈话疗法相结合时取得的。原因尚不完全清楚。穆克吉写道："我们不太可能'说服'我们的大脑变成生长细胞，但也许谈话改变了大脑的意识部分记录神经死亡的方式，或者可以帮助释放其他化学物质，打开神经细胞生长的平行通道。"不管原因是什么，都与我们现在的模式有很大的不同。现在，患者每个月去看一次医生，而医生也只是更新处方。致幻剂疗法尽管在过去充满污点和质疑，但它为精神药理学提供了一个获得高贵尊严的机会，因为它的从业者陪伴患者来到他们思想的最深处，其中医生扮演向导的角色，而不再只是快速地写出处方。

那么，在未来，精神科医生可能变成"萨满"，或者反过来，萨满可能扮演精神科医生的角色，在人们用药期间和之后为他们提供咨询。DSM 的行话可能会被"布置和设计"这样的术语所取代。患者可能会被要求带着爱人的照片、有意义的纪念品或任何有助于深刻的迷幻之旅的物品，来参加致幻剂治疗。我怀疑 DSM 会消失，传统的抗抑郁药也会消失，但它们也有可能成为治疗的辅助手段，而不是唯一的焦点。这样的改变不仅对习惯每月检查的患者来说是巨大的，对精神药理学家来说也是，后者将被重新塑造为神圣的向导。毫无疑问，许多人会拒绝这个角色，这可能就是 MAPS 目前正在培训治疗师如何进行致幻剂治疗的原因，他们是在为致幻剂未来可能的复兴而提前做准备。

我自己也在做准备。事实上，我已经准备好了。尽管我最初未能获得 MDMA，但几个月前我决定再次试试致幻剂，便去咨询了一位致幻剂治疗师。她只告诉了我她的名字和办公室的地址。她的办公室位于城市的一个狭窄角落，需要上一段楼梯。和之前的医生一样，她治疗室的墙壁刷上了让人平静的颜色，摆着很多的东方装饰和柔软织物。我为她列出了我正在服用的药物，并告诉她一些我的病史，包括我在精神病院住过几次院——尽管过去30年我都没再去过了。她觉得我要找的药——赛洛西宾并不适合我。

"它对你没用，"她说，"你正在服用的药物会阻止它发挥作用。"

我别无选择，想要接触神灵就得停掉我那一柜子药，但这个方案我现在无法执行。我不愿意拿我的理智冒险，为了保持理智我已经付出太多。我想到氯胺酮治疗并不需要停止服用精神药物就可以进行，而且波士顿市区已经有两家氯胺酮诊所了，它可能是我的下一个选项。

你可能会问，我到底想要得到什么效果呢？我很难回答。事实上，在适当的环境下使用致幻剂，是给使用者一个机会去了解宇宙、超越时间、感受巨大的空间和所有生物之间的深刻联系。致幻剂让使用者变得更加清醒；他们获得了一种像玻璃碎片一样锋利的全新意识。我也想那样。我想看到生命的极限，感受边界的消融，在空间中徜徉，欣赏色彩的剧烈脉动。鉴于我的特殊情况，我以为我有生之年不会有这样的机会了，但随着 MAPS 越来越接近使致幻剂成为合法处方药的目标，许多人可能获得这样的机会。谁知道呢，也许有一天，临床抑郁症患者会把氯胺酮或赛洛西宾作为一线治疗手段，而传统的抗抑郁药只是备选。那无疑将是一种范式转变。

20 世纪 50～60 年代早期，被许多人认为是"精神药理学的黄金时代"。在那几十年里，我们见证了氯丙嗪的诞生，它让那些痛苦的脑袋从内部翻转开来，所有的尖叫和恶魔都被扔在地板上，被等候的护士带走。凯德对锂的重新发现，终于给了躁狂症和双相障碍患者一个过上平静生活的机会。后来出现的丙咪嗪和 MAOI，可能是那个时代所有药物发现中意义最重大的，使我们最终有了可以削弱甚至是控制最重度抑郁症的化学物质，而全世界有 3 亿人正饱受这种疾病的困扰。可以肯定的是，20 世纪 50 年代充满了各种发现，但每一项都是偶然获得的，比如将火箭燃料的化学物质用作精神增能剂，谁能想得到呢？

20 世纪 50 年代结束后，精神药物的发现也枯竭了，唯独 SSRI 的光芒异常明亮。彼得·克雷默称其为美容药物，一种可以让易怒者的棱角变钝的药物，一种不是针对人而是针对人格的药物，一种可以帮助人们变得更大胆、更迷人、更有耐心、更友善的设计师般的药物。当然，这并不是 SSRI 的全部作用。尽管它过去被广泛地用于治疗各种小病，也许现在仍然如此，但它也给了像我一样的人正常生活的机会，一种脱离精神病院生活的机会。与三环类药物相比，SSRI 在治疗焦虑和抑郁方面并没有更显著的效果，而且还可能导致自杀念头。另外，人们是在没有充分了解的情况下就使用了 SSRI，因为没有人知道它的长期副作用是什么。换句话说，药物的圣杯还没有被找到。

我预测，精神药理学的下一个黄金时代将是使用致幻剂的时代。这些药物不是新研制的，而是被重新发现的。它们如此纯净和强大，以至于打破了被我们视为现实的薄薄表层，为我们献上了一场难忘的表演。对许多精神疾病的治疗来说，致幻剂可能比我们现在拥有的任何药物都更有效，而且它以某种奇怪的方式让我们与"精神分析之父"西格蒙德·弗洛伊德重聚，因为弗洛伊德相信意识是治愈疾病的工具。既全新又古老的致幻剂让我们对自己在宇宙中的位置和目的有了清醒的认识，似乎让我们看清了真相。

因此，我们可能需要保持兴奋，才能正常地生活。然而，希望我们不要走得太远，以至于忘了最早发现治疗手段的医生，尽管那些治疗手段并不完美。本书中提到的药物都有缺陷，但它们也都或多或少地帮助无数人过上了自己的生活，这并非平凡之举。即使现在药物价格飞涨，有些副作用严重，但第一个黄金时代曾让人们恢复了思想和生活，长久地接受光明和水分，曾经被尖叫声填满了的缝隙里也有了难得的宁静。至少在一段时间里，它给人们带来了纯粹和看似无尽的可能性。

未来，属于终身学习者

我这辈子遇到的聪明人（来自各行各业的聪明人）没有不每天阅读的——没有，一个都没有。巴菲特读书之多，我读书之多，可能会让你感到吃惊。孩子们都笑话我。他们觉得我是一本长了两条腿的书。

——查理·芒格

互联网改变了信息连接的方式；指数型技术在迅速颠覆着现有的商业世界；人工智能已经开始抢占人类的工作岗位……

未来，到底需要什么样的人才？

改变命运唯一的策略是你要变成终身学习者。未来世界将不再需要单一的技能型人才，而是需要具备完善的知识结构、极强逻辑思考力和高感知力的复合型人才。优秀的人往往通过阅读建立足够强大的抽象思维能力，获得异于众人的思考和整合能力。未来，将属于终身学习者！而阅读必定和终身学习形影不离。

很多人读书，追求的是干货，寻求的是立刻行之有效的解决方案。其实这是一种留在舒适区的阅读方法。在这个充满不确定性的年代，答案不会简单地出现在书里，因为生活根本就没有标准确切的答案，你也不能期望过去的经验能解决未来的问题。

而真正的阅读，应该在书中与智者同行思考，借他们的视角看到世界的多元性，提出比答案更重要的好问题，在不确定的时代中领先起跑。

湛庐阅读App：与最聪明的人共同进化

有人常常把成本支出的焦点放在书价上，把读完一本书当作阅读的终结。其实不然。

时间是读者付出的最大阅读成本

怎么读是读者面临的最大阅读障碍

"读书破万卷"不仅仅在"万"，更重要的是在"破"！

现在，我们构建了全新的"湛庐阅读"App。它将成为你"破万卷"的新居所。在这里：

● 不用考虑读什么，你可以便捷找到纸书、电子书、有声书和各种声音产品；

● 你可以学会怎么读，你将发现集泛读、通读、精读于一体的阅读解决方案；

● 你会与作者、译者、专家、推荐人和阅读教练相遇，他们是优质思想的发源地；

● 你会与优秀的读者和终身学习者为伍，他们对阅读和学习有着持久的热情和源源不绝的内驱力。

下载湛庐阅读App，
坚持亲自阅读，
有声书、电子书、阅读服务，
一站获得。

本书阅读资料包

给你便捷、高效、全面的阅读体验

本书参考资料

☑ **参考文献**
为了环保、节约纸张，部分图书的参考文献以电子版方式提供

☑ **主题书单**
编辑精心推荐的延伸阅读书单，助你开启主题式阅读

☑ **图片资料**
提供部分图片的高清彩色原版大图，方便保存和分享

相关阅读服务

☑ **电子书**
便捷、高效，方便检索，易于携带，随时更新

☑ **有声书**
保护视力，随时随地，有温度、有情感地听本书

☑ **精读班**
2~4周，最懂这本书的人带你读完、读懂、读透这本好书

☑ **课　程**
课程权威专家给你开书单，带你快速浏览一个领域的知识概貌

☑ **讲　书**
30分钟，大咖给你讲本书，让你挑书不费劲

湛庐编辑为你独家呈现
助你更好获得书里和书外的思想和智慧，请扫码查收！

(阅读资料包的内容因书而异，最终以湛庐阅读App页面为准)

Blue Dreams by Lauren Slater

Copyright © 2018 by Lauren Slater

本书中文简体字版经作者授权，由中国纺织出版社有限公司独家出版发行。不得以任何方式或任何手段复制、转载或刊登。

著作权合同登记号：图字：01-2022-5692 号

图书在版编目（CIP）数据

抑郁、焦虑和药物的那些事 /（加）劳伦·斯莱特
（Lauren Slater）著；童玥译. —北京：中国纺织出
版社有限公司，2023.1
　　书名原文：blue dreams
　　ISBN 978-7-5229-0121-3

　　Ⅰ.①抑…　Ⅱ.①劳…　②童…　Ⅲ.①精神药理学
Ⅳ.①R964

中国版本图书馆CIP数据核字（2022）第228382号

责任编辑：茹怡珊　责任校对：高　涵　责任印制：储志伟

中国纺织出版社有限公司出版发行
地址：北京市朝阳区百子湾东里 A407 号楼　邮政编码：100124
销售电话：010—67004422　传真：010—87155801
http://www.c-textilep.com
中国纺织出版社天猫旗舰店
官方微博 http://weibo.com/2119887771
石家庄继文印刷有限公司印刷　各地新华书店经销
2023年1月第1版第1次印刷
开本：710×965　1/16　印张：18.5　插页：1
字数：244千字　定价：109.90元

凡购本书，如有缺页、倒页、脱页，由本社图书营销中心调换